Berühmte Maler auf einen Blick

Claude Monet

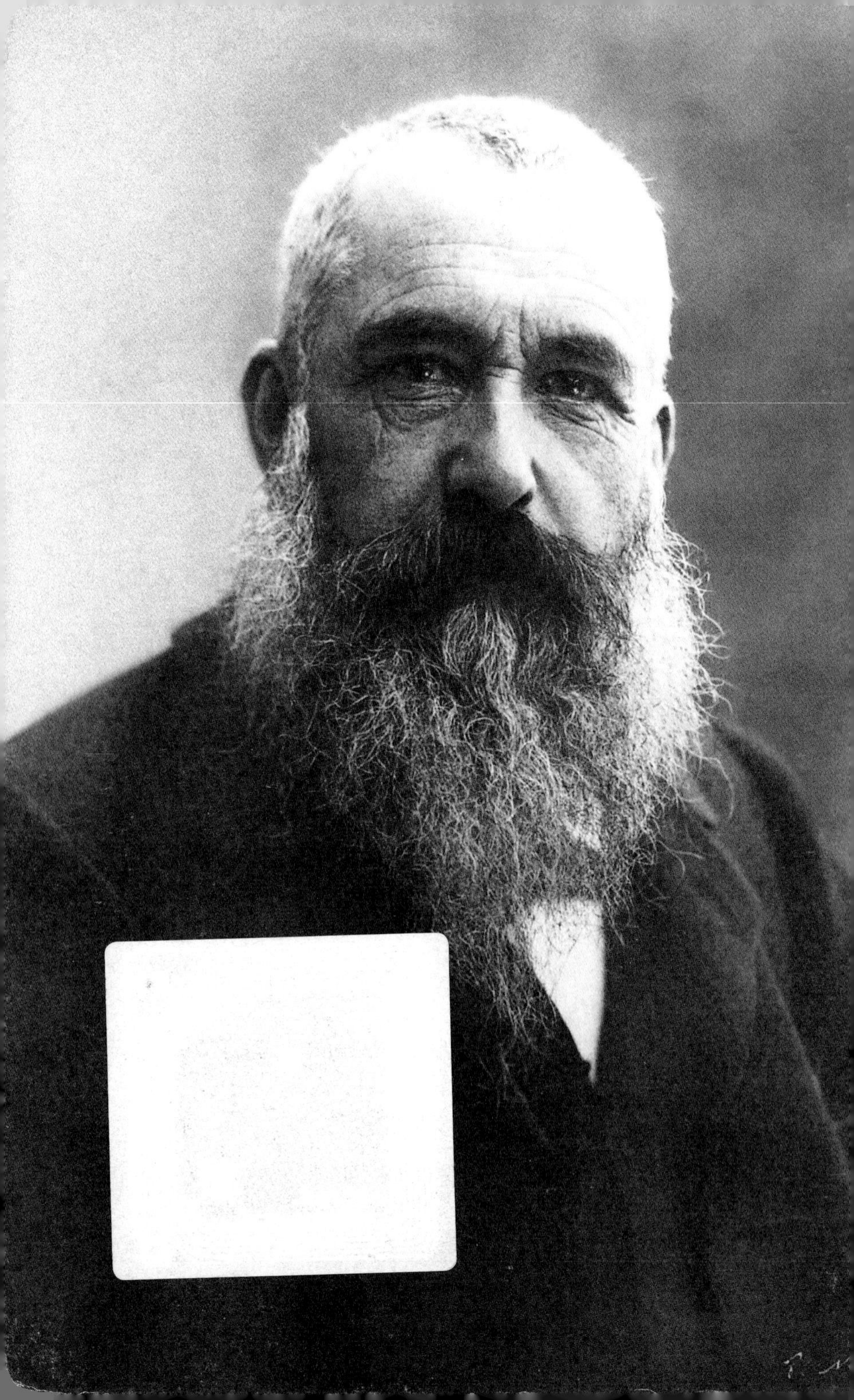

Claude Monet

DUMONT

Hinweis

Diese Reihe stellt das Leben und die Werke der Künstler im kulturellen, sozialen und politischen Kontext ihrer Zeit vor. Um dem Leser die Benutzung zu erleichtern, ist jeder Band in drei Themenbereiche unterteilt, die anhand der seitlichen Streifen unterschiedlicher Farbe schnell zu finden sind. Die gelb markierten Seiten sind Leben und Werk des Künstlers gewidmet, Blau steht für die Behandlung des historischen und kulturellen Hintergrunds und Rosa für die eingehende Betrachtung der Hauptwerke des Künstlers. Jede Doppelseite vertieft ein bestimmtes Thema mit einem einführenden Text und verschiedenen kommentierten Illustrationen. So kann der Leser selbst entscheiden, ob er alle Kapitel der Reihe nach lesen oder lieber einzelne Bereiche herausgreifen möchte. Das Buch wird vervollständigt durch ein Verzeichnis der Orte, an denen die abgebildeten Werke des Künstlers zu finden sind, und ein Verzeichnis mit kurzen Erläuterungen zu den wichtigsten im Text genannten Personen.

■ Seite 2: Claude Monet im Dezember 1899, Fotografie von Nadar.

Inhalt

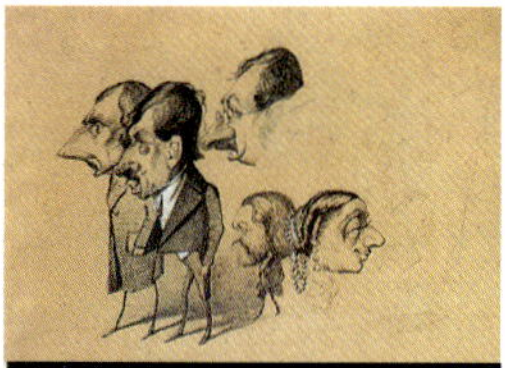

1840–1858

Auf der Suche nach einem Stil

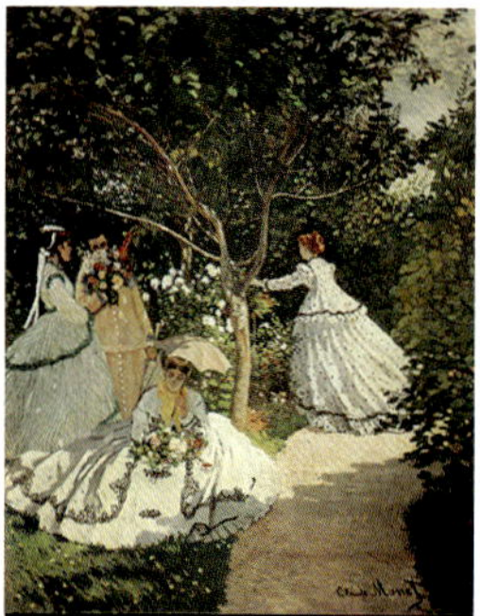

1859–1871

Monet und die großen Meister

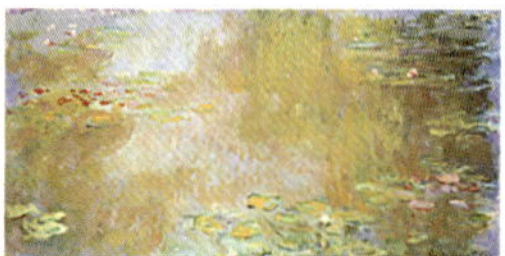

1913–1926

Seerosen

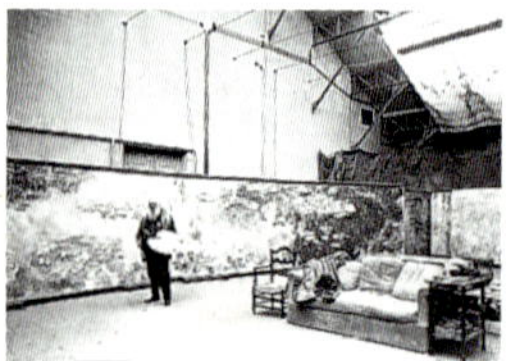

Anhang

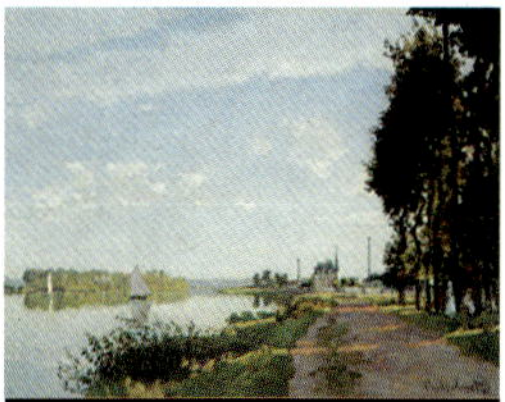

1872–1883

Die Jahre in Argenteuil

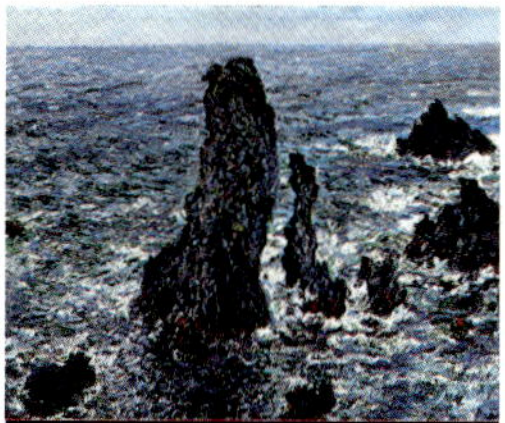

1884–1899

Die Jahre in Giverny

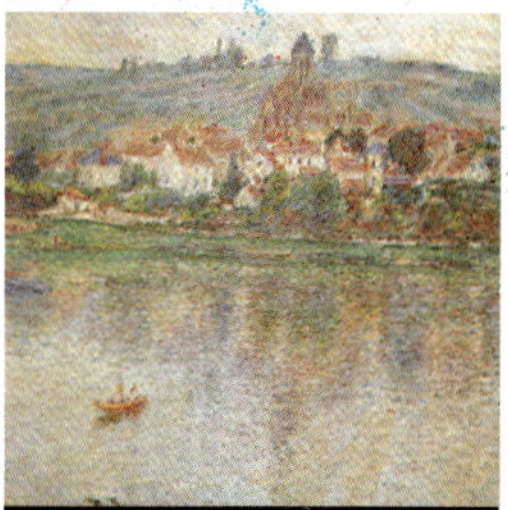

1900–1912

Neue Sicht auf alte Motive

1840–1858

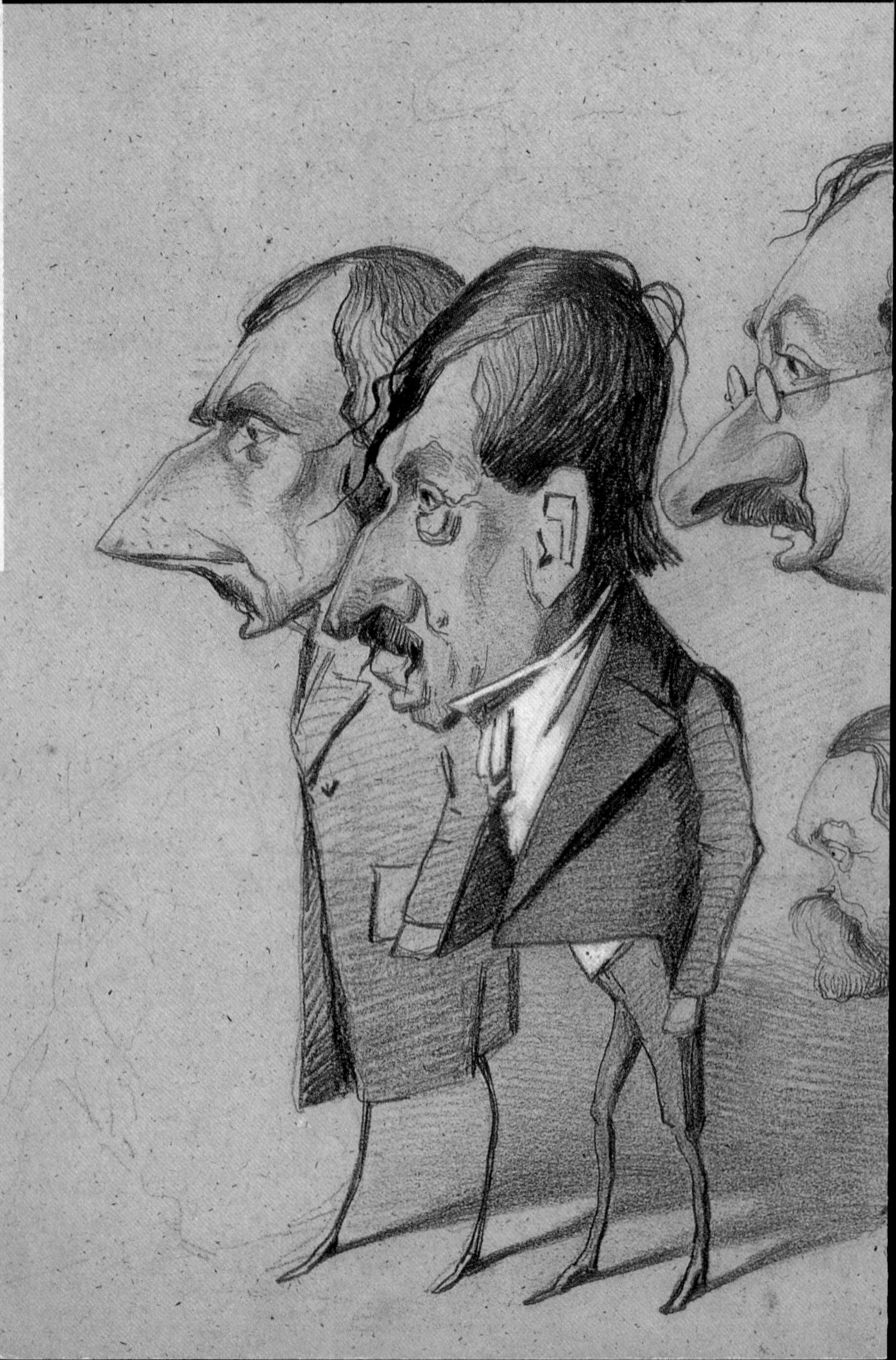

Monet, *Kleines Pantheon des Theaters*, Ausschnitt, 1860, Paris, Musée Marmottan

Auf der Suche nach einem Stil

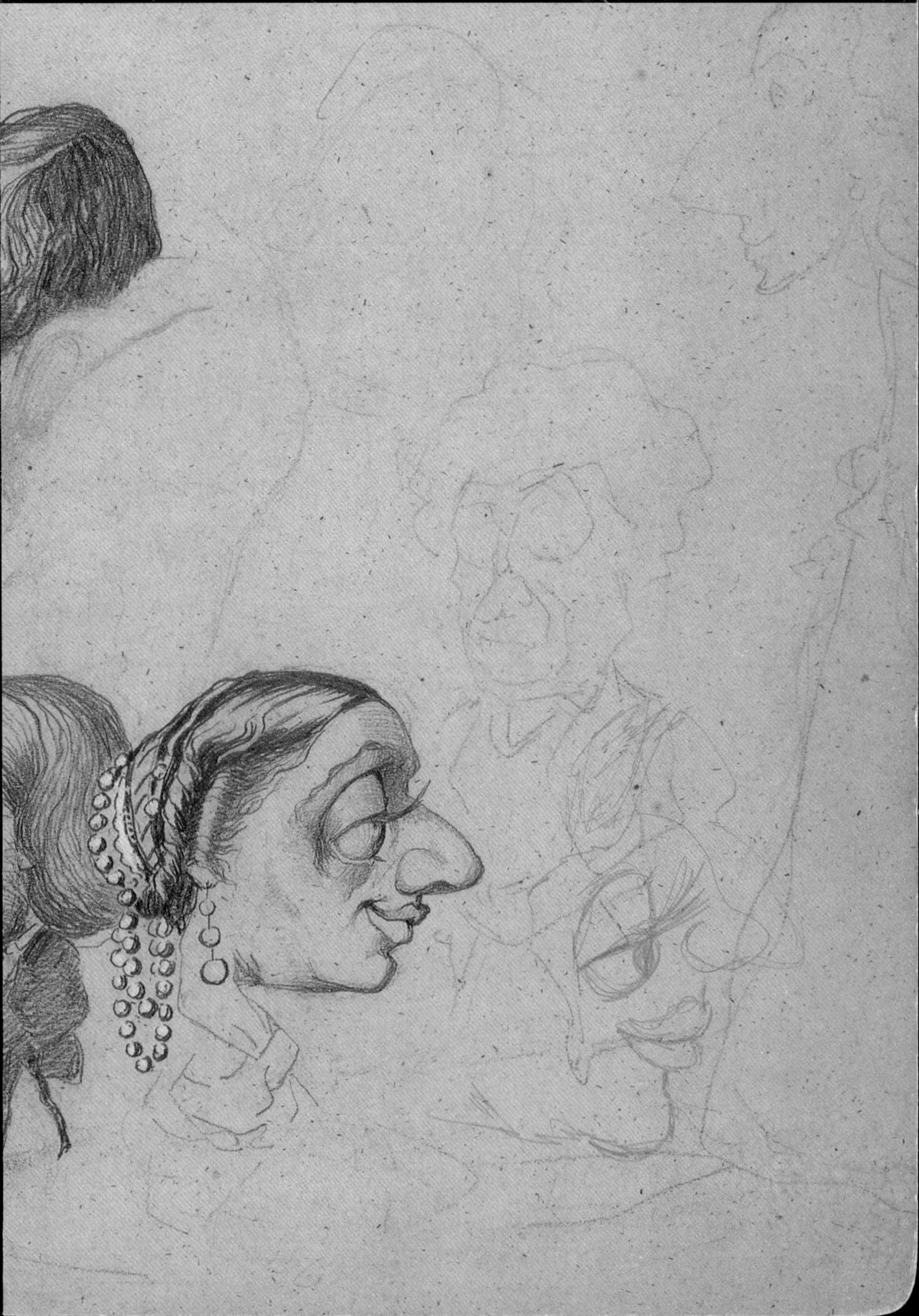

Ein eigenwilliger junger Mann

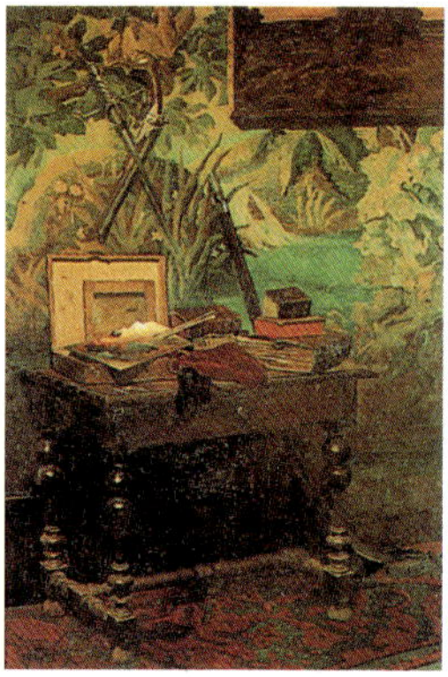

Claude-Oscar Monet wird am 14. November 1840 in Paris geboren. Sein Vater ist Kolonialwarenhändler. Um 1845 muß die Familie aus wirtschaftlichen Gründen nach Le Havre umziehen. Die Kindheit in der gleichförmigen und doch ständig sich verändernden Landschaft an der Küste und das Wechselspiel von Licht und Schatten, das der Seewind mit sich bringt, hinterlassen einen starken Eindruck in dem jungen Monet. Nach Abschluß des Collège erringt der junge Künstler mit zahlreichen Karikaturen, die zwischen 1856 und 1858 entstehen, erste Erfolge. 1858 lernt Monet den ersten Mentor seiner Laufbahn kennen, den damals noch weitgehend unbekannten Eugène Boudin, der ihn mit der Malerei nach der Natur vertraut macht. Monet fertigt eine Reihe kleiner Gemälde von Szenen aus der Umgebung von Le Havre an. Boudin legt ihm nahe, sich nicht weiter mit Karikaturen abzugeben, sondern »zu üben, sehen und zeichnen zu lernen, zu malen, Landschaften darzustellen«. Später wird sich Monet daran erinnern, daß Boudin ihm »einen Schleier von den Augen nahm« und ihm half, die Natur zu verstehen.

▲ Monet, *Im Atelier,* 1861, Paris, Musée d'Orsay. Ein bemerkenswertes Stilleben Courbetscher Prägung.

■ Links unten: Monet, *Eugène Boudin bei der Arbeit in Le Havre,* 1857, Privatsammlung. Schon hier deutet sich das Talent des Malers an.

▼ Monet, *Der Notar Léon Marchon,* 1855–56, Paris, Musée Marmottan.

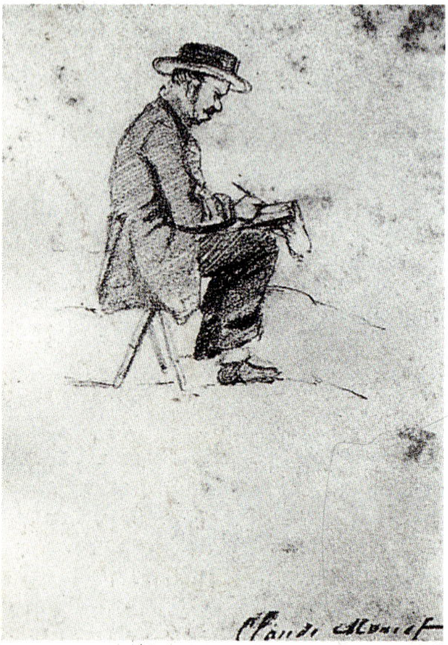

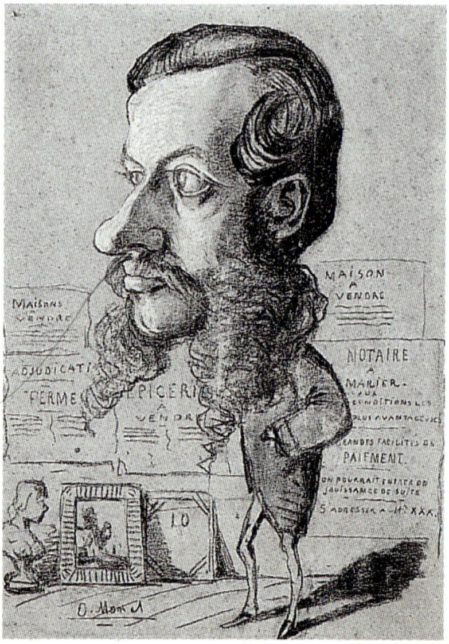

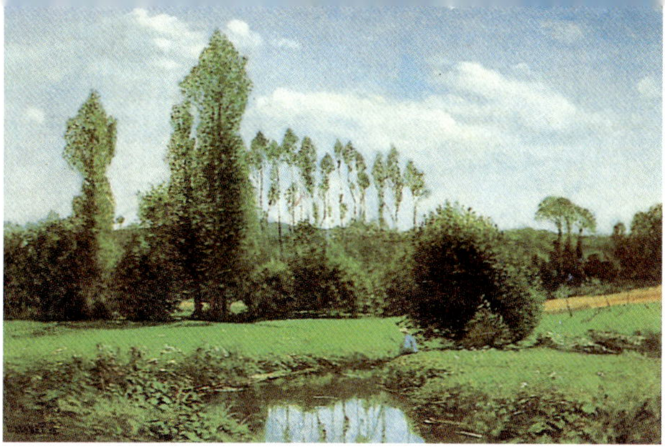

◀ Monet, *Landschaft in der Nähe von Rouelles. Umgebung von Le Havre,* 1858, Japan, Privatsammlung. Das Gemälde wurde im Sommer 1858 auf einer Ausstellung in Le Havre gezeigt, somit war Monets »offizieller« Eintritt in die Welt der Kunst vollzogen. Schon hier besticht die Feinheit der Details.

Das Licht der Normandie

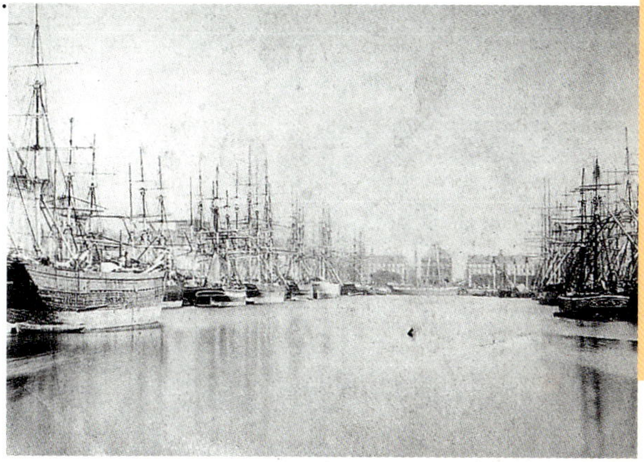

Eine Fotografie des Hafens von Le Havre. Boudin beschrieb seine Stimmung beim Anblick von Le Havre wie folgt: »Im weiten Himmel schweben, die Zartheit der Wolken berühren, ... eintauchen in die grauen Nebelschwaden und mit einem Mal das Blau explodieren lassen.« Nach den Impressionisten erlagen auch die Pointillisten und die Fauves dem faszinierenden Licht der Normandie.

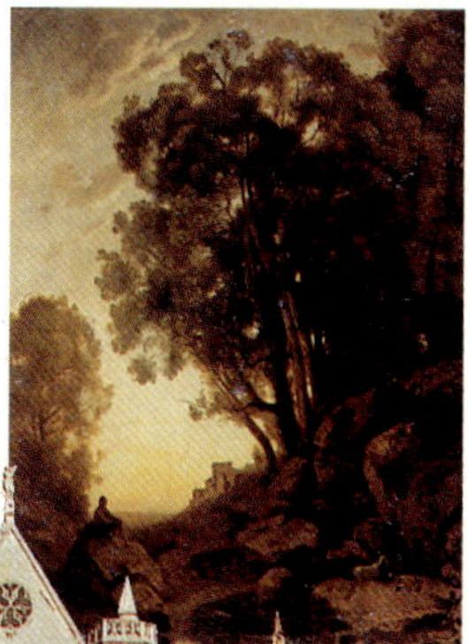

▶ Camille Corot, *Der italienische Ziegenhirt,* 1847, Paris, Musée du Louvre. Corot galt den Impressionisten als Vorbild für das Sehen der Natur.

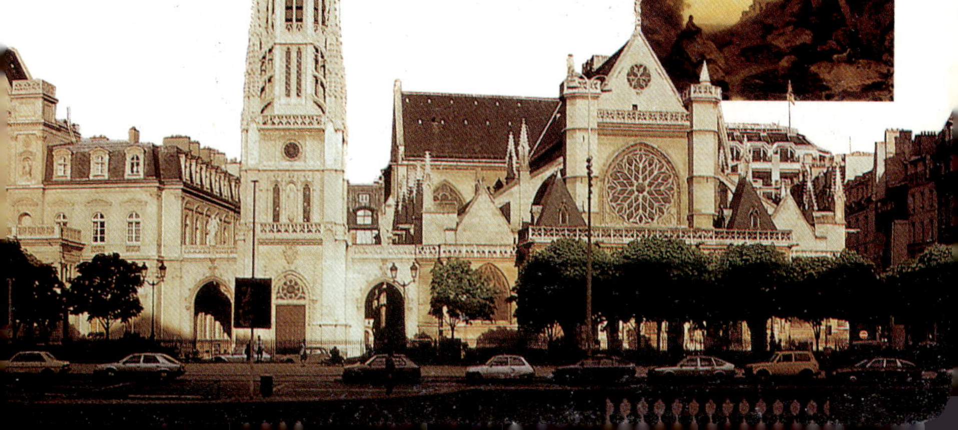

▼ Saint-Germain l'Auxerrois in Paris. Die ehemalige Pfarrkirche der im Louvre residierenden französischen Könige gilt als eines der bedeutendsten gotischen Bauwerke Frankreichs.

Naturalismus und Akademie

▶ Théodore Rousseau, *Der Weiher,* 1835, Paris, Musée du Louvre. Einer der Hauptvertreter der Schule von Barbizon.

Während Monets früher Kindheit erfährt die französische Kunst einen tiefgreifenden Wandel. Seit den dreißiger Jahren läßt sich ein langsames, aber stetes Abrükken von den Normen der Pariser Akademie der Schönen Künste und eine beständige Zunahme der künstlerischen Freiheit in Stil und Themenwahl beobachten. Die klassizistische Regel, nach dem das *disegno* (wörtlich Zeichnung, Umriß) das Werk bestimmt und klar definiert sein muß, wird immer mehr in Frage gestellt. Sie entspricht nach der Auffassung einiger fortschrittlicher Maler nicht dem wahren Zweck der Kunst, der vielmehr darin besteht, die Erscheinungen in ihrer tatsächlichen Farbigkeit darzustellen. Der Anbruch eines neuen Zeitalters in der Kunst kündigt sich mit dem Salon von 1824 an. An ihm nehmen progressive Landschaftsmaler wie John Constable teil, dessen Farbbehandlung sich nach den natürlichen Gegebenheiten des Motivs richtet. Zur Avantgarde jener Zeit gehören die Maler der Schule von Barbizon, so benannt nach dem Ort am Rand des Waldes von Fontainebleau: Sie vollenden ihre Gemälde im Freien, während man bislang vor der Natur allenfalls Skizzen angelegt hatte.

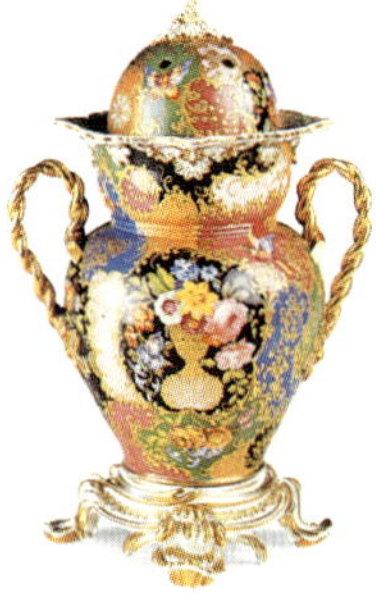

▲ Potpourrivase aus Porzellan, signiert von Jacob Mardochée, um 1840, Paris, Musée des Arts Décoratifs. Der Künstler griff auf Formen des Rokoko zurück.

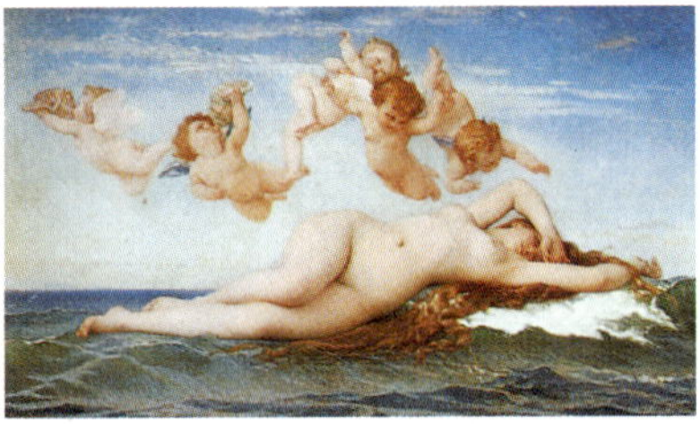

▲ Alexandre Cabanel, *Die Geburt der Venus,* 1863, Paris, Musée d'Orsay. Dieses im akademischen Stil gehaltene Werk hatte beim Salon von 1863 viel Erfolg.

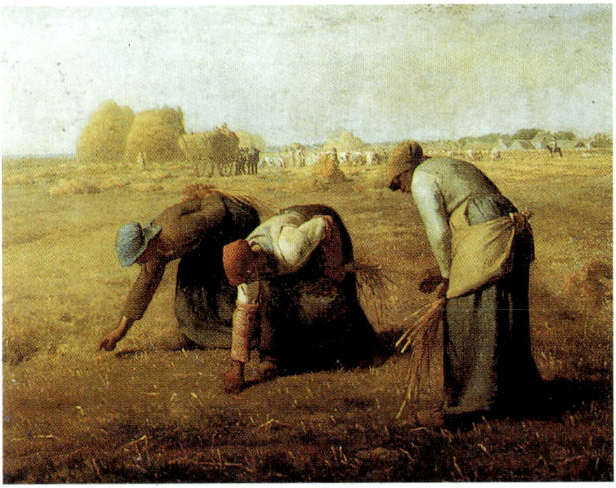

◀ Jean-François Millet, *Die Ährenleserinnen,* 1858, Paris, Musée d'Orsay. Millet befaßte sich als einer der ersten Maler der Schule von Barbizon mit der Welt der hart arbeitenden Menschen, denen er eine eigene Würde als gleichwertige Mitglieder der Gesellschaft verlieh.

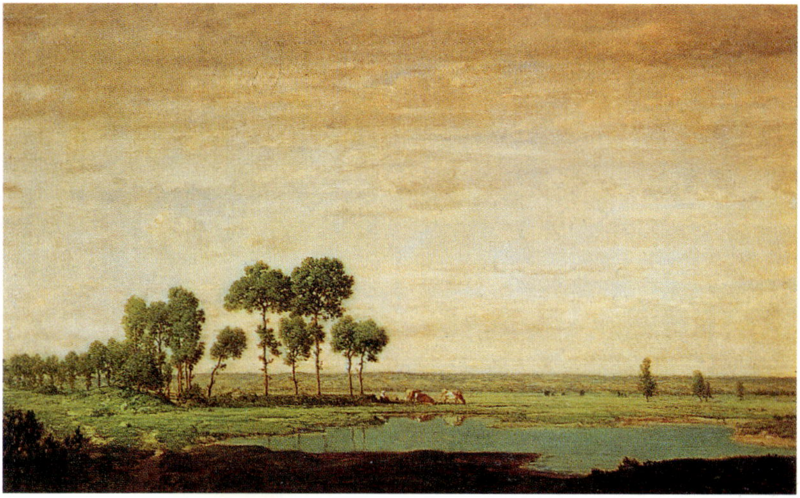

▶ Théodore Rousseau, *Eine Allee im Wald von L'Isle-Adam,* 1849, Paris, Musée d'Orsay. Rousseau blieb auf Dauer vom Pariser Salon ausgeschlossen. Er hatte sich der Malerei nach der Natur verschrieben und setzte wichtige Maßstäbe für nachfolgende Künstler.

▼ *Heliostat,* signiert von J. C. Silbermann, um 1859 in Paris hergestellt, Cambridge, Whipple Museum of the History of Science.

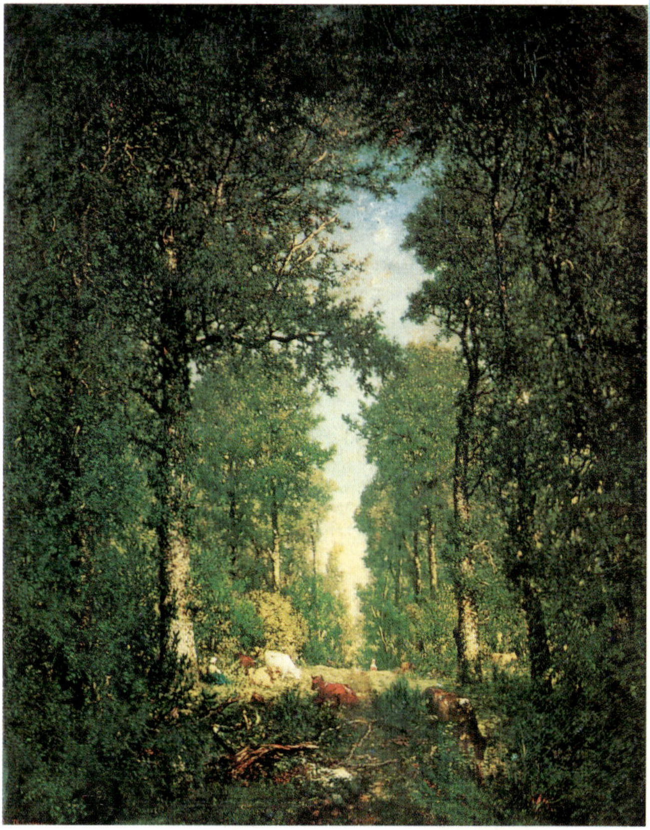

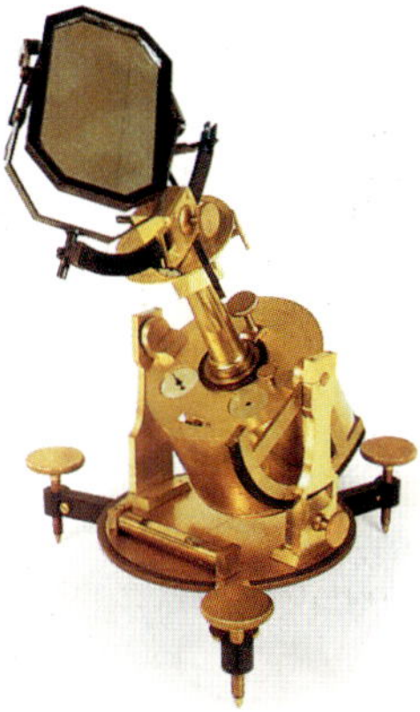

Die Karikaturen

Diese vier in Bleistift und Aquarell ausgeführten Zeichnungen (Paris, Musée Marmottan) gehören zu den Karikaturen, die Monet während seiner Zeit im Collège in Le Havre anfertigte. Nur einige Dutzend seiner großartigen satirischen Darstellungen sind erhalten geblieben.

▶ Monet, *Frau im Madraskleid,* 1857. Es ist kaum bekannt, daß Monet schon im Jugendalter eine gewisse Berühmtheit als Karikaturist erlangte, die keineswegs nur auf seinen Freundeskreis beschränkt blieb. Der Erfolg bei seinen Klassenkameraden spornte ihn dazu an, aus seiner Leidenschaft für das Zeichnen Profit zu schlagen: Für eine Karikatur ließ er sich bis zu 20 Francs bezahlen. Die köstlichen Bilder sind weit mehr als harmlose Porträts. Monet erfaßte die unschönen Züge seiner Zeitgenossen mit gnadenloser Klarheit. Seine Karikaturen gelten zu Recht als Beitrag zur Entwicklung einer Kunst der Satire, die in Frankreich so berühmte Vertreter wie Honoré Daumier hervorbrachte. Die grotesk verzerrten Züge der farbigen Frau werden durch das Baumwollkleidchen nicht gemildert; es unterstreicht höchstens ihre exotische Herkunft. Menschen aus fernen Ländern waren in Le Havre keine Seltenheit.

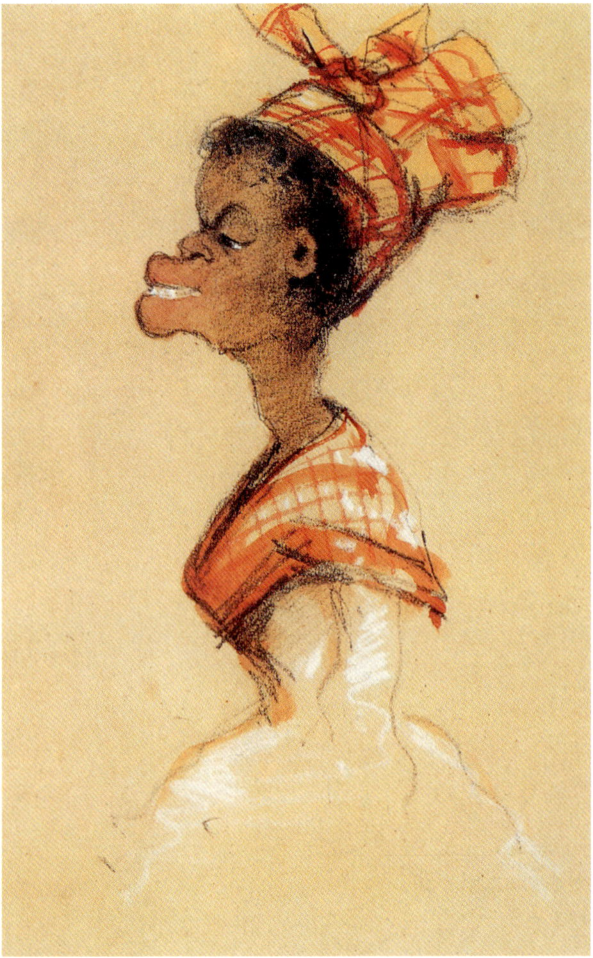

▶ Monet, *Kleines Pantheon des Theaters,* 1860. Die Schauspieler Grassot, Leclère, Got, der Schriftsteller Lurin sowie die Schauspielerin Brohan sind hier zu einem Ensemble berühmter Theatergottheiten gruppiert. Die Bilder dieser und vieler anderer Persönlichkeiten waren tagtäglich in den Zeitungen zu sehen. Die journalistische Fotografie – man denke nur an Nadar – spielte eine wichtige Rolle für Monet und diente ihm oft als Vorlage.

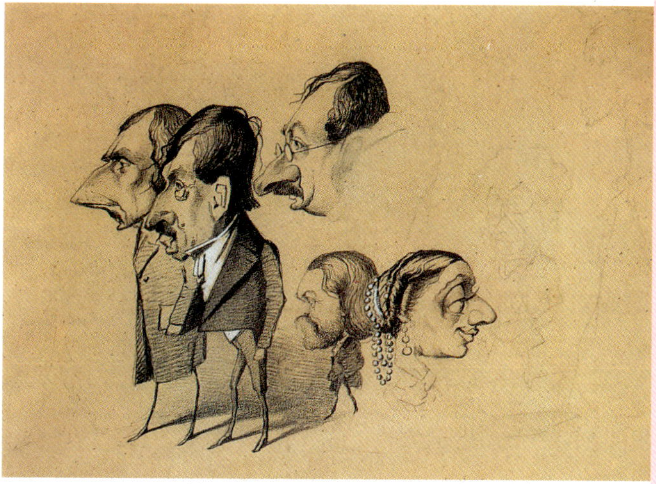

▼ Monet, *Jules François Fleury-Husson,* 1858. Der berühmte Schriftsteller und Kunstkritiker mit dem Beinamen »Champfleury« (1821–1889) war eine feste Größe im Pariser Kulturleben. Als einer der ersten Verfechter des Realismus in der Kunst unterstützte er Delacroix und die Landschaftsmaler im Salon von 1846 sowie Daumier im Salon von 1848. Mit Courbet war er gut befreundet. In seinen Schriften vertrat Husson eine völlig neue Auffassung von Literatur: Deren Aufgabe bestand seiner Meinung nach darin, das alltägliche Leben und die menschliche Psyche genau zu erfassen.

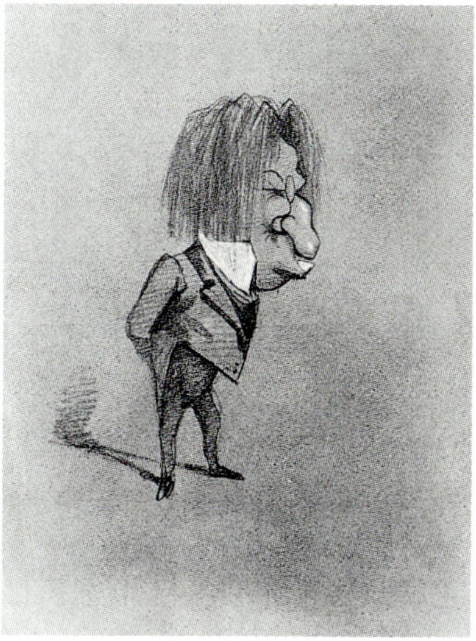

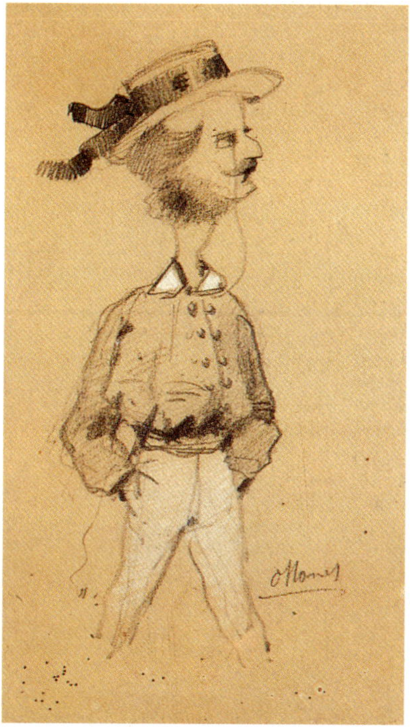

▲ Monet, *Mann mit Strohhut,* 1857. Der sorgfältig gekleidete Pariser, der hochnäsig am Meer entlangflaniert, um die neueste Strandmode zu begutachten, wirkt überaus lächerlich. Mit Arbeiten wie diesen qualifizierte sich Monet als einer der bissigsten Satiriker der modernen Kunst.

Neue Ideen: Europa im industriellen Zeitalter

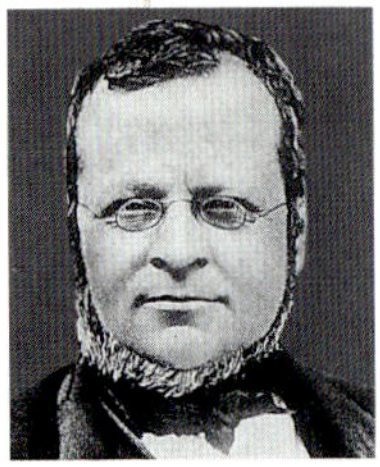

▲ 1852 war Camillo Cavour der wichtigste Vertreter der liberalen Rechten in Italien.

Die Mitte des 19. Jahrhunderts ist von den Vorboten einer Cholera-Epidemie gezeichnet – ein trauriger Beweis für die Rückständigkeit der damaligen medizinischen Forschung. Im Dezember 1841 wird eine internationale Konvention zur Abschaffung des Sklavenhandels unterzeichnet. Balzac beginnt mit einem literarischen Großwerk, das als *Die menschliche Komödie* Berühmtheit erlangen wird, während auf der musikalischen Bühne ein anderes Genie debütiert: Giuseppe Verdi. Die Architektur verändert sich durch den Einsatz von Eisen und Glas. Die erste Weltausstellung sorgt 1851 in London für Furore – und ein neuer Gedanke bricht sich Bahn: Künstlerische Neuerungen sollen nicht mehr nur für die Malerei gelten, sondern auch für das dekorative Kunsthandwerk. Die ersten Vertreter dieser Richtung sind die englischen Präraffaeliten, die Wegbereiter der Arts and Crafts-Bewegung.

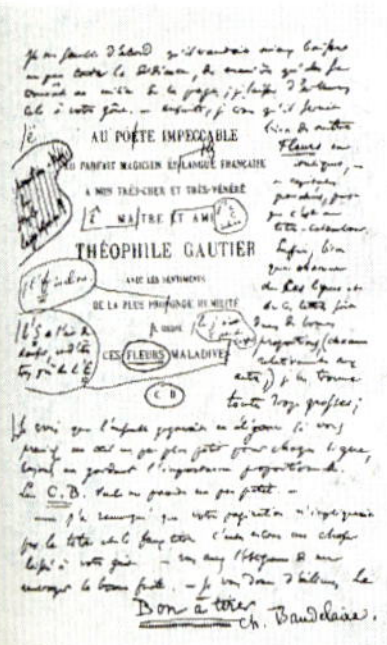
AU POÈTE IMPECCABLE
AU PARFAIT MAGICIEN ÈS LANGUE FRANÇAISE
À MON TRÈS-CHER ET TRÈS-VÉNÉRÉ
MAÎTRE ET AMI
THÉOPHILE GAUTIER
AVEC LES SENTIMENTS
DE LA PLUS PROFONDE HUMILITÉ
JE DÉDIE
CES FLEURS MALADIVES
C. B.
Ch. Baudelaire

◄ Charles Baudelaires Entwurf einer Widmung seiner *Blumen des Bösen* an Théophile Gautier.

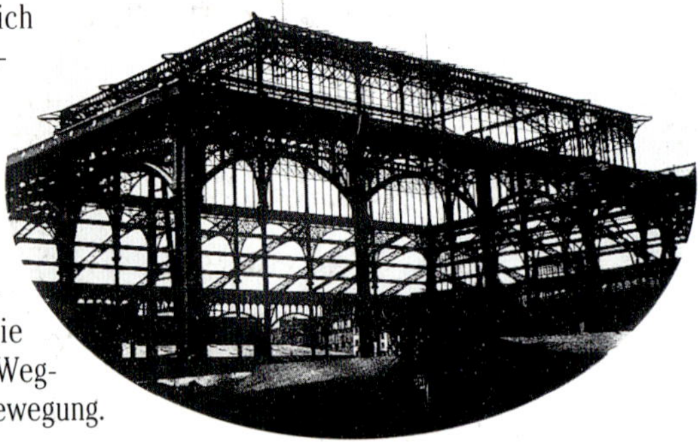

▲ Eines der Gebäude des riesigen Pariser Großmarktes »Les Halles« (erbaut ab 1854).

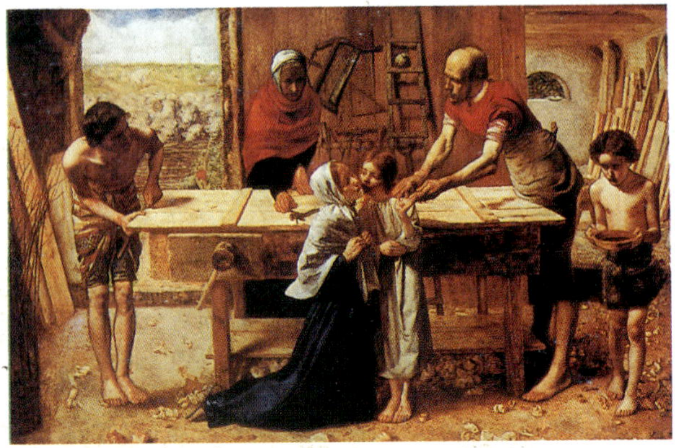

◄ John Everett Millais, *Christus im Hause seiner Eltern,* 1850, London, Tate Gallery.

1840–1858

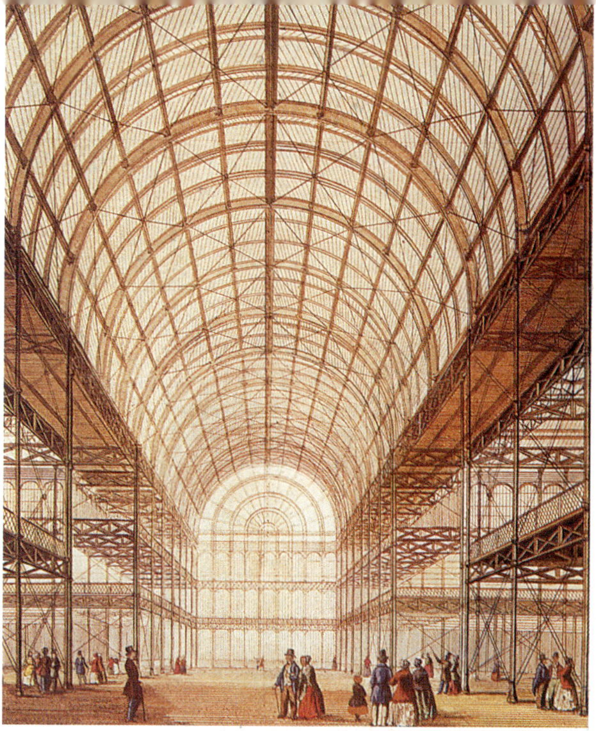

Der Kristallpalast, ein monumentales Bauwerk aus Eisen und Glas, wurde von Joseph Paxton für die erste Weltausstellung 1851 entworfen. Paxton entwickelte ein Verfahren, das es erstmals ermöglichte, ein Gebäude gänzlich aus industriell vorgefertigten Elementen zu errichten. Berühmt sind auch seine Gewächshäuser der königlichen Kew Gardens im Südwesten Londons (1847).

Der Philosoph Auguste Comte gilt als Begründer des Positivismus. In den fünfziger Jahren veröffentlichte er in Paris die grundlegenden Werke *Système de politique positive* und *Catéchisme positiviste.*

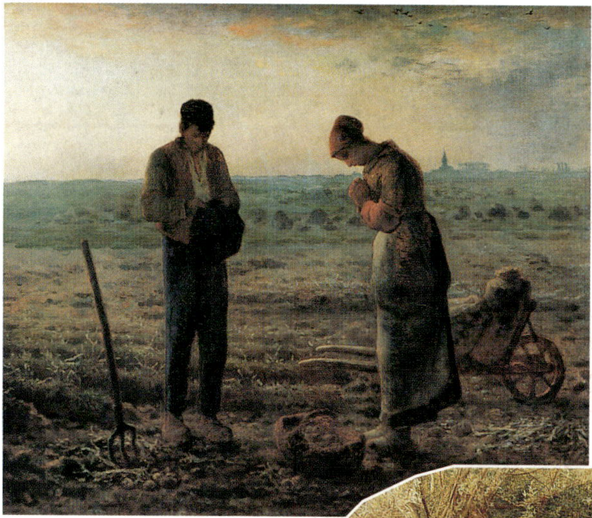

Jean-François Millet, *Das Abendläuten,* 1857–59, Paris, Musée d'Orsay. Der feierliche Augenblick des Gebets während der Arbeit.

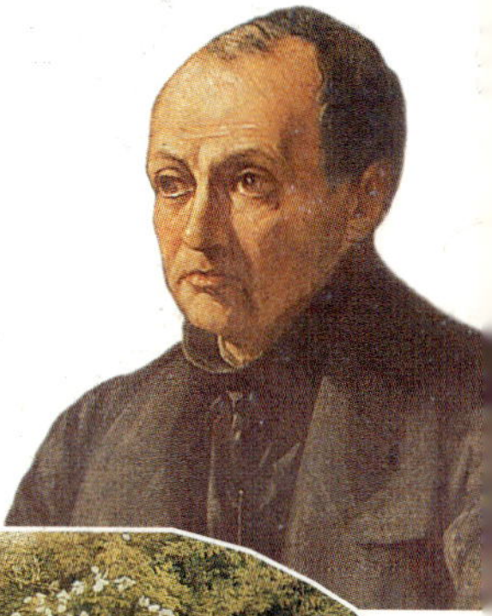

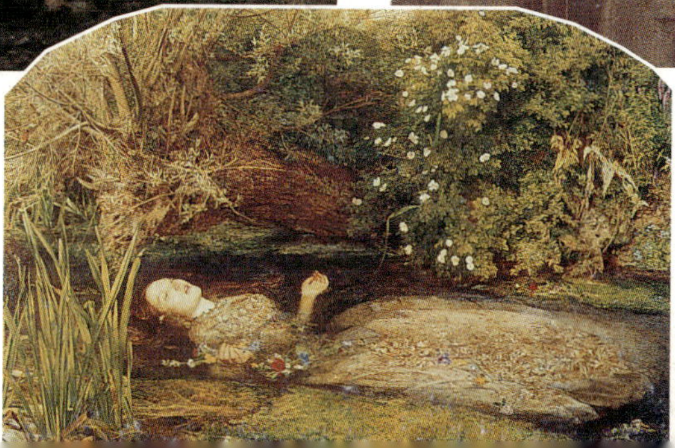

John Everett Millais, *Ophelia,* 1852, London, Tate Gallery. Die Figur Shakespeares wird zum Anlaß für eine detailgetreue Naturdarstellung.

1859–1871

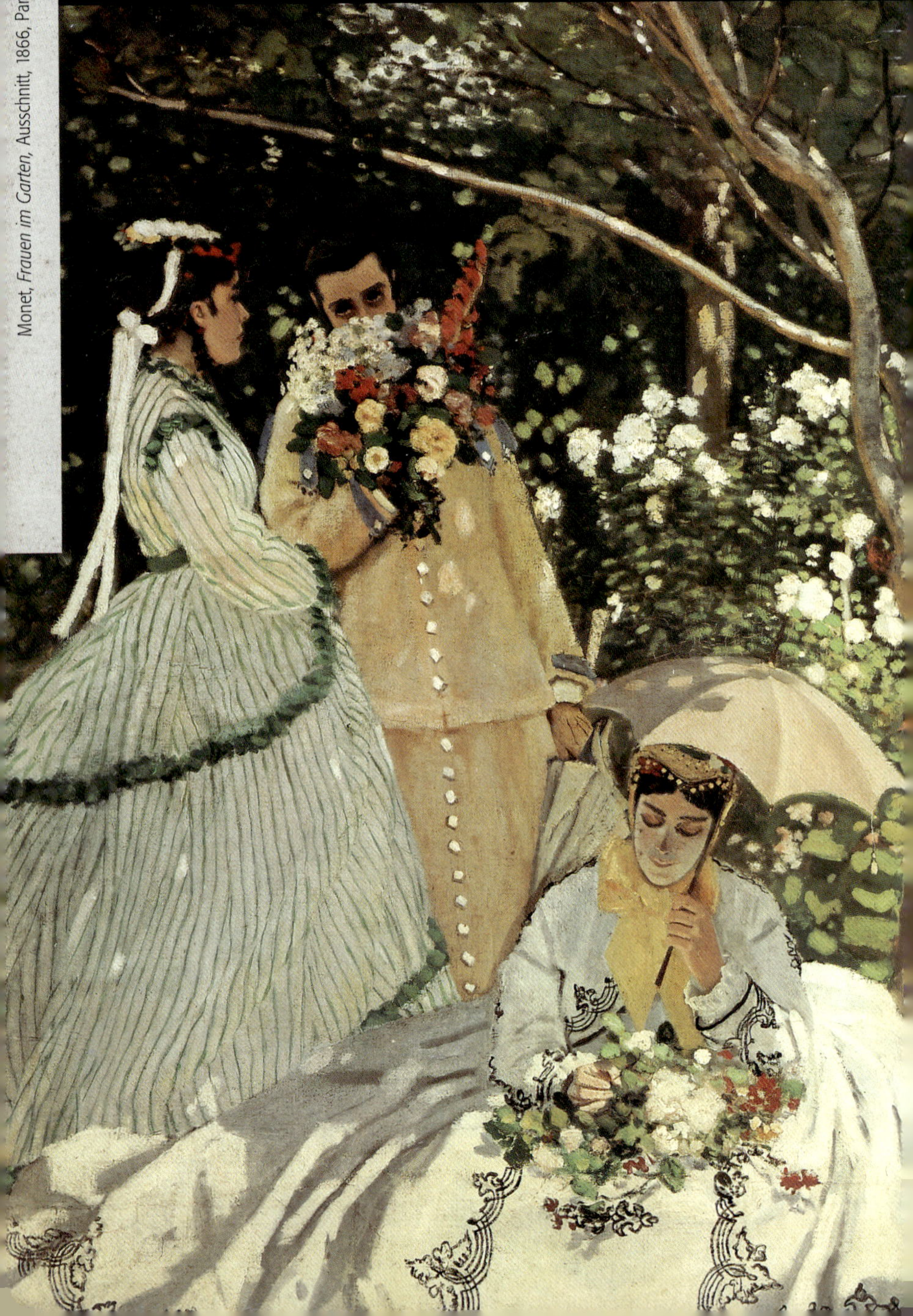

Monet, *Frauen im Garten*, Ausschnitt, 1866, Paris, Musée d'Orsay

Monet und die großen Meister

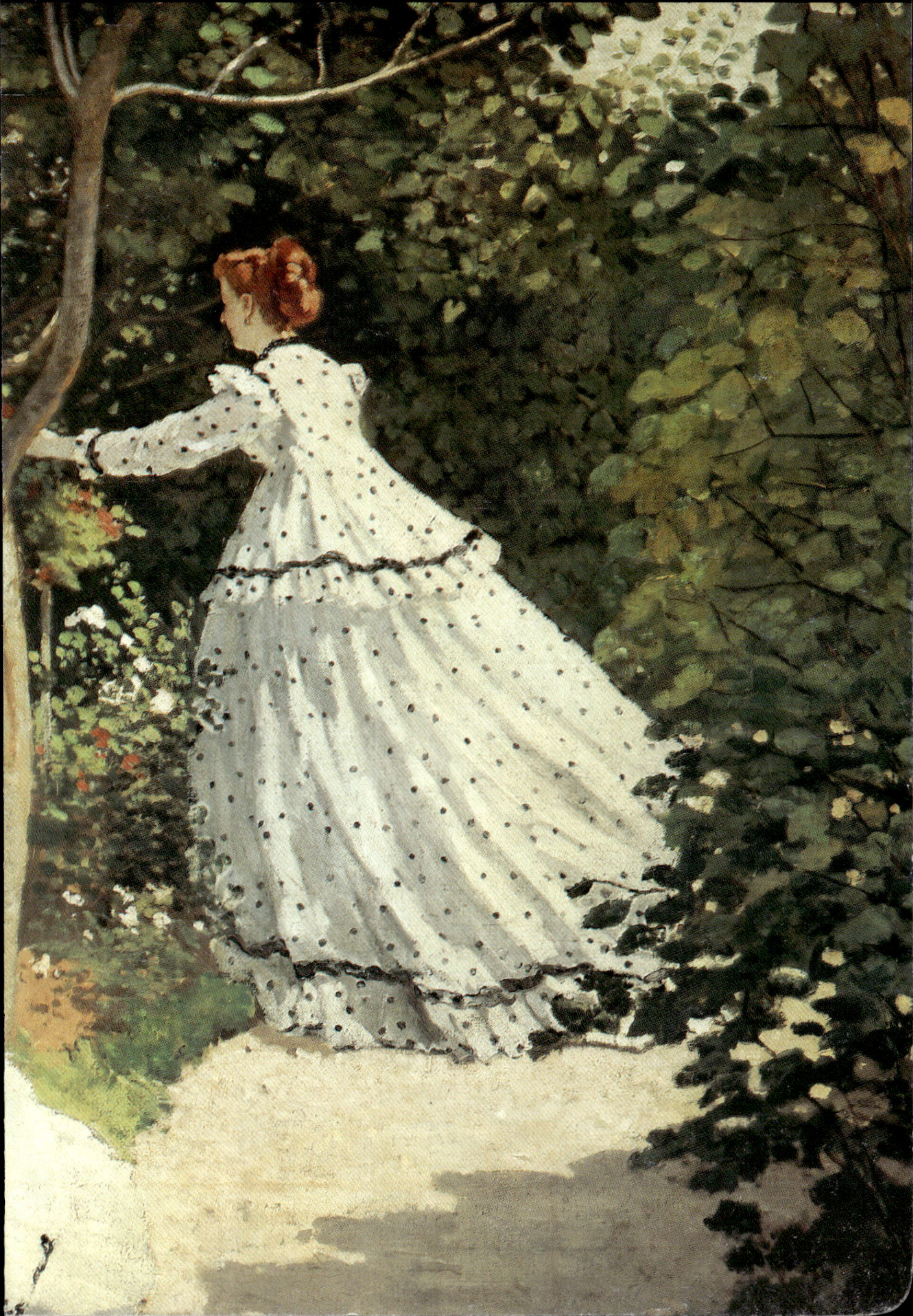

Malen als Beruf

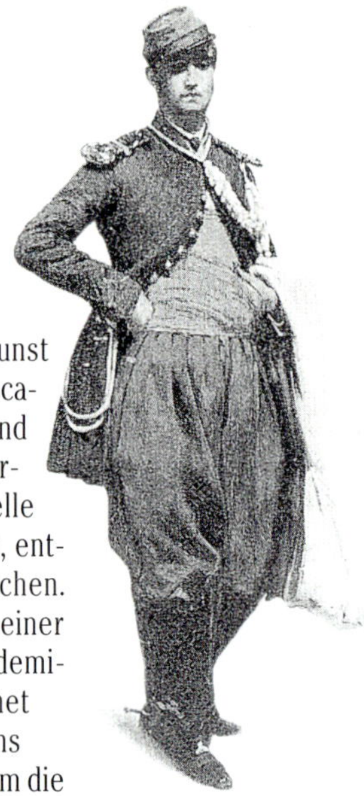

Im Januar 1857 stirbt Monets Mutter, die einzige Person in der Familie, die sein Interesse für Kunst hätte fördern können. Die Freizeitmalerin Jeanne-Marie Lecadre, eine Halbschwester des Vaters, nimmt sich seiner an und macht ihn mit Gautier, einem engen Freund des großen Courbet, bekannt. Obwohl ihm die Stadt Le Havre keine finanzielle Unterstützung für einen Studienaufenthalt in Paris gewährt, entschließt sich Monet, sein Glück in der Hauptstadt zu versuchen. Constant Troyon, dem er dort seine Bilder zeigt, rät ihm zu einer Ausbildung bei Thomas Couture, einem einflußreichen akademischen Maler und ehemaligen Lehrer Manets. Dafür ist Monet jedoch nicht zu gewinnen, ihm liegt weiterhin der Stil Boudins am Herzen. Unter den Künstlern des Salon schätzt er vor allem die Naturalisten Daubigny, Rousseau und Corot, während ihm der Stil Delacroix' überhaupt nicht zusagt. Er besucht die Académie Suisse, ein Studio, in dem man keinem Professor untersteht. Hier lernt er Camille Pissarro kennen. Oft trifft man ihn auch in der Brasserie des Martyrs an, einem Künstler- und Literatentreffpunkt. Am 10. Juni 1861 tritt er seinen Militärdienst in Algerien an, kehrt jedoch schon wenige Monate später wegen einer Erkrankung zurück. Das Erlebnis des Lichts und der Landschaft Nordafrikas eröffnen ihm den Weg zum Impressionismus, wie er später selbst sagen wird.

Claude Monet in der Uniform des Afrikanischen Jägerregiments in einer Fotografie von C. M. Lhuillier, Paris, Musée Marmottan.

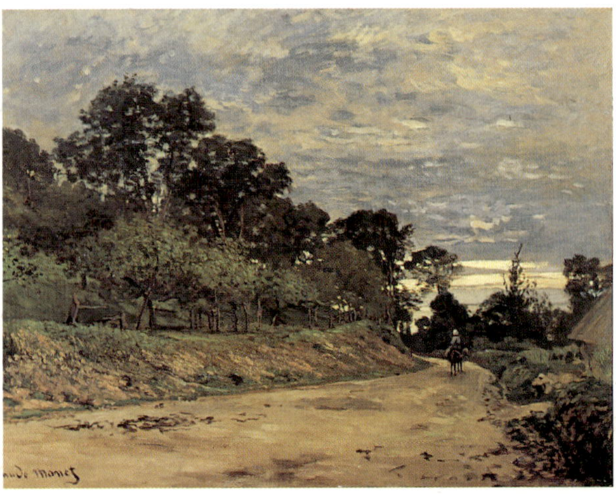

Monet, *Landschaft*, Rom, Privatsammlung. In seinen Landschaftsbildern spielte Monet mit der Farbe, um die Lichteffekte wiederzugeben und dadurch starke Kontraste entstehen zu lassen. Hier eines der zahlreichen frühen Werke dieses Genres.

Eugène Boudin, *Am Strand von Trouville*, 1864, Paris, Musée d'Orsay. Die kleinen, weichen Pinselstriche zeugen von den besonderen Bedingungen der Freiluftmalerei: Sie spiegeln die atmosphärischen Gegebenheiten genau wider, doch bleiben die Einzelformen aufgrund der schnellen Ausführung vage.

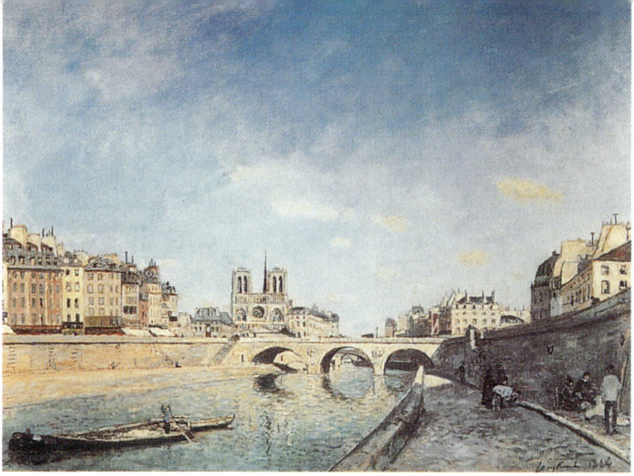

◀ Johan Barthold Jongkind, *Die Seine und Notre-Dame de Paris,* 1864, Paris, Musée d'Orsay. Das Gemälde strahlt eine einzigartige Helligkeit aus. Die feinen Pinselstriche vermitteln ein Gefühl von der Frische und Leichtigkeit der Luft: Der Maler hielt jede noch so geringe Veränderung in der Atmosphäre fest.

Courbet, der Meister des Realismus

Gustave Courbet (1819–1877) gilt als der revolutionärste unter den Malern, die sich für die Weltausstellung 1855 in Paris bewerben. Er wird abgelehnt und organisiert eine eigene Ausstellung, in der er unter anderem *Das Atelier* (1854–55, Paris, Musée d'Orsay) zeigt. Das Werk wird von den Anhängern des Akademismus scharf kritisiert, erweist sich aber als Meilenstein in der Entwicklung der realistischen Malerei.

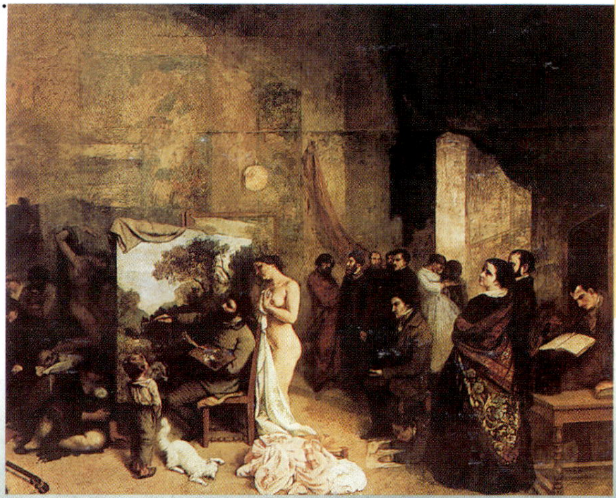

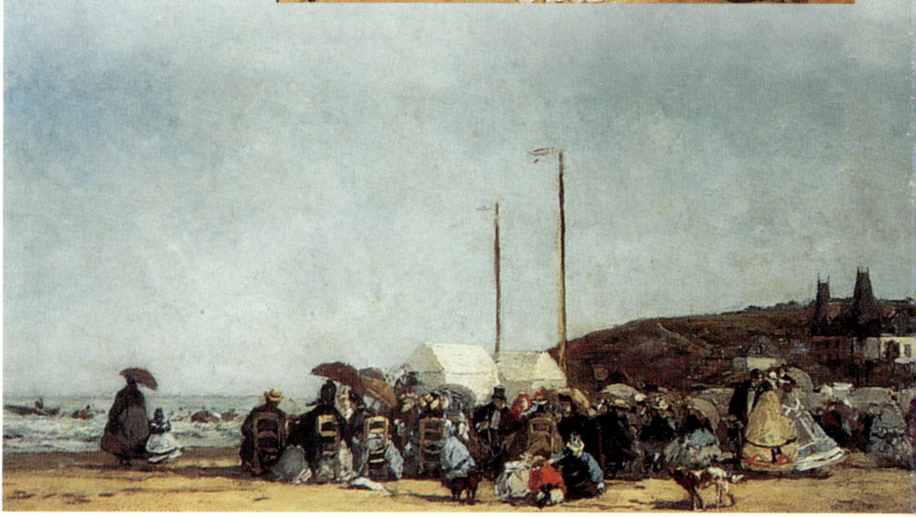

Ideen im Widerstreit

☑ Arthur Schopenhauer (1788–1860) war einer der bedeutendsten Philosophen seiner Zeit.

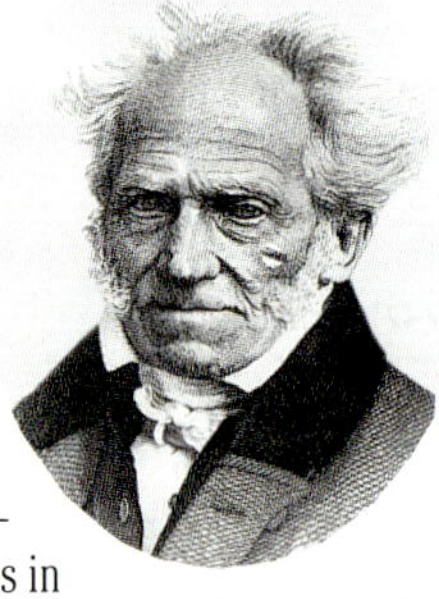

Das friedliche Miteinander von Alt und Neu gerät ins Wanken. Die langen, schier endlosen Reihen pompöser klassizistischer Bauwerke werden immer häufiger durch grimmige Eisenfassaden unterbrochen: Die Architektur der Zukunft hält Einzug in die Städte. In der Philosophie kreisen alle Diskussionen um die Herrschaft des Irrationalen über das Rationale, der Freiheit über die Notwendigkeit – ein Thema, mit dem sich Arthur Schopenhauer bereits in seinen frühen Abhandlungen beschäftigt hat. Die blutigen Aufstände des Jahres 1848 haben ganz Europa in Aufruhr versetzt: Die Saat der Romantik ist aufgegangen, der Schrei der Völker nach Gerechtigkeit und Demokratie nicht mehr zu überhören. Auch in Italien äußert sich in Politik und Kultur ein klarer Wille zum Wandel. In Florenz entsteht 1855 eine Gruppierung junger Künstler, die nach der von ihnen eingesetzten Technik spöttisch »Macchiaioli«, Fleckenmaler, genannt werden und die zu den ersten Vertretern einer realistischen Strömung in Europa gerechnet werden können.

☑ Mit der 1859 für die Villa der Familie Rothschild in Ferrières bei Paris erbauten Ehrentreppe griff Joseph Paxton auf architektonische Formen des 18. Jahrhunderts zurück, was dem vorherrschenden großbürgerlichen Geschmack entsprach.

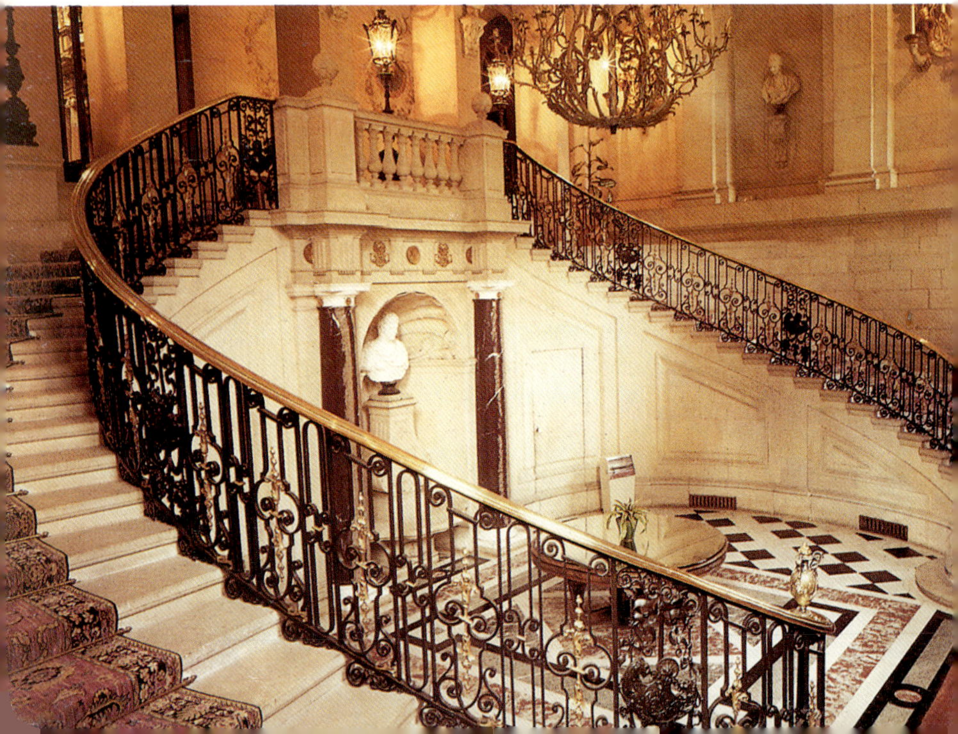

▶ Adriano Cecioni, *Im Caffè Michelangelo,* um 1860. In diesem Aquarell stellt Cecioni seine Kollegen Borrani, Sernesi, Banti, Fattori, Lega, De Tivoli und andere aus der Gruppe der »Macchiaioli«, der ersten realistischen Künstlergruppierung in Italien, in grotesken Karikaturen dar.

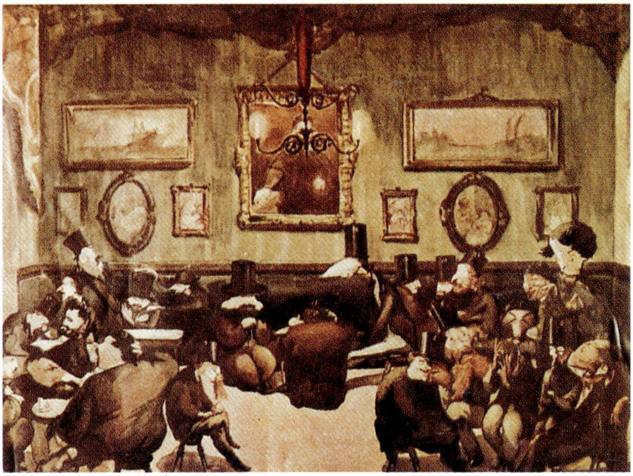

▼ Telemaco Signorini, *Das Ghetto in Florenz,* 1883, Rom, Galleria Nazionale d'Arte Moderna. Erste veristische Tendenzen werden sichtbar.

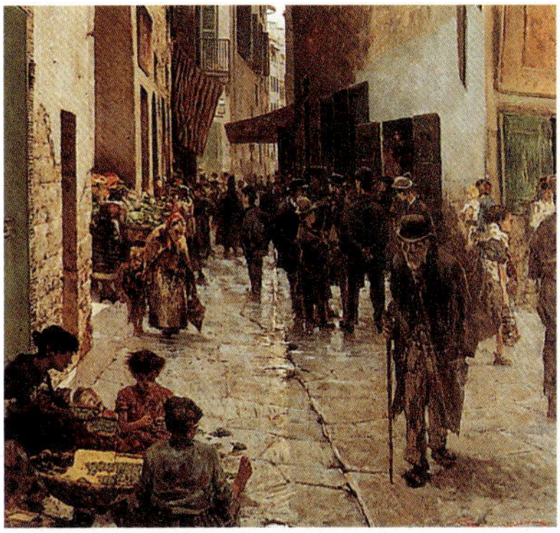

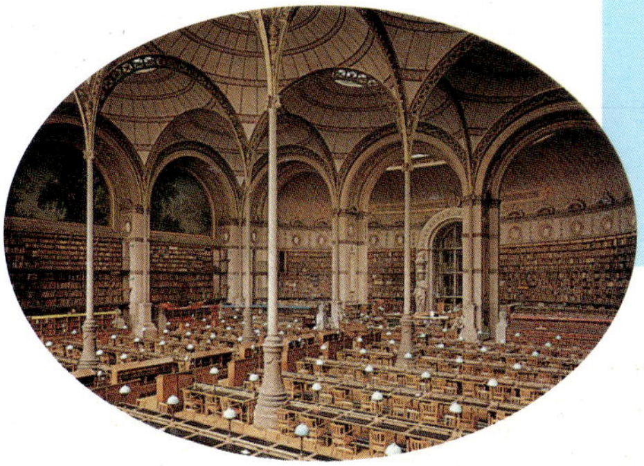

▲ Der Lesesaal der Bibliothèque Nationale in Paris, 1859–1868.

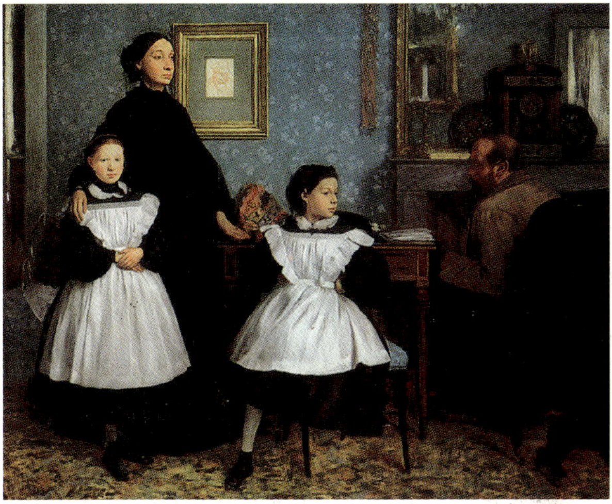

◀ Edgar Degas, *Die Familie Bellelli,* 1860, Paris, Musée d'Orsay. 1858 traf Degas während eines Aufenthalts in Florenz mit den »Macchiaioli« zusammen. Anhand von Skizzen aus jener Zeit entstand später dieses Gemälde, das durch die Lichtführung und durch die äußerst realistische Darstellung der häuslichen Szene besticht.

1859–1871

Im Atelier

Das 1861 entstandene, am französischen Realismus orientierte Gemälde (Paris, Musée d'Orsay) ist eines der ersten gelungenen Werke des jungen Monet. Mit dem Sujet wagte er sich auf ein bekanntes, aber auch schwieriges Gebiet vor.

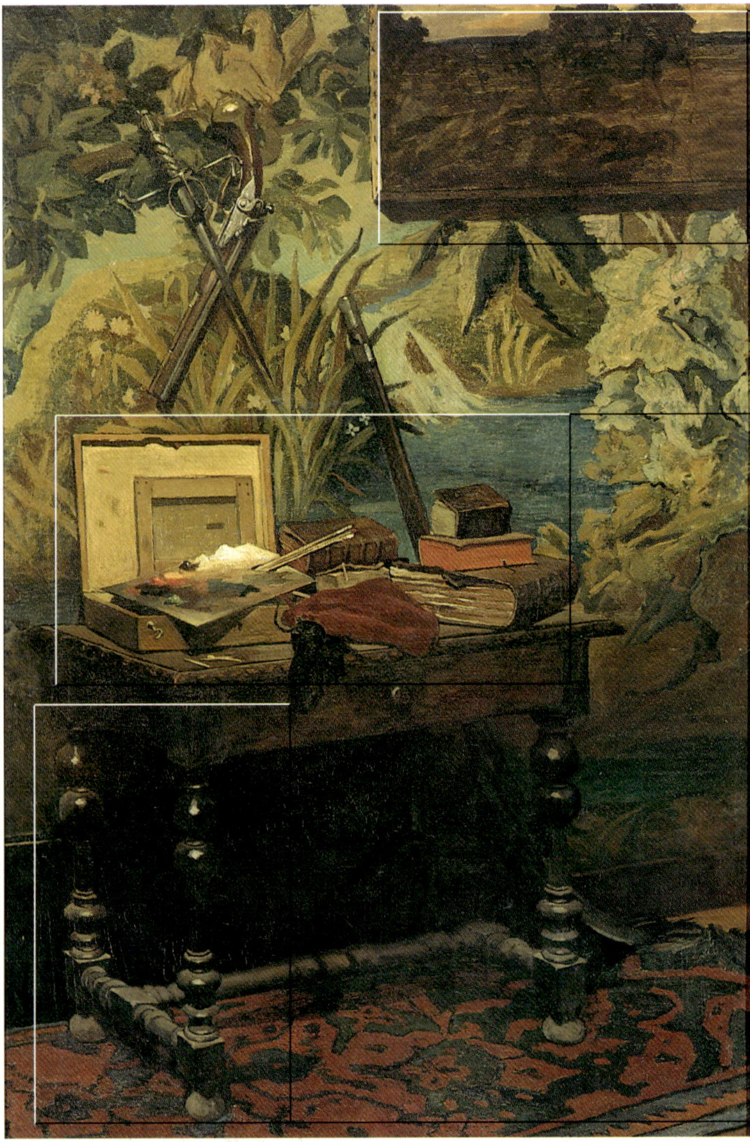

▶ Von der Landschaftsmalerei war Monet entscheidend geprägt: Für dieses Detail wählte er eine Naturszene in bräunlichen Tönen – als »Bild im Bild« besonders schwierig.

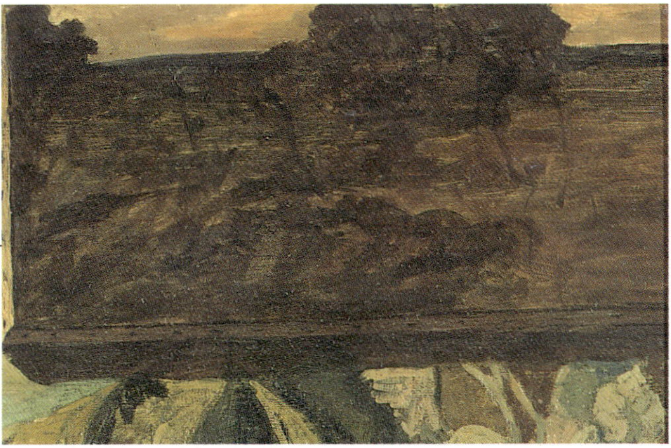

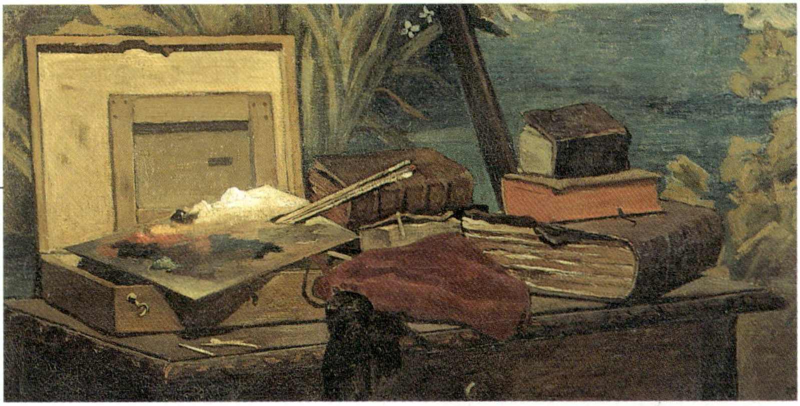

▲ Der junge Monet widmet seinem Farbkasten, seiner Palette und seinen Büchern bemerkenswert viel Aufmerksamkeit. Besonders ins Auge fällt hier die Wiedergabe der Feuchtigkeit und des Glanzes der eben aus der Tube gedrückten Farben. Dieser Eindruck der Unmittelbarkeit ist eine Konstante in seinem Werk, auch wenn der Maler seine Bilder nie als vollendet betrachtete und sie später oft noch einmal überarbeitete.

▶ Der gesamte untere Teil des mit 182 x 127 cm recht großen Gemäldes wird von Leere und Schatten dominiert. Monet bewältigt die Herausforderung, indem er viel Sorgfalt auf die Gestaltung der gedrechselten Tischbeine verwendet, die durch einen Tupfen Bleiweiß leicht hervorgehoben werden. Stilleben gehörten keineswegs zu seinen bevorzugten Sujets – und dennoch gerieten ihm etliche zu wahren Meisterwerken.

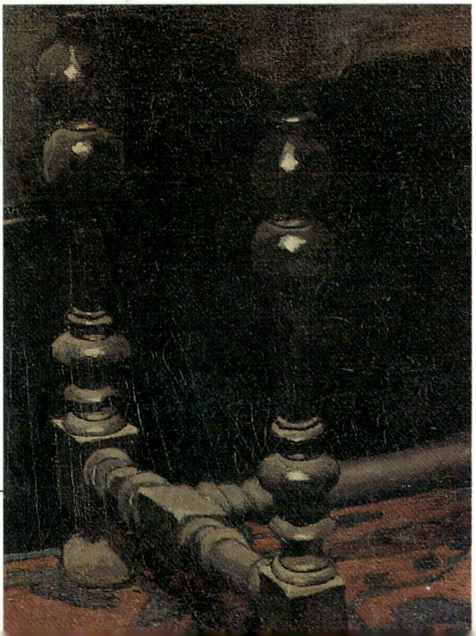

Manet, der »Skandalmaler«

■ Unten: Giovanni Fattori, *Markt in San Gaudenzio,* 1886–87, Florenz, Galleria d'Arte Moderna.

■ Darunter: Im März 1861 wurde in Rußland die Leibeigenschaft aufgehoben.

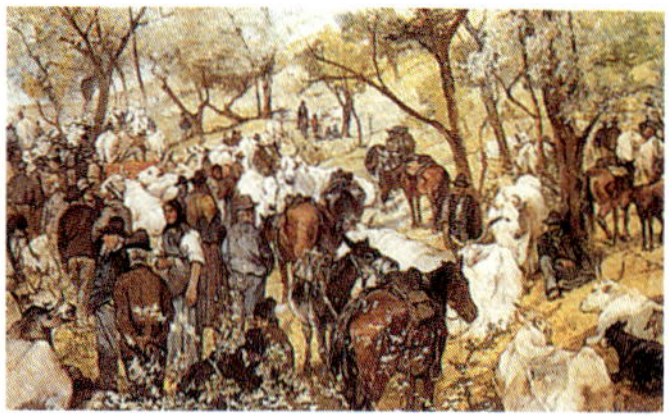

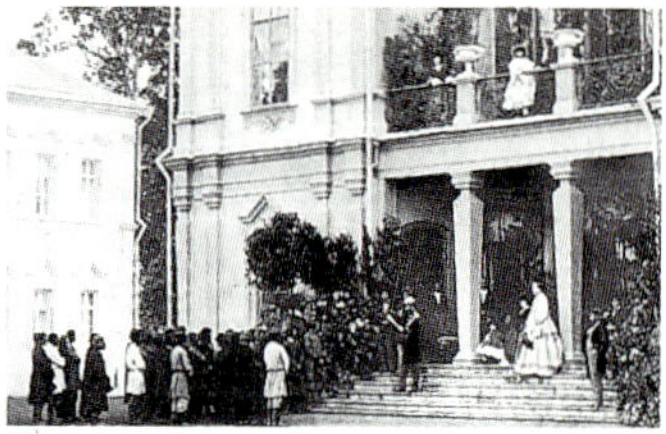

Während der junge Monet noch auf der Suche nach einem eigenen Stil ist, tut sich ein anderer Maler mit spektakulären Bildern hervor: Edouard Manet (1832–1883), in diesen Jahren wohl das wichtigste Vorbild Monets. 1856 eröffnet er sein Atelier, 1863 schockiert er das akademische Establishment mit der Ausstellung seines *Frühstücks im Grünen*. Das Gemälde verursacht einen Skandal, weil der Akt nicht durch den antiken Mythos idealisiert und legitimiert ist, sondern eine zeitgenössische junge Frau darstellt. Wesentlich krasser noch ist sein ebenfalls 1863 entstandenes und für den Salon von 1865 eingereichtes Werk *Olympia.* Die vehemente Kritik richtet sich sowohl gegen das gewagte Sujet – eine Kurtisane mit herausforderndem Blick – als auch gegen die Technik: Ungemischte Farben werden in breiten Tupfen aufgetragen und lassen eine geradezu greifbare veristische Körperlichkeit entstehen. In der Literatur entsteht 1862 einer der bedeutendsten Romane des Jahrhunderts, *Les Misérables* von Victor Hugo. Zur gleichen Zeit arbeitet Tolstoi an seinem Meisterwerk *Krieg und Frieden,* das erst nach 1867 erscheint. Das 1839 von Eugène Chevreul beschriebene *Gesetz des simultanen Kontrasts der Farben* findet in der Malerei Anwendung.

▼ Edouard Manet, *Olympia,* 1863, Paris, Musée d'Orsay. Dieses Gemälde gilt heute als Meilenstein auf dem Weg zu einer neuen Kunst: grelles, plastisches, sinnliches Licht, Realität bis ins Detail.

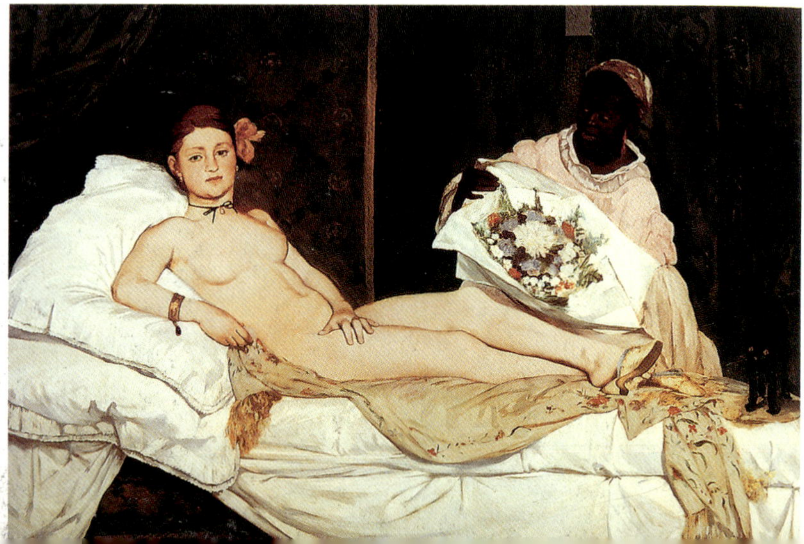

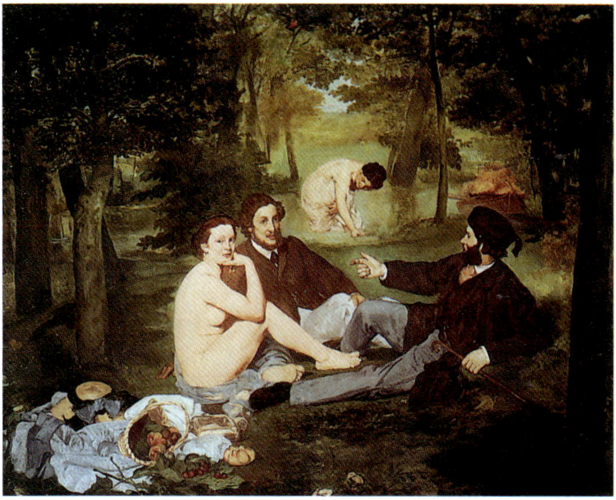

▲ Edouard Manet, *Das Frühstück im Grünen,* 1863, Paris, Musée d'Orsay. Ein Bravourstück, das einen Wendepunkt in der Geschichte der europäischen Malerei markiert. Das Bild steckt voller Anspielungen auf die Kunst der alten Meister. Die Lichtbehandlung, aber auch die Komposition haben ihre Wurzeln in der italienischen Malerei des 16. Jahrhunderts – und doch liegen Welten zwischen diesem Werk und dem *Ländlichen Konzert* eines Tizian. Die Szene im Vordergrund, deutlich konturiert, steht im Kontrast zum eher summarisch angegebenen Landschaftshintergrund.

▼ Eine Seilschaft auf dem Mont-Blanc-Gletscher, Fotografie, um 1860. Im Lauf des 19. Jahrhunderts entwickelte sich der Alpinismus zu einem Massenphänomen. Dennoch blieb der Weg auf noch uneroberte Gipfel ein lebensgefährliches Wagnis.

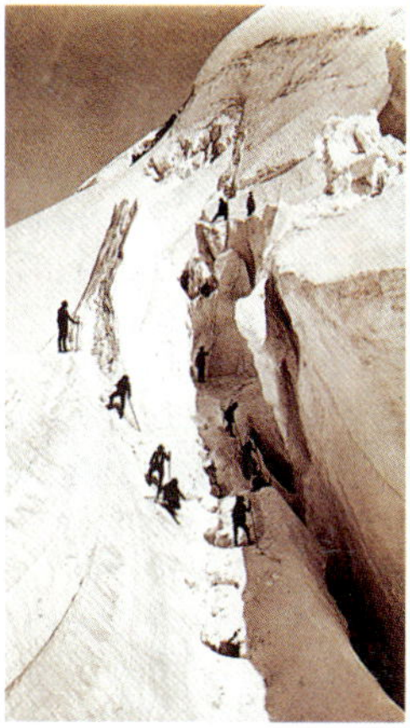

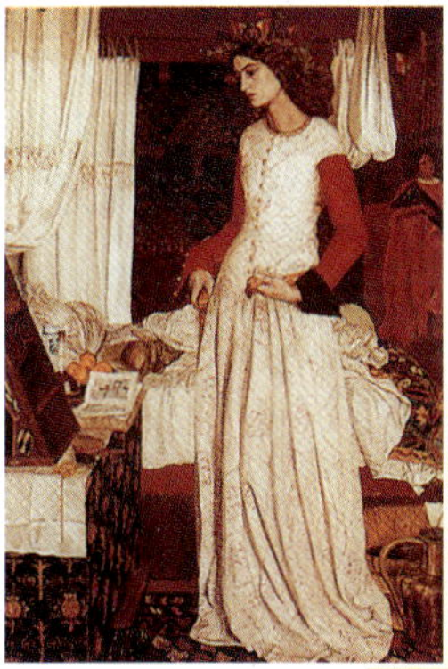

◀ William Morris, *Die Königin Ginevra,* 1858, London, Tate Gallery. Eines der wenigen Gemälde von Morris, den man als einen der Begründer des modernen Design bezeichnen kann.

▶ Honoré Daumier, *Die Wäscherin,* 1863, Paris, Musée d'Orsay. Daumier befaßte sich in seiner späten Schaffensphase vorwiegend mit dem Leben der einfachen Leute. Er verfügte über eine außerordentliche Beobachtungsgabe.

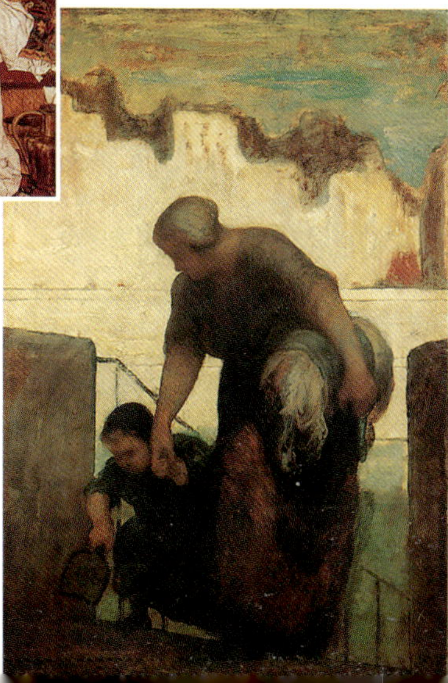

▼ Eugène Delacroix starb 1863. Er zählte neben Géricault zu den nonkonformistischen Malern des frühen 19. Jahrhunderts. Mit seiner stilistischen Kühnheit, die von vielen als übertrieben empfunden wurde, leistete er einen wichtigen Beitrag zum Wandel des Geschmacks und des Kunstempfindens.

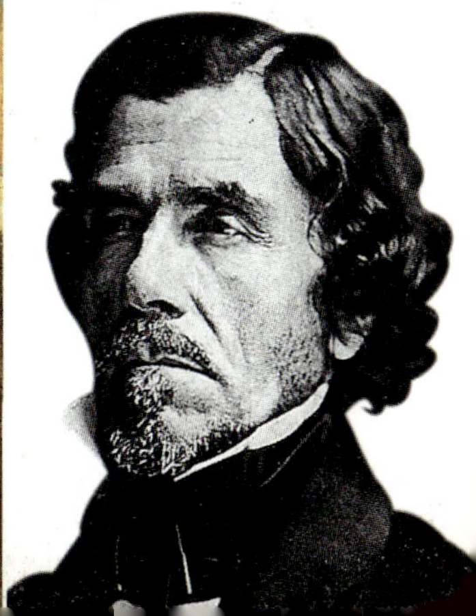

Von Gleyre zum Salon

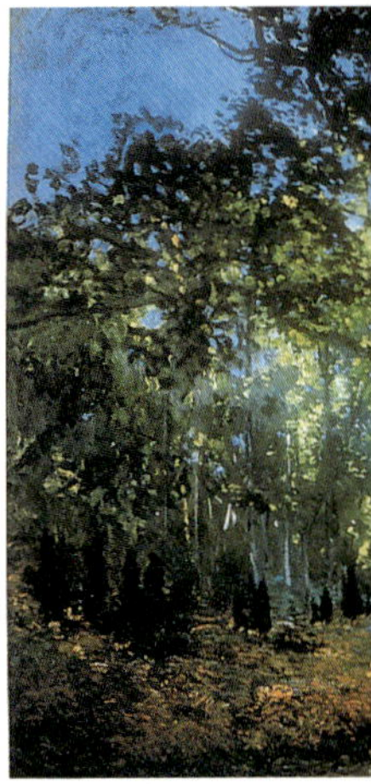

Nachdem ihn seine Tante Jeanne-Marie vom Militärdienst freigekauft hat, wird Monet in die Schule von Charles Gleyre aufgenommen. Gleyre ist ein bekannter Historienmaler mit eigenem Stil, dessen handwerkliches Können geschätzt wird, obwohl er sich seit 1849 nicht mehr an öffentlichen Ausstellungen beteiligt. In seinem Atelier lernt Monet Bazille, Renoir und Sisley kennen. Im Frühjahr 1863 begleitet er die Freunde nach Barbizon, jenem Dorf, nach dem die berühmte Gruppe von Freilichtmalern benannt wurde, und bleibt bis Ende Mai dort. Anfang 1864 macht er die Bekanntschaft eines jungen Medizinstudenten, dem, wie ihm selbst, eine steile Karriere bevorsteht: Georges Clemenceau. Im gleichen Jahr wird Gleyres Atelier geschlossen; der Kummer Monets und seiner Mitschüler hält sich jedoch in Grenzen, da Gleyre sie auf das antike Ideal hatte festlegen wollen. Ihr Interesse für die Darstellung der Natur bleibt ungebrochen. Monet hält sich bis zum Herbst in dem Küstenort Honfleur auf. Gemeinsam mit Boudin und Johan Barthold Jongkind, einem weitgehend unbekannten, in antiakademischen Kreisen jedoch angesehenen Maler, arbeitet er dort die meiste Zeit im Freien. Unterdessen verschlechtert sich die Beziehung zu seinem Vater. Gegen dessen Willen beharrt Monet darauf, die Malerei zu seinem Beruf zu machen. Nach dem Salon im Mai wird er erstmals in der Stadtpresse erwähnt. Noch größere Bekanntheit erlangt er durch den Salon von 1866, finanziell jedoch gerät er in Bedrängnis. Inzwischen hat er Camille, seine erste Liebe, kennengelernt.

▲ Monet, *Die Bodmer-Eiche. Im Wald von Fontainebleau,* 1865, New York, Metropolitan Museum of Art. Die Farben wirken so lebendig, daß die Frische der Natur greifbar erscheint. Das durch das Laub fallende Licht zeichnet ein Muster auf den Waldboden.

▼ Monet, *Ein Boot wird an Land gezogen,* 1864, New York, Memorial Art Gallery University of Rochester.

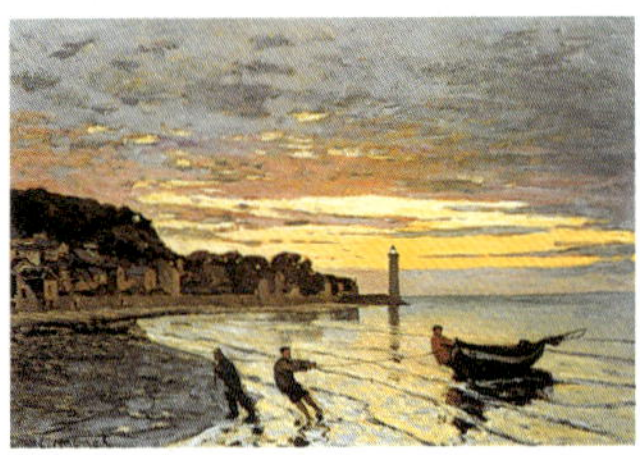

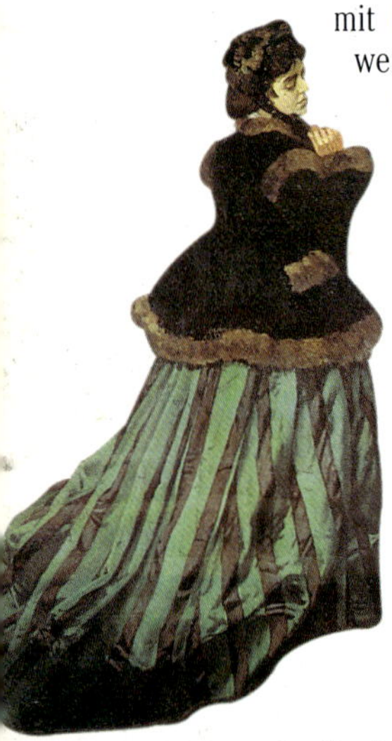

▲ Monet, *Camille* oder *Die Dame im grünen Kleid,* 1866, Bremen, Kunsthalle. Monet führte dieses Bildnis in Lebensgröße aus.

▶ Eine Ansichtskarte aus Honfleur, 1864. Der Ort war auch bei den Pointillisten beliebt: Paul Signac zum Beispiel machte ihn zum Gegenstand von unirdisch anmutenden, sonnendurchfluteten Bildern.

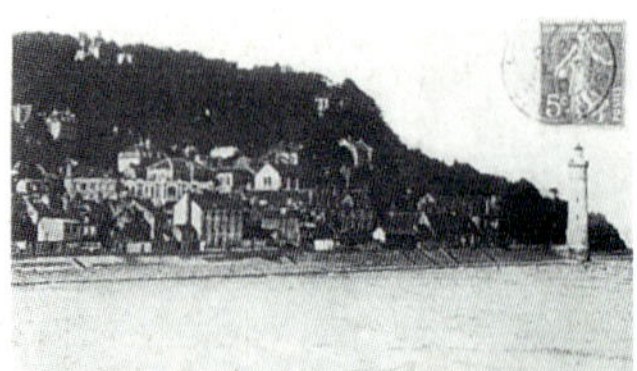

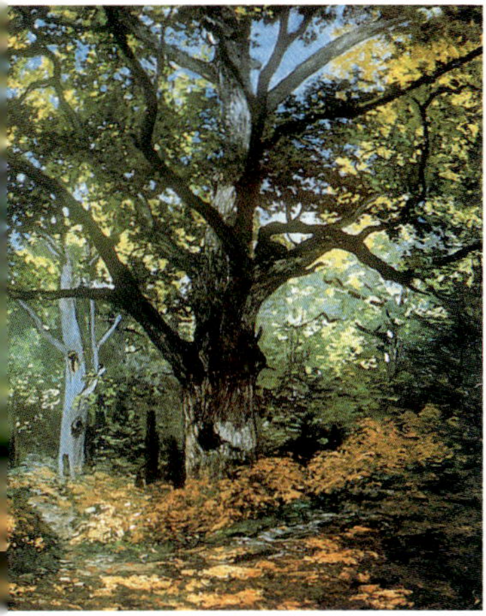

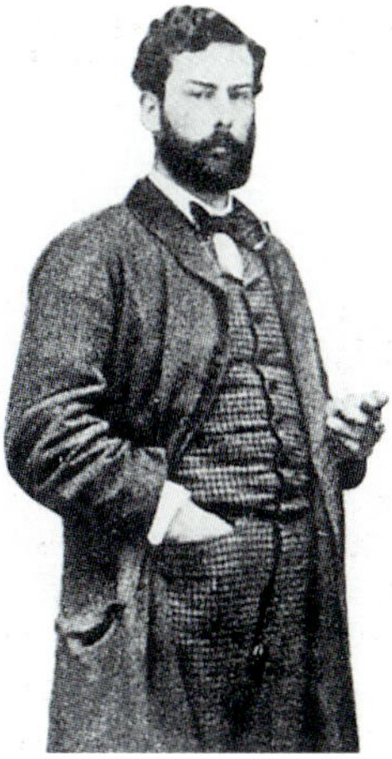

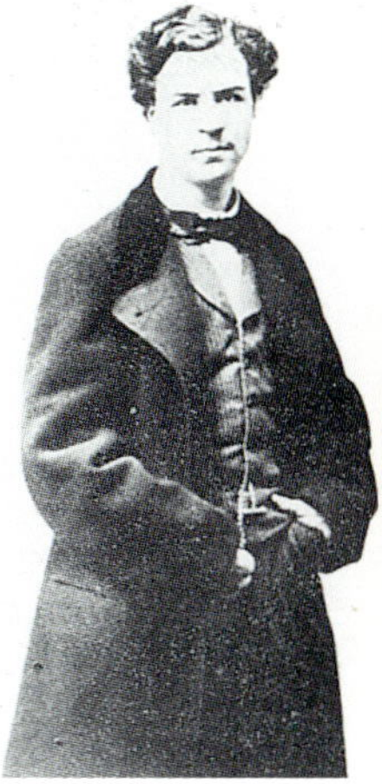

▲ Alfred Sisley (1839 bis 1899) stand Monet nahe und war einer der engagiertesten Maler der Impressionisten.

▲ Auguste Renoir (1841–1919), einer der bedeutendsten Maler des 19. Jahrhunderts.

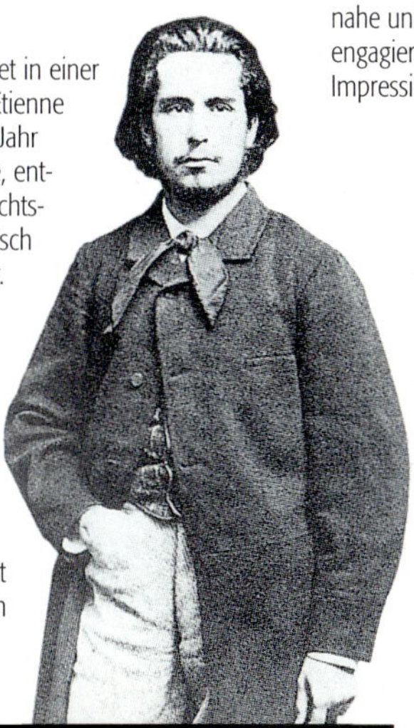

▶ Claude Monet in einer Fotografie von Etienne Cariat aus dem Jahr 1864. Der stolze, entschlossene Gesichtsausdruck ist typisch für den Künstler.

▼ Monet, *Frauen im Garten,* 1866, Paris, Musée d'Orsay. Das Gemälde zählt zu den Hauptwerken aus Monets erster Schaffensperiode. Es ist noch vom Realismus der Jahrhundertmitte geprägt. Monet gelingt es, die Farben mit dem Licht und der Natur in Einklang zu bringen.

▼ Monet, *Stilleben,* 1864, Paris, Musée d'Orsay. Hier tritt das Interesse am Verismus noch deutlich zutage.

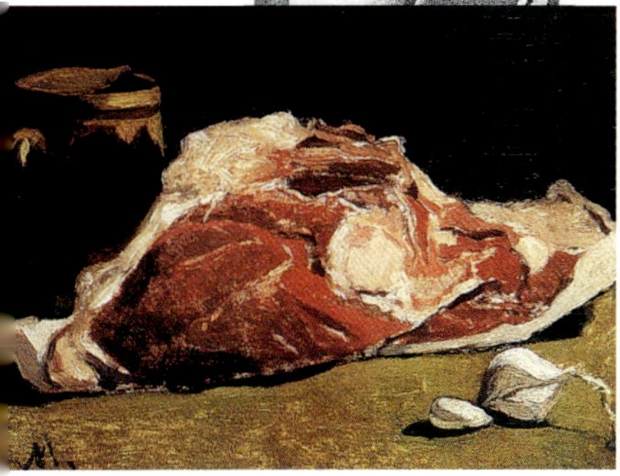

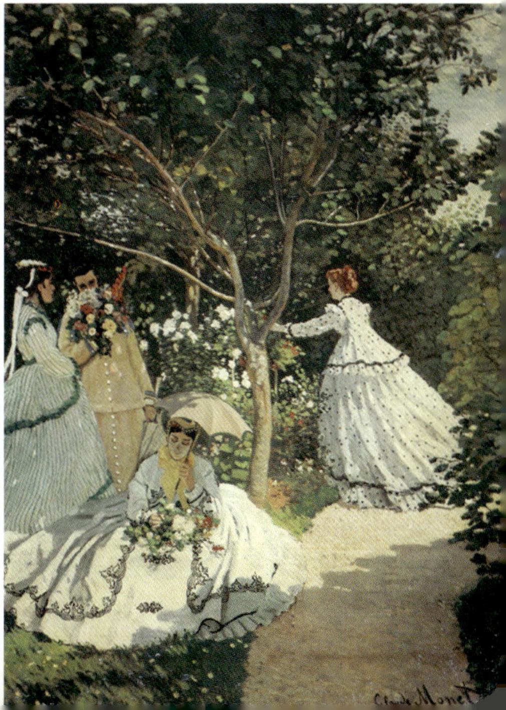

Ein spektakuläres Jahrzehnt

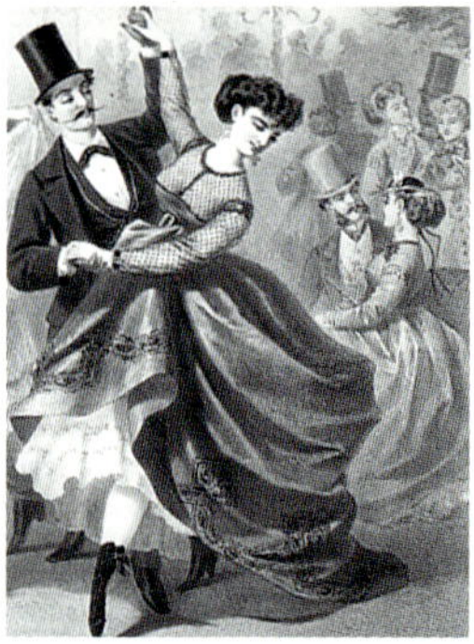

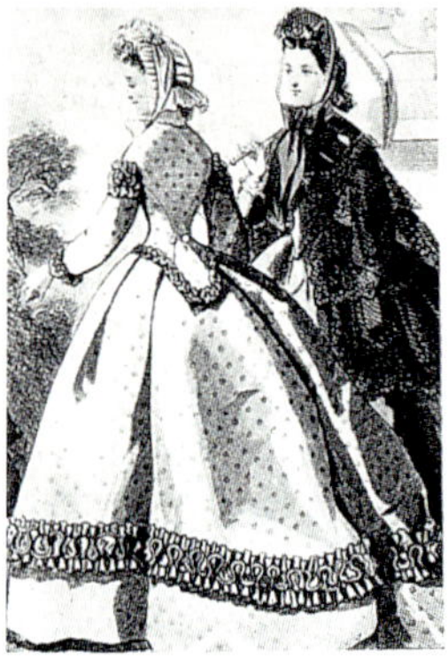

Die sechziger Jahre des 19. Jahrhunderts sind nicht nur für den jungen Monet äußerst wichtig, sie spielen auch eine große Rolle in der Weltgeschichte. Während Italien sich zu einer Nation mit der vorläufigen Hauptstadt Florenz (die offizielle Proklamation erfolgt am 17. März 1861) zusammenschließt, werden in den Vereinigten Staaten die blutigen Schlachten des Sezessionskrieges geschlagen. Auslöser ist die Wahl von Abraham Lincoln zum Präsidenten, dessen Programm zwei Hauptpunkte umfaßt: den Ausbau des Protektionismus und die Abschaffung der Sklaverei. Die Südstaaten, deren Wirtschaft im wesentlichen auf der Ausbeutung der schwarzen Sklaven beruht, erklären ihren Austritt aus der Union, werden bis 1865 aber von den Truppen der Nordstaaten besiegt. Abspaltungsbemühungen sind auch auf anderen Ebenen zu beobachten: Die Mitglieder der Mailänder Künstlervereinigung »Scapigliatura« kehren der Akademie der Schönen Künste den Rücken und »erfinden« die realistische Malerei. Die Literatur bringt Meisterwerke wie *Schuld und Sühne* von Fjodor Dostojewski (1866) oder *Briefe aus meiner Mühle* von Alphonse Daudet (1869) hervor.

■ Ganz oben: Nach 1860 wurde der Walzer einer der populärsten Tänze. Johann Strauß (Sohn) komponierte unsterbliche Melodien im Dreivierteltakt.

■ Oben: Modefigurinen waren als Zeichnungen und Fotografien weit verbreitet und dienten auch Malern als Vorlage.

☑ Die Great Eastern, damals das größte Dampfschiff der Welt, beförderte die Kabel für die interkontinentalen Telegraphenleitungen.

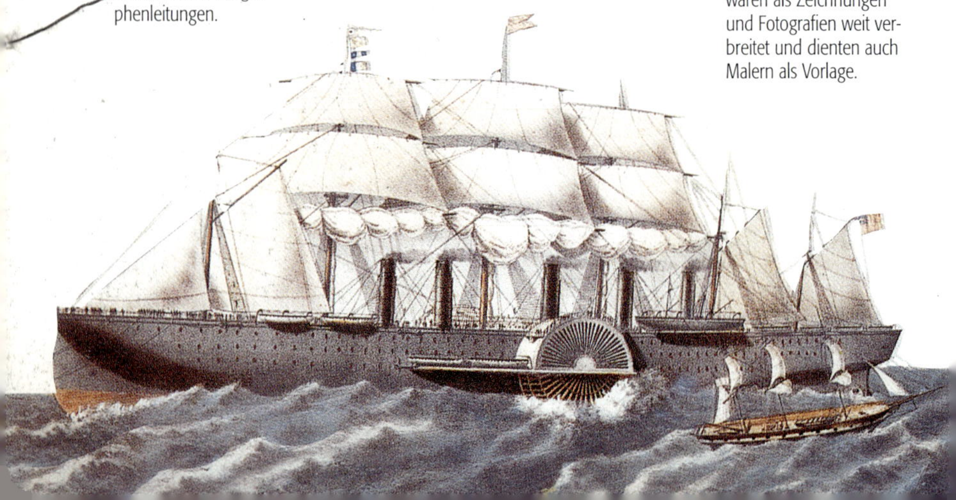

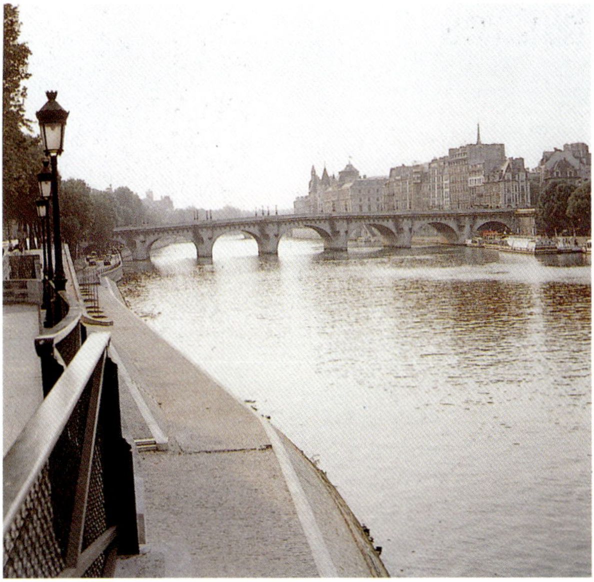

◄ Der Pont Neuf in Paris, die schönste, älteste und berühmteste Brücke über die Seine: König Heinrich III. legte 1578 den Grundstein für ihren Bau, Heinrich IV. weihte sie 1606 ein. Die Brücke war lange Zeit kultureller Mittelpunkt der Stadt: Sie war so breit, daß Feste und Theatervorstellungen auf ihr stattfinden konnten.

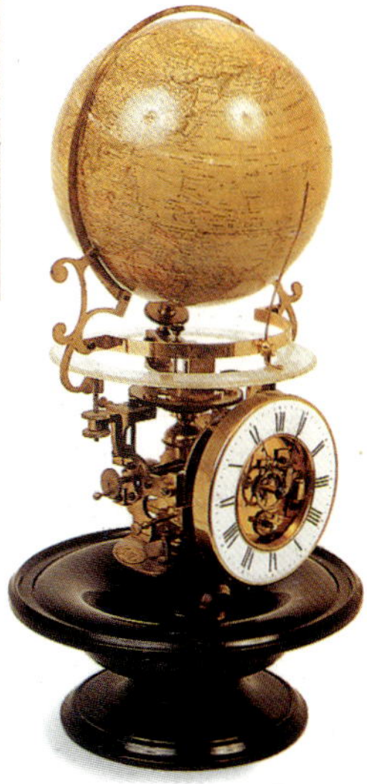

▼ Edouard Manet, *Emile Zola,* 1868, Paris, Musée d'Orsay. Als einer der bedeutendsten Literaten des modernen Europas machte Zola ab 1867 von sich reden. In seinen Romanen (darunter *Nana* und *Germinal*) zeichnete er ein genaues Bild der französischen Gesellschaft in der Zweiten Republik.

■ Rechts unten: Der Einfluß der Fotografie auf die Malerei kann gar nicht oft genug erwähnt werden. Sie machte vielen Künstlern erst bewußt, wie wichtig es war, die reale Welt abzubilden.

► Auf der astronomischen Uhr von Mouret läßt sich an der Bewegung des Globus die echte Sonnenzeit und mit Hilfe des Uhrenmechanismus die Ortszeit ablesen. Sie wurde 1865 patentiert, 22 Jahre nach ihrer erstmaligen Konstruktion.

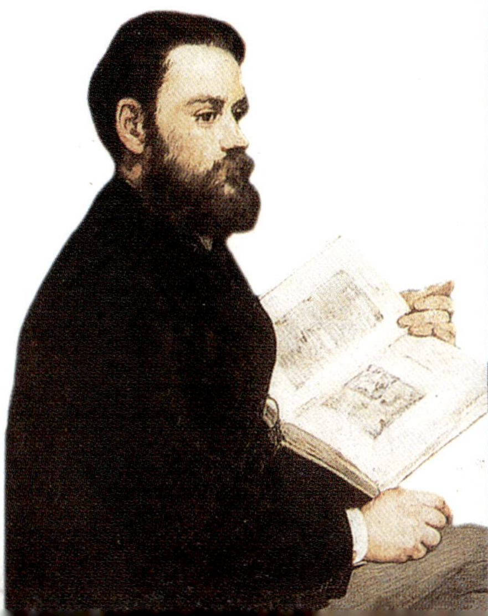

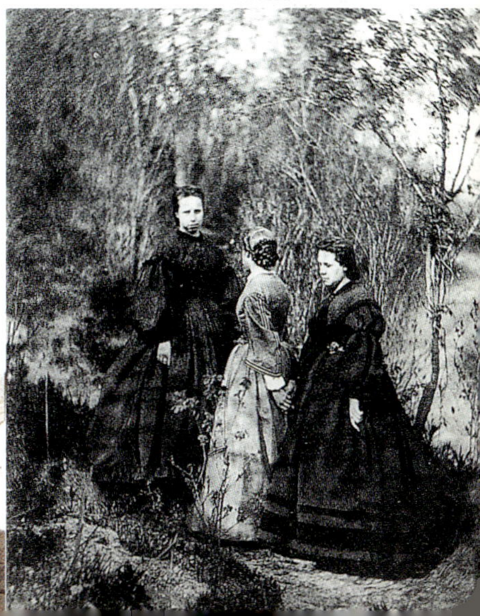

Das Frühstück im Grünen

Das großformatige Gemälde (130 x 181 cm; Moskau, Puschkin-Museum) entstand zwischen 1865 und 1866. Eine zweite, größere Version (von der aber nur zwei Teile erhalten sind) befindet sich im Musée d'Orsay in Paris.

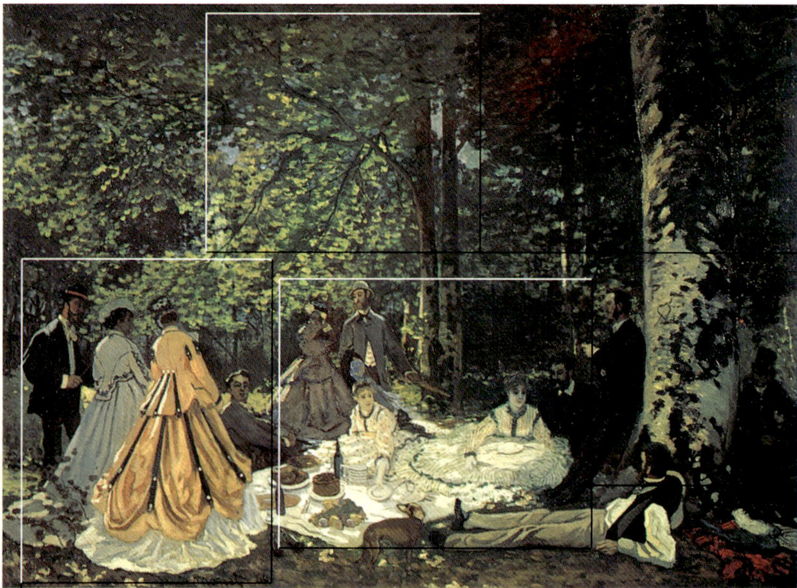

▶ Kein nacktes Modell, sondern eine Gruppe eleganter bürgerlicher Damen sind die Hauptfiguren dieses Gemäldes. Sie sind sicherlich weniger auffallend als die unverhüllte Schönheit des Manetschen Werkes, vielleicht aber bewußt in die damals modischen schweren Faltengewänder gekleidet, um die strenge Jury des Salons gnädig zu stimmen. Vermutlich stand Camille in verschiedenen Haltungen für alle Figuren Modell.

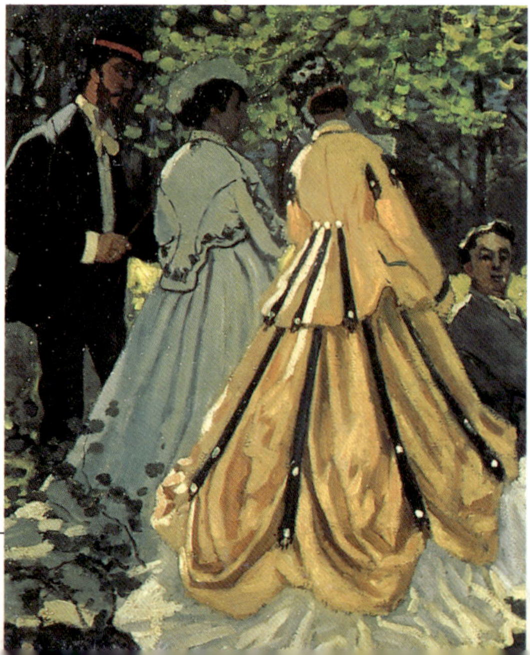

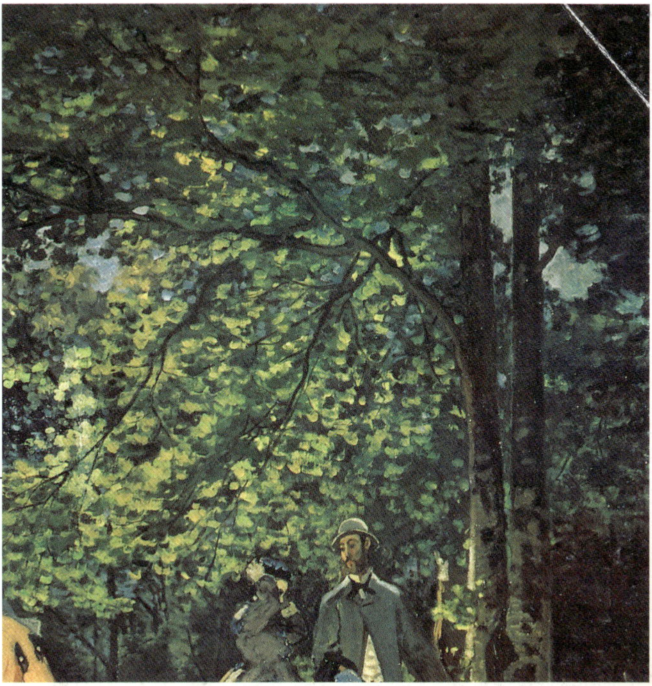

Alle Landschaftsmotive, die Monet in den frühen sechziger Jahren malte, sind in dieser aufwendigen Naturdarstellung enthalten: Das Gemälde könnte eine im Freien ausgeführte Vorstudie für die Arbeit im Atelier sein. Die Gelbtöne (Monet verwendete Chrom- und Zitronengelb) sind ohne festes Schema auf die Grüntöne aufgetragen und geben die unregelmäßigen Reflexe des Sonnenlichts auf den Birkenblättern perfekt wieder.

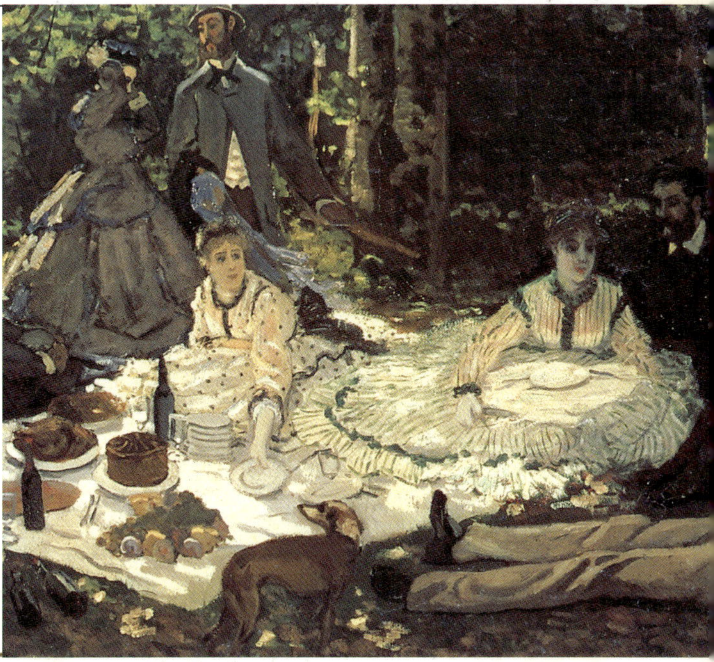

Der Bezug auf das gleichnamige Bild von Manet ist klar. Monet wollte den bewunderten Kollegen jedoch noch übertreffen, indem er zwölf Figuren in voller Größe auf einer Leinwand darstellte. Camille und Monets Freund Bazille stellen sich für lange Modellsitzungen auf der Waldlichtung zur Verfügung: Schon allein dadurch unterscheidet sich das Werk von dem provozierenden Gemälde Manets, das im Atelier entstand. Das Licht ist überall gedämpft, umspielt nur das Tischtuch und die Sommerkleider etwas heller und verleiht so allen Farbtönen eine angenehme, frische Leichtigkeit.

Erste Erfolge

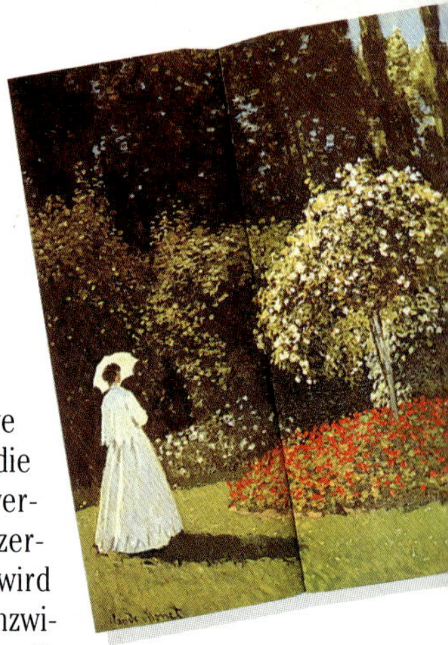

Monet, *Jeanne-Marie Lecadre im Garten,* 1867, St. Petersburg, Eremitage. Ein Gedicht aus Blumen und Licht für die geliebte Tante.

Die insgesamt doch positive Reaktion der Kritiker auf *Camille* (Seite 26) verbessert die Gemütslage des jungen Malers nicht wesentlich: Um zu verhindern, daß Gläubiger seine Werke beschlagnahmen, zerstört Monet ungefähr 200 Bilder. Zu allem Überfluß wird *Frauen im Garten* 1867 vom Salon zurückgewiesen. Inzwischen hat er auch für die schwangere Camille zu sorgen, die in Paris bleibt, während er sich nach Sainte-Adresse begibt, um dort weiter Landschaften zu malen und etwas Geld zu verdienen. Wegen einer Augeninfektion rät ihm sein Arzt, sich vorerst nicht mehr längere Zeit im Freien aufzuhalten. Nach der Geburt des Sohnes Jean am 8. August zieht die Familie nach Le Havre. Die schwierige finanzielle Situation macht dem Maler so schwer zu schaffen, daß er, wie er später seinem Freund Bazille gesteht, mit dem Gedanken spielt, sich zu ertränken. Doch er arbeitet ohne Unterlaß: Der Sammler Louis-Joachim Gaudibert beauftragt ihn mit einer Reihe von Porträts seiner Familienangehörigen, und *Camille* wird auf einer Ausstellung in Le Havre von der Zeitschrift »L'Artiste« erworben. Nach der Ausstellung werden vier Werke von Gläubigern gepfändet, aber sofort von seinem Gönner Gaudibert zurückgekauft. Monet reist mit Camille und dem kleinen Jean nach Etretat, wo Mitte des Jahrhunderts bereits Courbet eine Weile gewirkt hatte. Der einzige Halt, der ihm bleibt, ist der Glaube an seine Kunst.

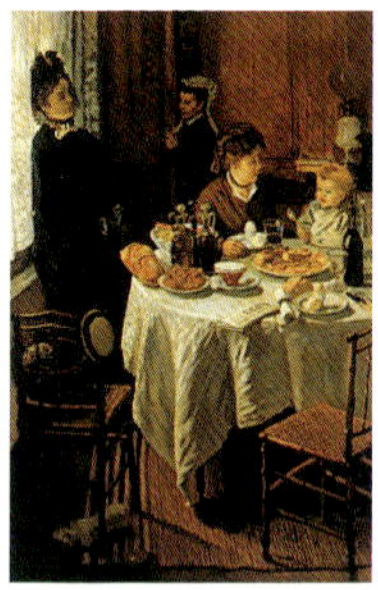

Monet, *Das Mittagsmahl,* 1868, Frankfurt a.M., Städelsches Kunstinstitut. Auch diese Momentaufnahme häuslicher Vertrautheit wurde vom Salon zurückgewiesen.

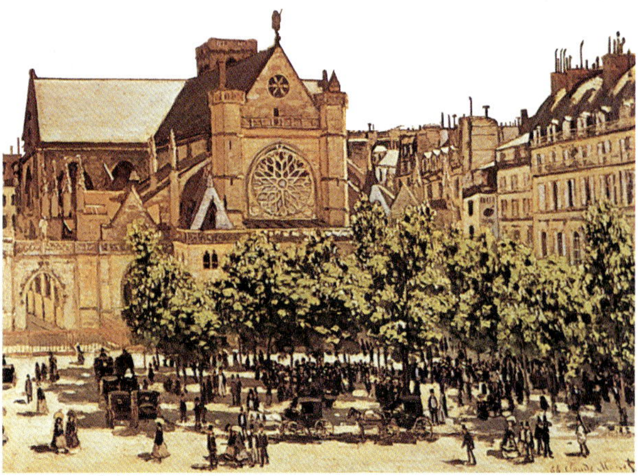

Claude Monet, *Saint-Germain l'Auxerrois,* 1867, Berlin, Staatliche Museen. An diesem Gemälde voll vibrierenden Lichts zeigt sich die stetig wachsende stilistische Souveränität des Malers.

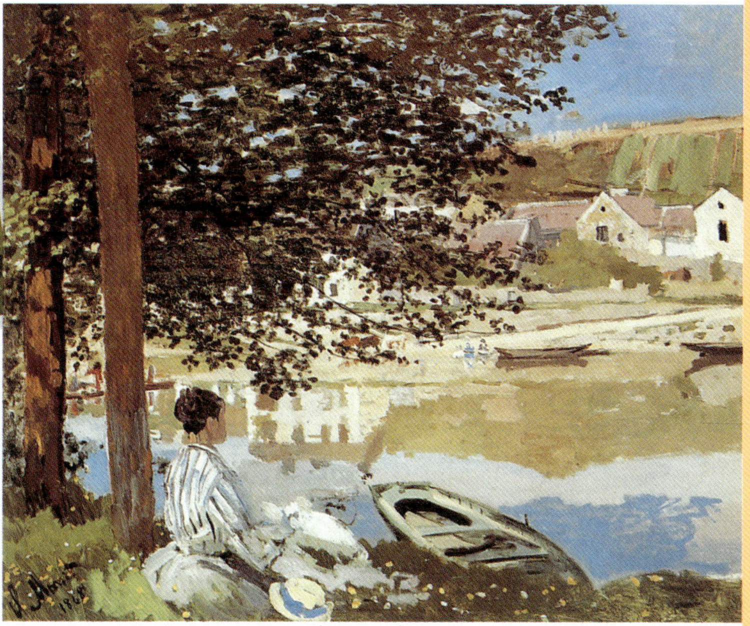

▼ Monet, *Die Terrasse von Sainte-Adresse,* 1867, New York, Metropolitan Museum of Art. Das Werk läßt sich in die erste, vom Realismus geprägte Schaffensphase des Malers einordnen. Es ist in der Anlage noch ein wenig schematisch, zeigt jedoch bereits die für Monet so typischen Motive des Wassers und der Blumen. In dieser Zeit wandte sich der Künstler immer mehr vom Realismus ab, seine Farbpalette wurde leuchtender. Der ältere Herr im Vordergrund ist Monets Vater, der sich lange dem Wunsch seines Sohnes, Maler zu werden, widersetzt hatte.

▲ Monet, *Am Ufer. Die Seine bei Bennecourt,* 1868, Chicago, The Art Institute.

▼ Monet, *Bildnis Madame Gaudibert,* 1868, Paris, Musée d'Orsay.

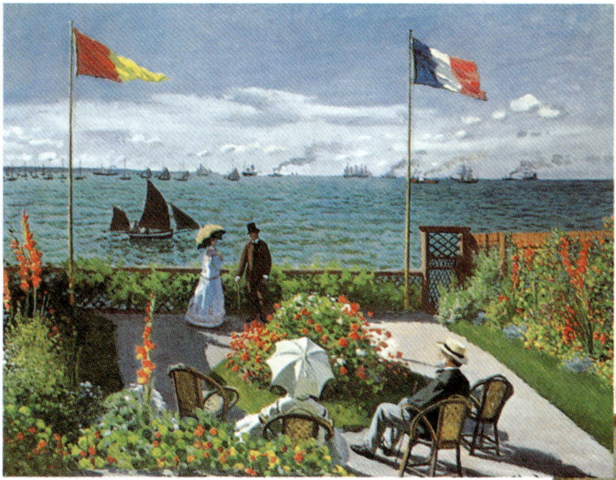

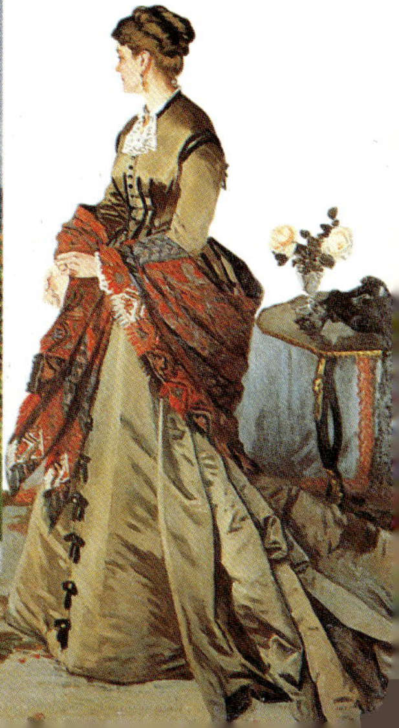

Grop S. 36

Neue Wege

◪ Monet, *La Grenouillère,* 1869, New York, Metropolitan Museum of Art. Am Froschteich traf sich das kleine und mittlere Bürgertum zum Baden: Unterhaltung, Ausgelassenheit, *loisir!*

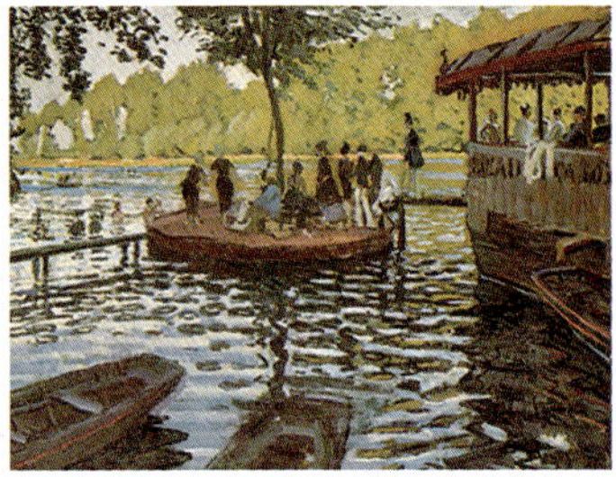

In den sechziger Jahren sterben einige bedeutende Persönlichkeiten des europäischen Kulturlebens wie Baudelaire und Rossini; ersterer war ein begeisterter Anhänger der neuen, von Manet und seinen Mitstreitern verkörperten Kunst. Auch die internationale Politik verzeichnet einige wichtige Einschnitte: 1868 erkennen die Vereinigten Staaten den Schwarzen politische Rechte zu; 1869 wird in Großbritannien William Gladstone Premierminister, der sich gegen die von Königin Viktoria gestützte konservative Politik wenden wird. Was die Kunst angeht, so bietet sich 1863 in Paris – der Keimzelle jeder Erneuerung – eine Chance für die jungen Heißsporne: Napoleon III. eröffnet den »Salon des Refusés«, auf dem 4000 Werke zu sehen sind, die der jährliche Salon der Akademie der Schönen Künste abgelehnt hatte. Völlig neu für die europäische Kunstwelt ist die japanische Druckgraphik, der man auf der Weltausstellung 1867 ungewöhnlich breiten Raum einräumt: Ihre ausgeprägt dekorative Flächigkeit und die besondere ästhetische Qualität üben eine starke Faszination auf die Künstler der Avantgarde aus.

◪ Jean Frédéric Bazille, *Familientreffen,* 1867, Paris, Musée d'Orsay. Intuition und malerisches Können ergänzen sich hier zu einem grandiosen Kunstwerk.

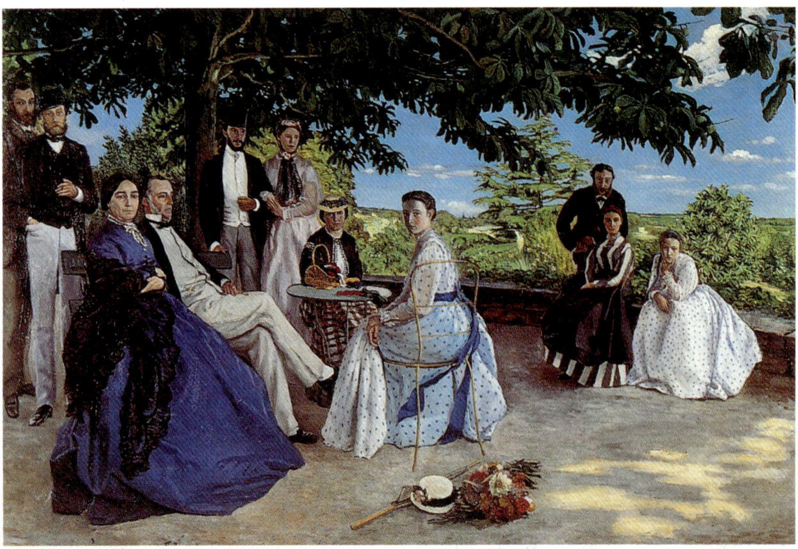

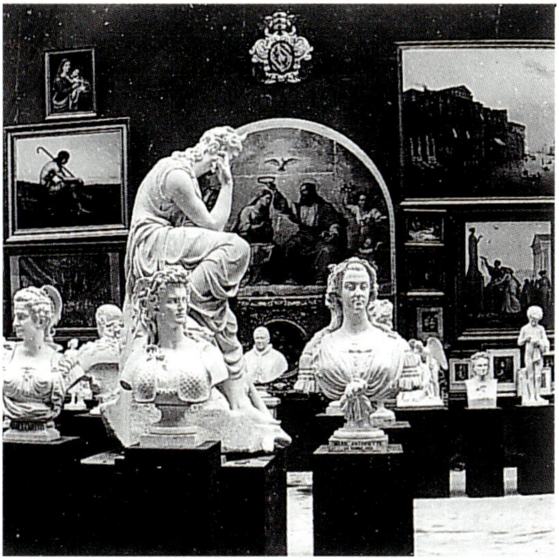

Die Welt in einer Ausstellung

Der italienische Pavillon auf der Weltausstellung 1867 in Paris. Während auf den jährlichen Salons jeder Künstler nur zwei Werke auf einmal präsentieren durfte, konnte man auf diesem gewaltigen Jahrmarkt regelrechte Gesamtschauen einrichten. Eine Weltausstellung bot außerdem die einmalige Gelegenheit, ausländische Kunstwerke zu sehen und so neue Eindrücke zu gewinnen, wodurch so manche scheinbar fest verankerte Tradition gehörig ins Wanken geriet.

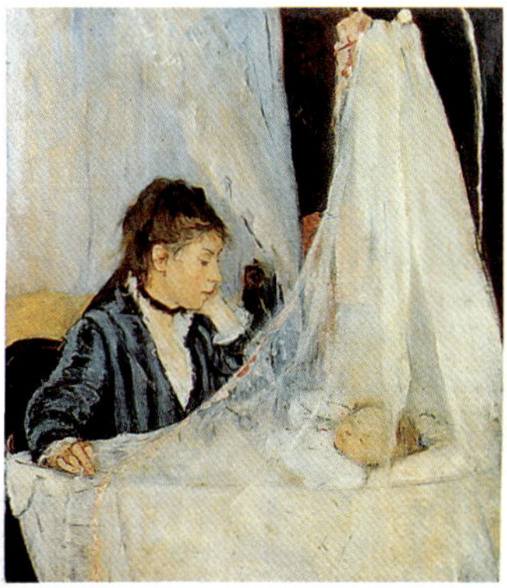

◀ Berthe Morisot, *Die Wiege,* 1872, Paris, Musée d'Orsay.

▼ Berthe Morisot (1841 bis 1895), Schülerin von Corot und Manet, die mit dem Bild *Die Wiege* an der ersten Impressionistenausstellung 1874 teilnahm.

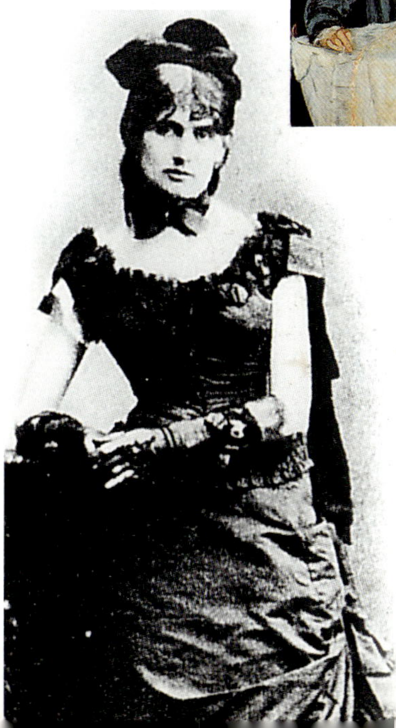

▶ Diese 44 Meter hohe Säule wurde 1810 zu Ehren Napoleons I. auf der Place Vendôme errichtet: In dem umlaufenden Fries – nach dem Vorbild der Trajanssäule in Rom – sind die Taten des Herrschers dargestellt.

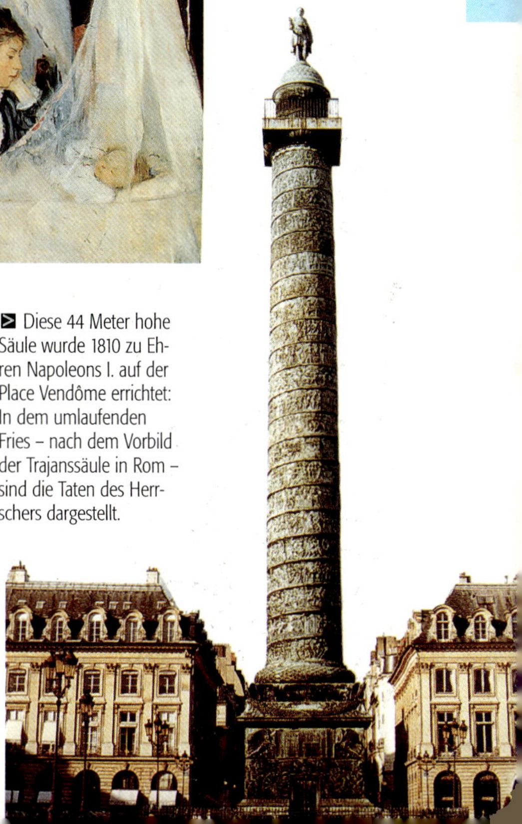

Frauen im Garten

Dieses frühe Meisterwerk (Paris, Musée d'Orsay) entstand im Sommer 1866. Trotz einer gewissen Steifheit der Figuren – das Ensemble wirkt zudem etwas zusammenhanglos – ist es ein Hauptwerk der frühen Schaffensphase.

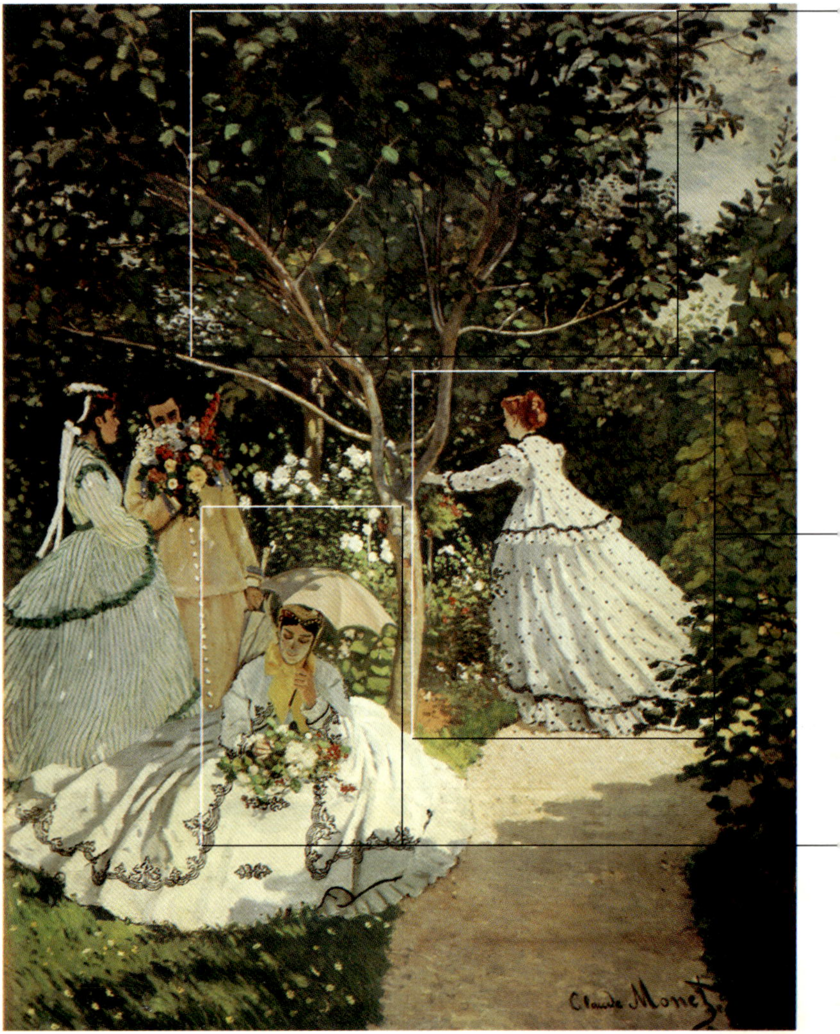

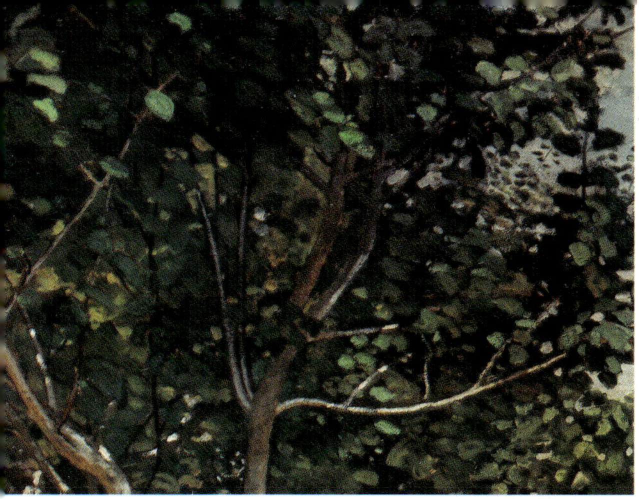

◀ Das Laub ist mit Grün- und Brauntönen sowie einigen Tupfen Schwarz wiedergegeben. Um eine Verfälschung im oberen Teil des Gemäldes zu verhindern, ließ Monet eine Grube ausheben, in die er die Staffelei stellte, um so Licht und Schatten wirklichkeitsgetreu einzufangen. Man spürt förmlich, wie die Blätter von den zarten Sonnenstrahlen »gestreichelt« werden.

▶ Das Gemälde wurde vermutlich im Freien gemalt und später nur an wenigen Stellen im Atelier überarbeitet. Edouard Manet hingegen pflegte hauptsächlich im Atelier zu arbeiten. Courbet besuchte Monet in Ville d'Avray um das Werk zu begutachten, es überzeugte ihn jedoch nicht völlig. Zwischen den einzelnen Figuren – für jede stand Camille Modell – besteht kein sichtbarer Zusammenhang. Dieses bloße Posieren ohne Handlung akzeptierte auch die Jury des Salons 1867 nicht. Zurückgewiesen wurde das Werk zudem wegen des grellen, ungemilderten Weißtons.

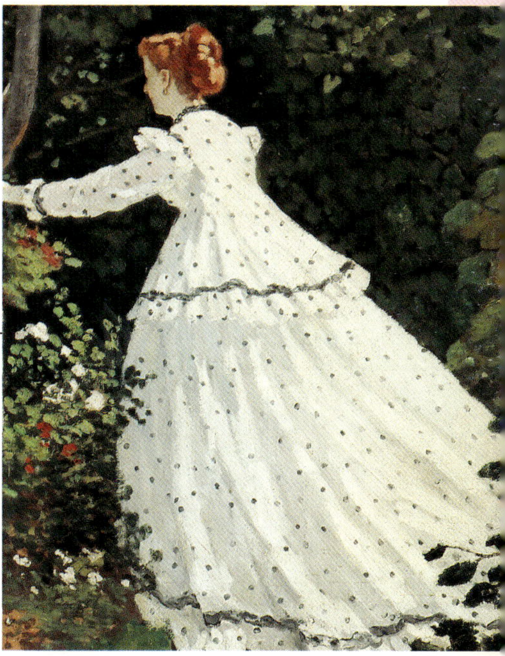

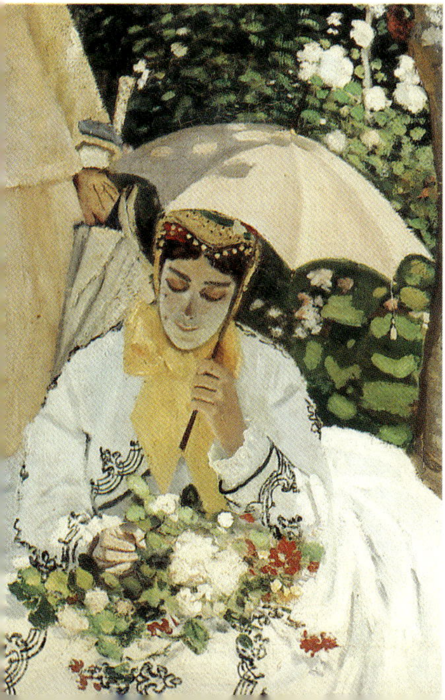

◀ In einem Artikel vom Mai 1868 beschrieb Emile Zola die leichten Musselinkleider als blendend weiß und bemerkte, daß ihm das Verhältnis zwischen Licht und Schatten seltsam vorkomme: Das Weiß wirkt sehr dominant, auch dort, wo es, um den Schatten wiederzugeben, in einem Mauveton erscheint. Und es erzeugt soviel Plastizität, daß es fast irreal wirkt. Monet kannte die aktuelle Mode gut genug, um jedes Detail genau zu erfassen.

Der tägliche Kampf ums Überleben

Der treue Freund Auguste Renoir ist in Monets am Rande von Paris gelegenen Haus in Saint-Michel ein häufiger Gast: Man hat zwar nicht alle Tage etwas zu essen, aber jedes Zusammentreffen gerät zu einem Pinselduett. Oft entscheiden sie sich gemeinsam für ein Sujet, und gemeinsam studieren sie das Spiel des Lichts auf der Oberfläche von Gegenständen. Es ist weniger ein Wettstreit als ein für beide Seiten fruchtbarer Austausch von Gedanken und Gefühlen, der ihre Anstrengungen beflügelt: Sie stehen sich nah und sind doch sehr verschieden. Am 28. Juni 1870 heiraten Monet und Camille im Beisein weniger Freunde, darunter Courbet; ihr Glück währt jedoch nicht lange, denn am 19. Juli erklärt Frankreich Preußen den Krieg. Das Paar entschließt sich, nach London umzusiedeln, da Großbritannien seine Neutralität erklärt hat. In der englischen Hauptstadt zieht Monet mit dem ebenfalls vor dem Krieg geflohenen Camille Pissarro durch die Museen. Sie begeistern sich für die britischen Landschaftsmaler, allen voran John Constable und William Turner, deren Einfluß auf die jungen französischen Maler jener Epoche nicht zu unterschätzen ist.

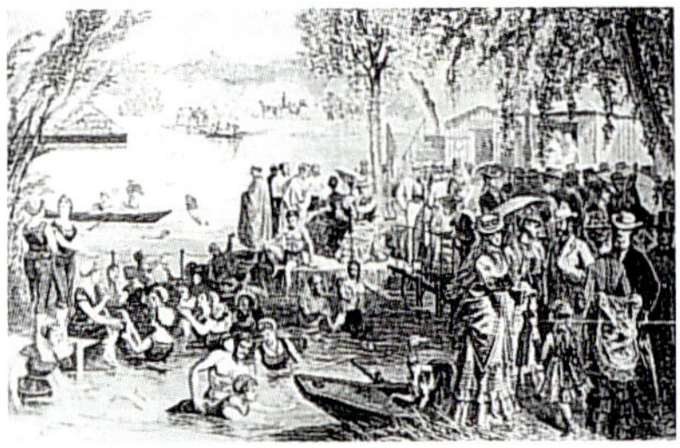

▼ Diese Zeichnung von Fernando Miranda y Casellas (1842–1925) vermittelt einen Eindruck von der heiteren Atmosphäre der Grenouillère, des bekannten kleinen Restaurants am Froschteich, das an einem Seitenarm der Seine außerhalb von Paris gelegen war. Als *grenouilles* werden in Frankreich allerdings auch schöne Mädchen bezeichnet.

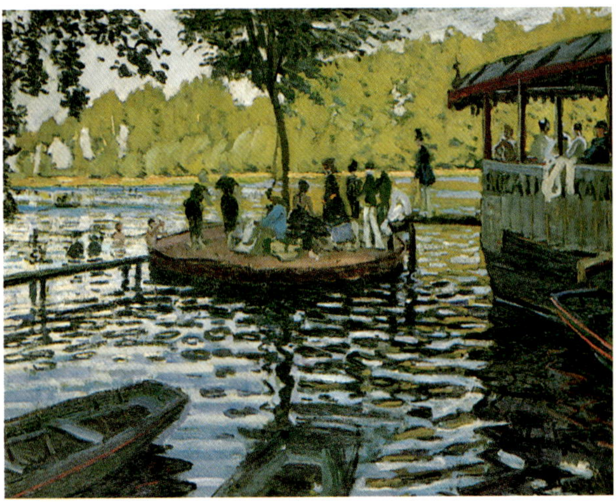

◀ Monet, *La Grenouillère,* 1869, New York, Metropolitan Museum of Art. Dieses Gemälde, berühmt für seine gelungene Wiedergabe der Lichtreflexe auf dem Wasser, kann als das erste impressionistische Werk angesehen werden. Der Kunsthistoriker John Rewald bemerkte dazu: »Die Wasserstudie bot die Möglichkeit, formlose Gebilde darzustellen, die nur durch den Reichtum an verschiedenen Farbtönen belebt werden, und große Flächen, deren Beschaffenheit lebhafte Pinselstriche geradezu herausfordert.«

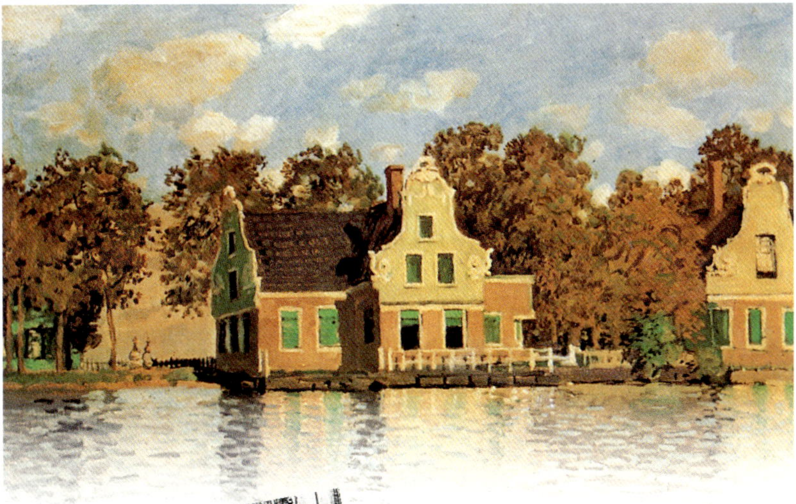

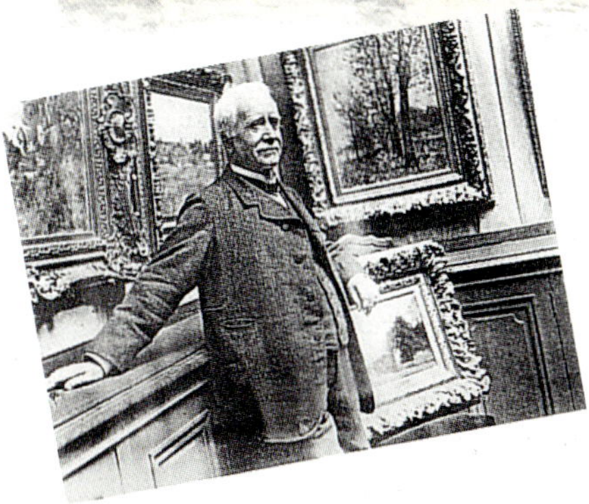

◀ Paul Durand-Ruel, hier in einer Momentaufnahme aus der Zeit um 1870, war der erste Galerist, der die Impressionisten unterstützte. Sein Verhältnis zu Monet war nicht immer ungetrübt.

▲ Monet, *Häuser am Wasser, Zandaam,* 1871, Frankfurt a. M., Städelsches Kunstinstitut. Der vom klaren nordischen Licht erfüllte holländische Sommer leuchtet in den Farben Monets.

▼ Monet, *Westminsterbrücke in London,* 1871, London, National Gallery. Die Themse und ihre Bauwerke sind das Thema zahlreicher Gemälde Monets. Unverkennbar ist der Einfluß Turners, dessen Werke der Maler in der Tate Gallery sah.

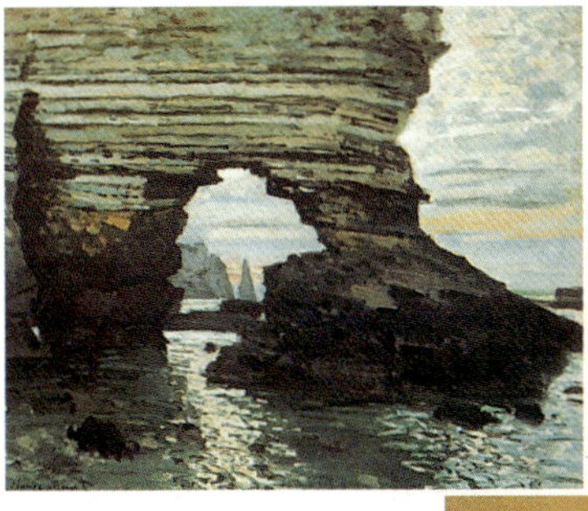

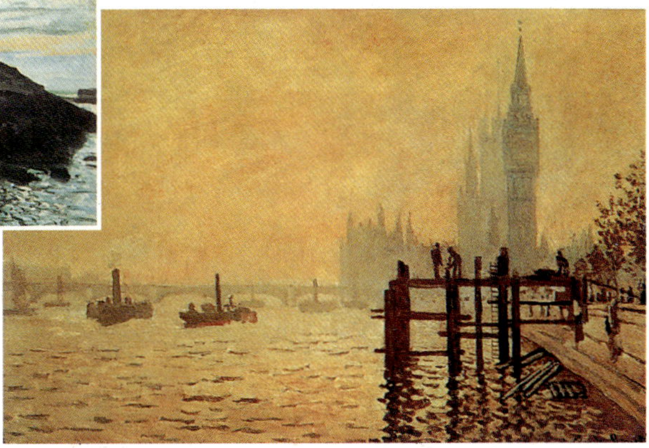

▲ Monet, *Felsen in Etretat,* 1868–69, Cambridge, Massachusetts, The Fogg Art Museum. Immer wieder Wasser im plastischen Gegenlicht. Großartig der Felsen.

Kriege und Unruhen

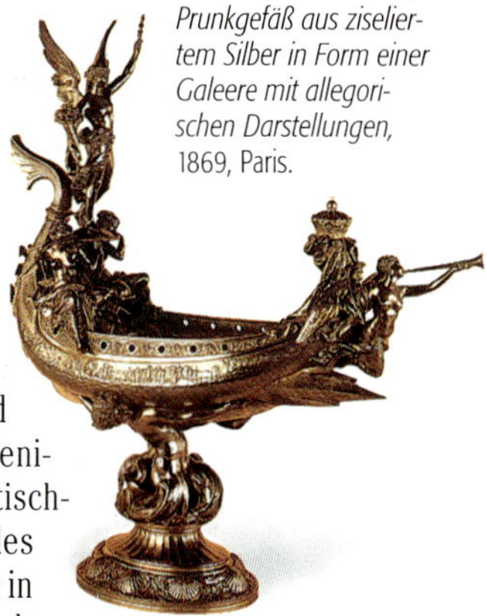

☑ Gebrüder Fannière, *Prunkgefäß aus ziseliertem Silber in Form einer Galeere mit allegorischen Darstellungen*, 1869, Paris.

Während Rom am 20. September 1870 in einem triumphalen Siegeszug von den Truppen des Generals Cadorna eingenommen wird und zur offiziellen Hauptstadt des neugegründeten italienischen Staates avanciert, erlebt Paris einen der dramatischsten Momente seiner jüngeren Geschichte: Inmitten des Krieges mit Preußen rufen Revolutionäre die Republik in Frankreich aus; nach der endgültigen Niederlage erhebt sich die Pariser Kommune. Es kommt zum Bürgerkrieg, der im Mai 1871 in einem Blutbad endet, weil die Bevölkerung keine wirksame Verteidigung gegen die Regierungstruppen organisieren kann. Bazille, Degas, Renoir und Manet haben sich zum Kriegsdienst gemeldet, während Cézanne in seine südfranzösische Heimat zurückgekehrt und der republikanisch gesinnte Monet zu den Freunden Pissarro, Sisley und Daubigny nach London gereist ist. Die blutigen Auseinandersetzungen haben jedoch den Willen zu durchgreifenden politischen Veränderungen nicht gebrochen. Auch bei den Künstlern setzt sich mehr und mehr die Einsicht durch, für ihre Überzeugungen einzustehen. In New York wird inzwischen das Metropolitan Museum of Art gegründet, das bereits wenige Jahre später den wichtigsten europäischen Sammlungen den Ruf streitig macht. Selbst in Japan findet mit der Meiji-Restauration ein grundlegender Wandel statt: Man führt eine allgemeine Wehrpflicht ein und reformiert das Bildungs- und das Rechtssystem.

☑ Die Rue de Rivoli nach der blutigen Woche von 1871.

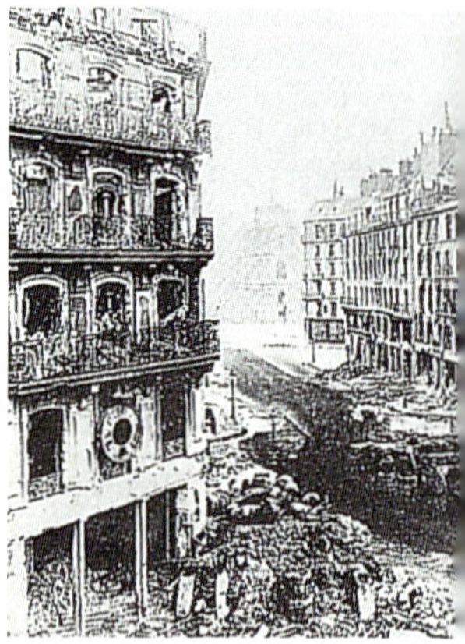

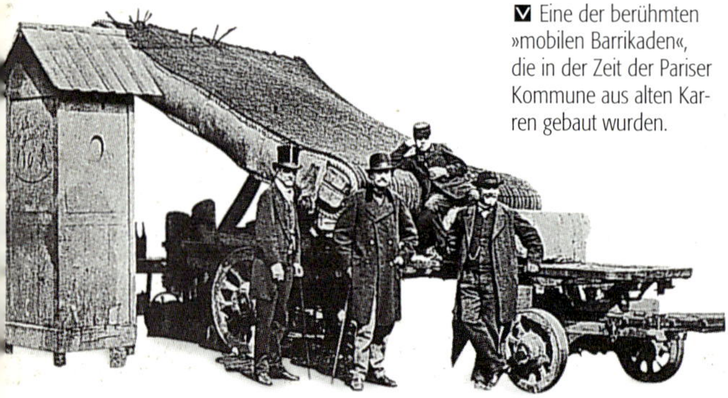

☑ Eine der berühmten »mobilen Barrikaden«, die in der Zeit der Pariser Kommune aus alten Karren gebaut wurden.

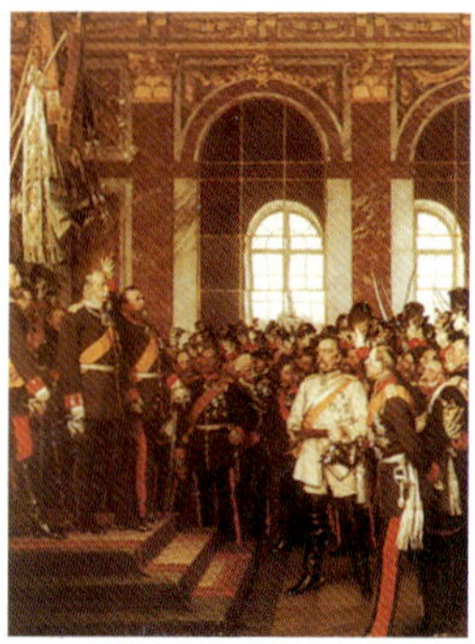

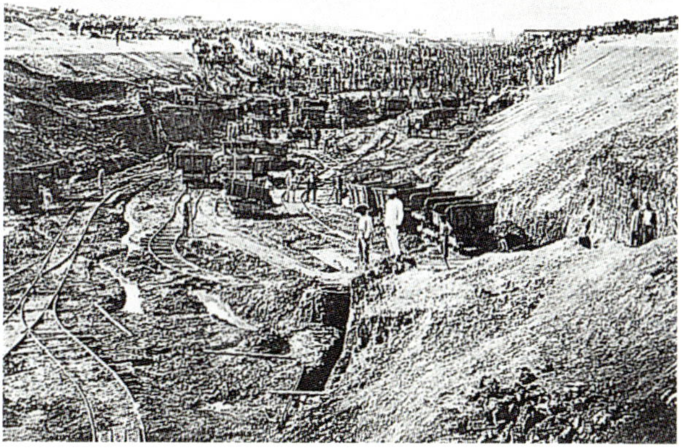

▶ Eine der bedeutendsten Ingenieurleistungen der Welt ist der am 17. November 1869 eingeweihte Suezkanal. Er wurde ab 1859 unter der Leitung des Franzosen Lesseps und des Italieners Negrelli mit ägyptischen Arbeitskräften gebaut. 74 Millionen Kubikmeter Erdreich wurden bewegt, die Kosten betrugen damals 505 Millionen französische Francs. 1900 umfaßte das Transportvolumen der auf dem Kanal verkehrenden Schiffe an die 16 Millionen Tonnen.

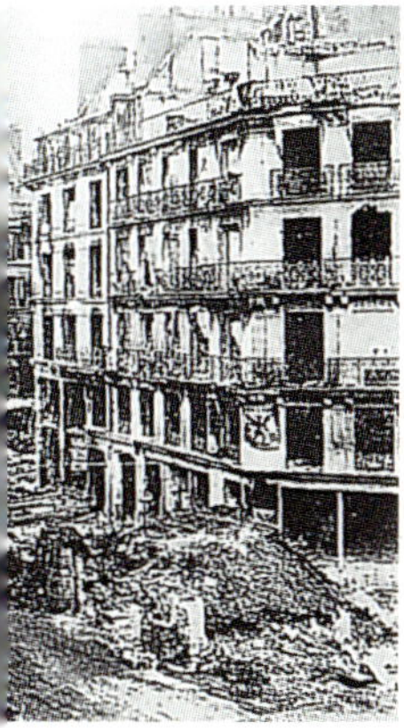

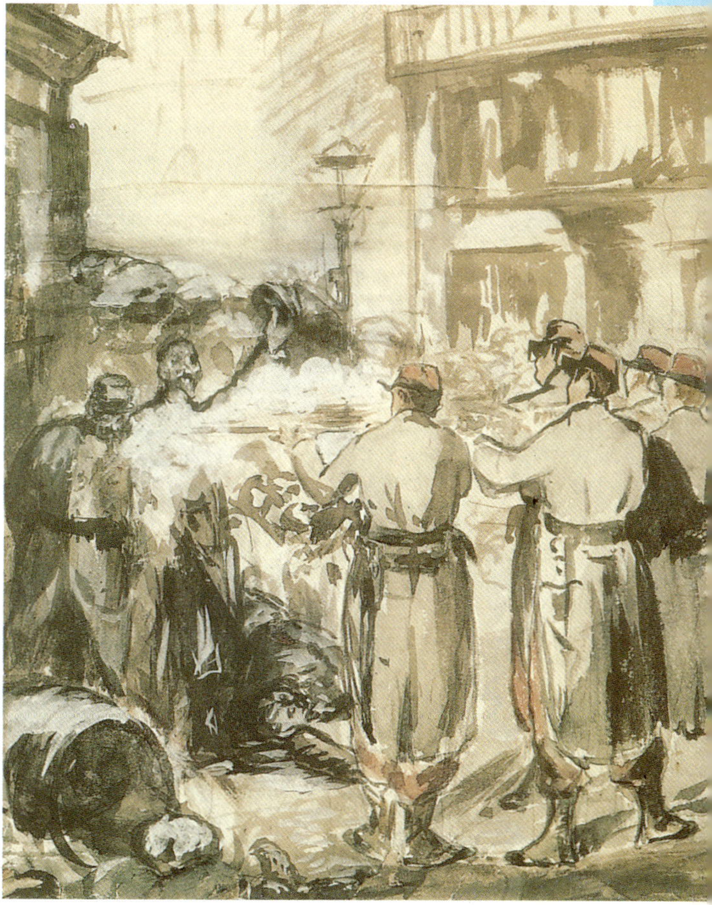

◀ Die Proklamation Wilhelms I. zum Deutschen Kaiser fand am 18. Januar 1871 im Beisein von 32 deutschen Fürsten im Schloß von Versailles statt (Gemälde von Anton von Werner).

▶ Edouard Manet, Skizze für *Die Barrikade,* 1871, Moskau, Puschkin-Museum.

La Grenouillère

Das Ölgemälde entstand 1869 und befindet sich heute im New Yorker Metropolitan Museum of Art. Es handelt sich um eine der zahlreichen Darstellungen des Ausflugsortes in der Nähe von Bougival, wo der Maler lebte und arbeitete.

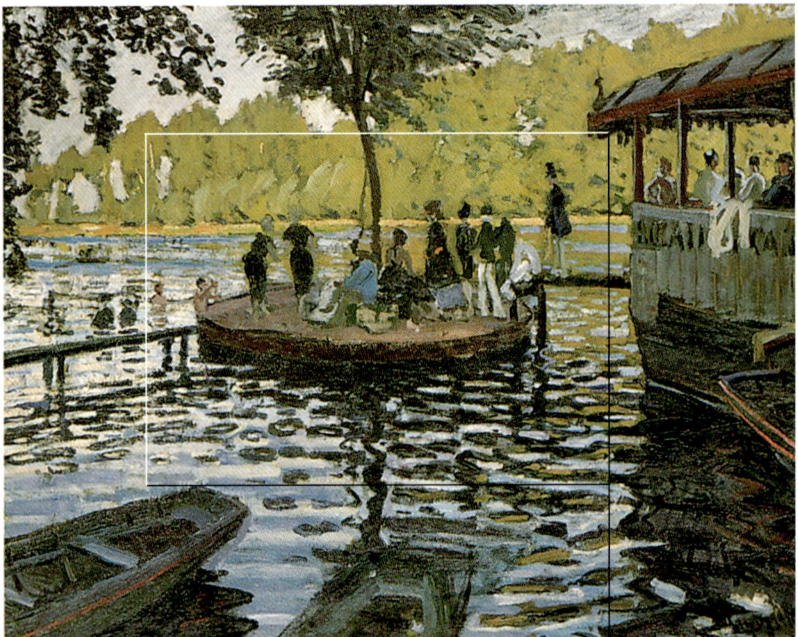

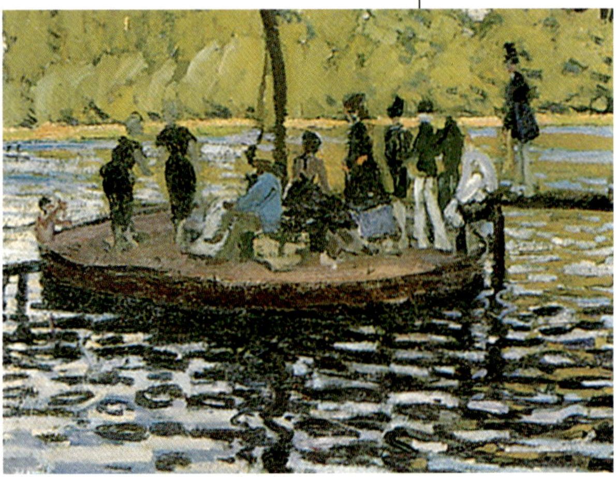

Auch in diesem Werk ist der Einfluß Manets noch deutlich zu spüren, vor allem in der getreuen Wiedergabe der Lichteffekte. Hellblau, Rosa, Ocker und Weiß ergeben auf der Leinwand die leichte Kräuselung des Wassers weitab von der Strömung. Die Figuren sind auf dunkelgraue Schemen reduziert. Die Ausführung dieses Gemäldes macht deutlich, wie meisterhaft Monet die Schönheit der Natur darzustellen verstand.

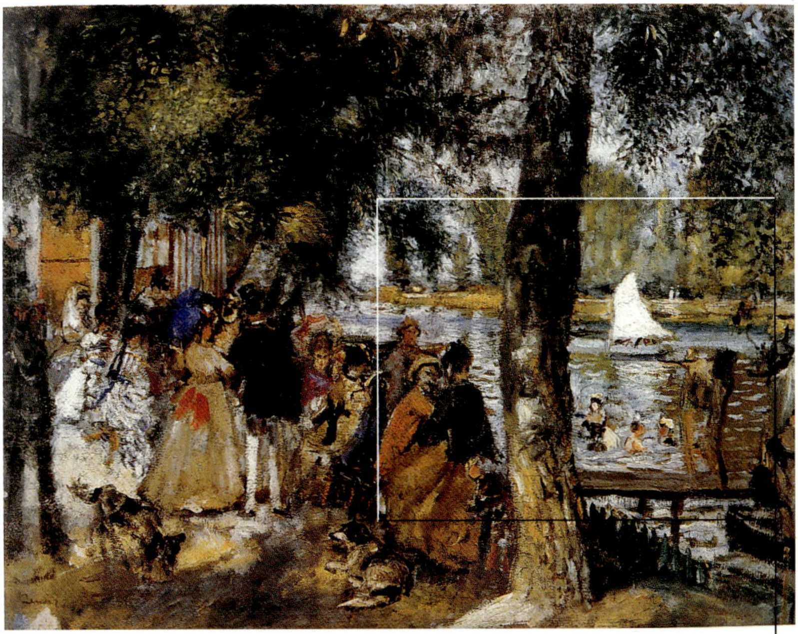

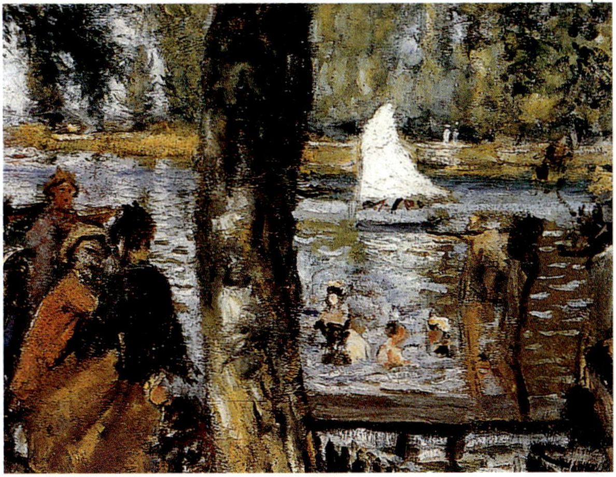

■ Auch Renoir malte eine Reihe von Bildern mit demselben Motiv und ähnlichem Blickwinkel (hier *La Grenouillère,* 1869, Moskau, Puschkin-Museum). Die Farbbehandlung in der Darstellung der Reflexe auf dem Wasser ist ähnlich; die Schatten sind, wo nötig, angegeben und klar umrissen: auf dem Geländer am Ufer, auf dem Baumstamm und auf den Kleidern. Hell blitzt das Segel aus dem in gedeckten Farben gehaltenen Hintergrund hervor.

1872–1883

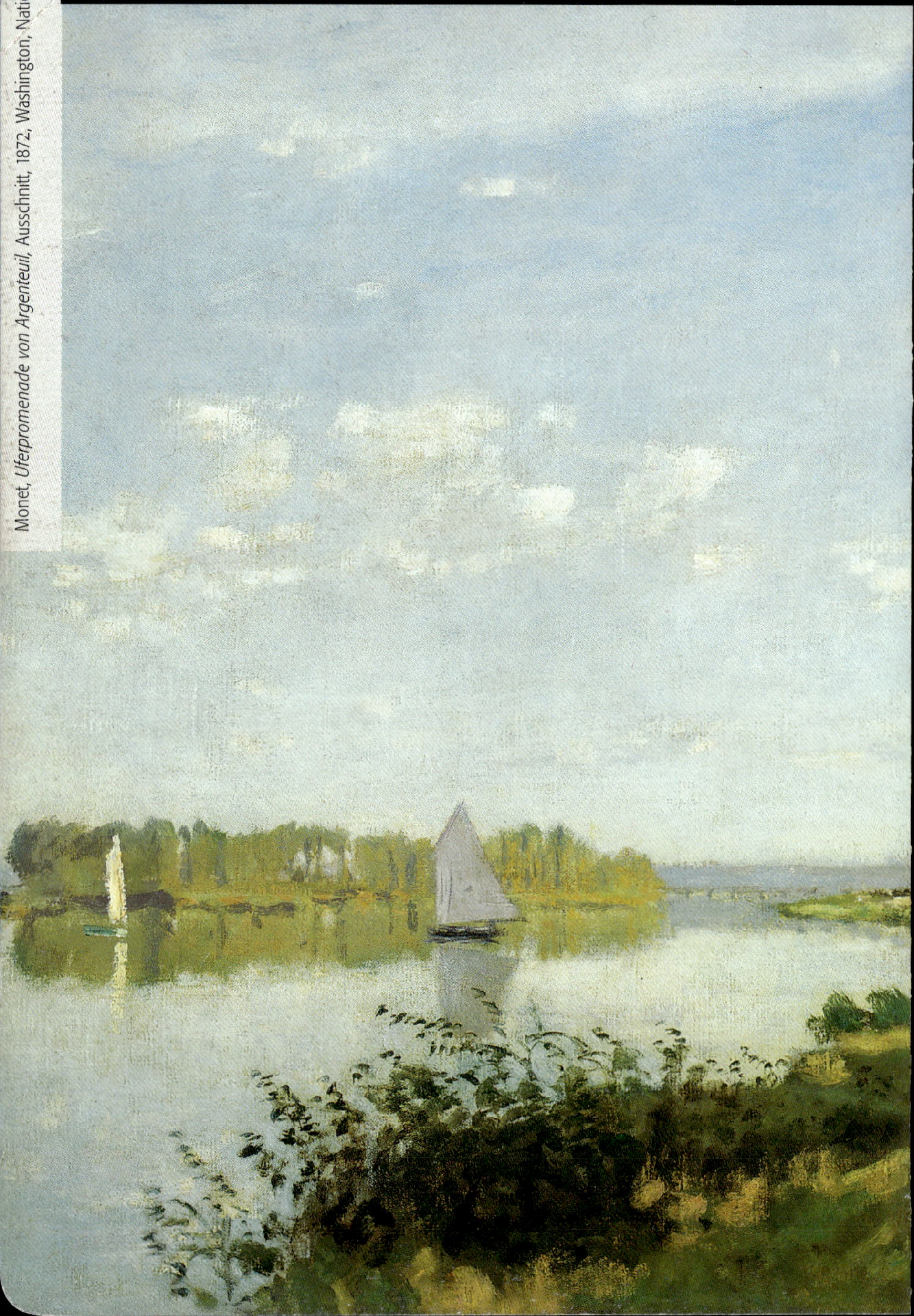

Monet, *Uferpromenade von Argenteuil*, Ausschnitt, 1872, Washington, National Gallery of Art

Die Jahre in Argenteuil

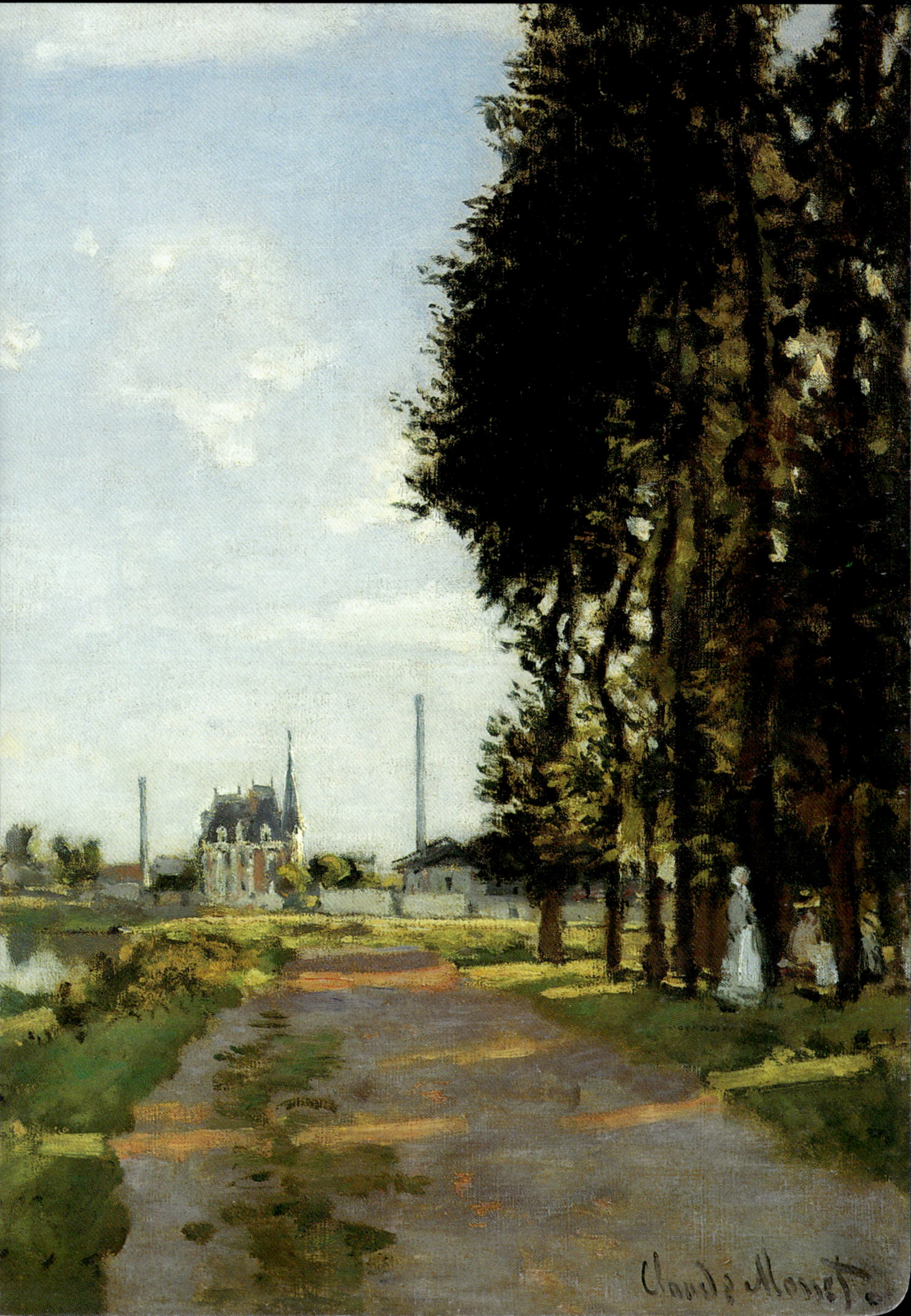

Monets Gefühlswelt

Im Dezember 1871 zieht Monet nach Argenteuil in ein Haus an der Seine. Das Städtchen und seine Umgebung bieten dem Maler, dessen Stil nun weitgehend gefestigt ist, auf Jahre hin genügend Motive. Auch seine Lebensverhältnisse bessern sich spürbar: Anfang 1872 erwirbt der Galerist Paul Durand-Ruel 29 Gemälde für insgesamt fast 10 000 Francs. Mit einem Mal hat Monet keine Geldsorgen mehr und kann sich nun ganz auf seine Arbeit konzentrieren, die ihn zunehmend in Beschlag nimmt. Häufig porträtiert er Camille und Jean, ein Zeichen seiner inneren Ausgeglichenheit, die sich in einigen seiner schönsten Werke äußert. Er kauft ein Boot, sein schwimmendes Atelier. Mit ihm ist er dem »Medium« Wasser, das eine große Faszination auf ihn ausübt, noch näher. Dank dem Einsatz von Durand-Ruel wird er in London bekannt, ein erster Schritt auf dem Weg zum Erfolg. Als Antwort auf die Zurückweisung durch den Salon gründet er zusammen mit Edgar Degas, Berthe Morisot, Camille Pissarro, Auguste Renoir und Alfred Sisley eine Malergruppierung, die ab Dezember 1873 den Namen »Société anonyme des artistes peintres, sculpteurs, graveurs, etc.« trägt. Andere Maler stoßen zu der Gruppe hinzu, und auch der immer kämpferisch gestimmte Cézanne schließt sich an.

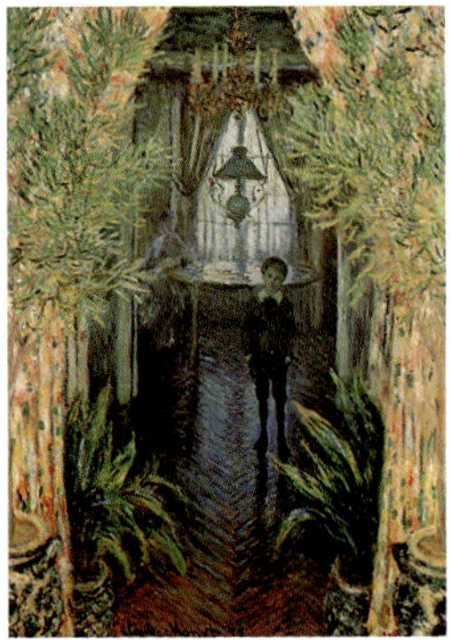

▲ Monet, *Jean Monet im Hause des Künstlers,* 1875, Paris, Musée d'Orsay. Virtuos überträgt Monet die Komplexität der verschiedenen Helligkeitsebenen eines Innenraums auf die Leinwand.

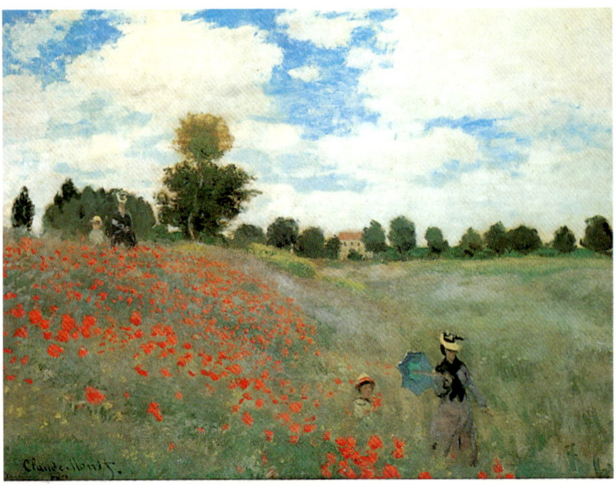

◀ Monet, *Mohnfeld bei Argenteuil,* 1873, Paris, Musée d'Orsay. Trotz des kleinen Formats des Bildes (50 x 65 cm) wirken das Feld und der Himmel unendlich weit. In der Bewegung der beiden Frauen, die mit ihren Kindern den Abhang hinuntergehen, liegt Beschaulichkeit. Die großen Wolken vermitteln ein angenehmes Gefühl von Frische und Ungebundenheit. Vermutlich war dieses Werk auf der berühmten Impressionistenausstellung von 1874 zu sehen.

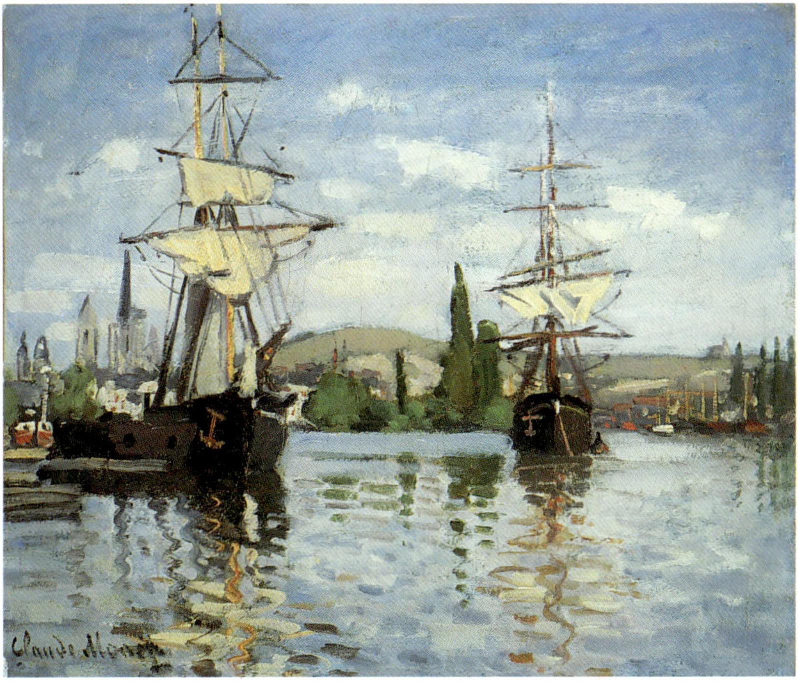

▲ Monet, *Schiffe vor Anker in der Seine bei Rouen,* um 1873, Washington, National Gallery of Art. Auf der Seine herrschte damals reger Schiffsverkehr.

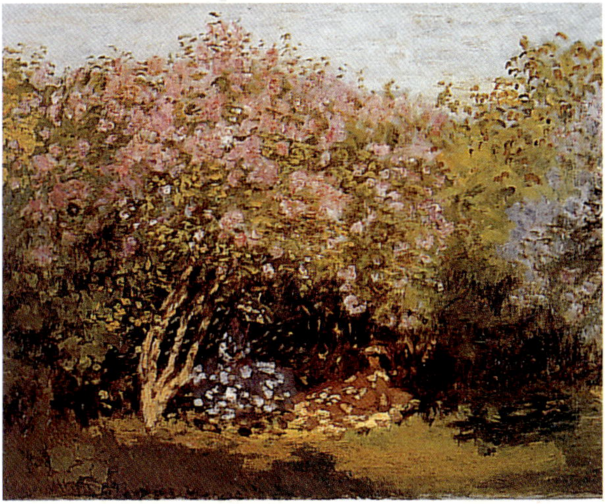

▲ Monet, *Flieder im Sonnenlicht,* 1872, Moskau, Puschkin-Museum. Das kleine Gemälde bildet das Gegenstück zum *Flieder bei trübem Wetter* von 1872. Locker hingetupft, scheinen die Farben wie Lichtpartikel zu vibrieren. Monets Maltechnik hat hier bereits höchstes Niveau erreicht.

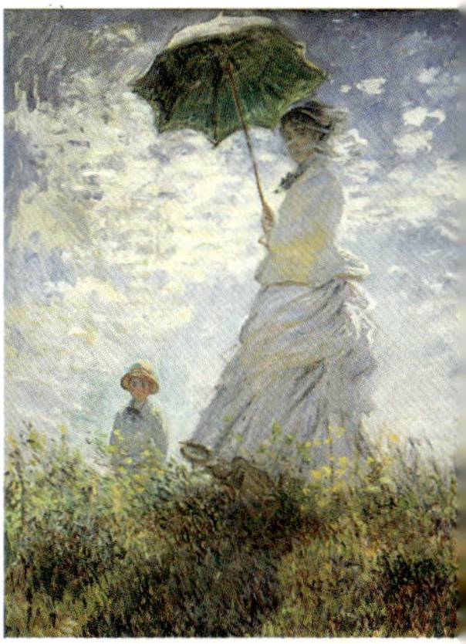

▶ Monet, *Madame Monet und ihr Sohn Jean,* 1875, Washington, National Gallery of Art. Die Frau erscheint wie eine Säule aus Licht.

Städte im Wandel

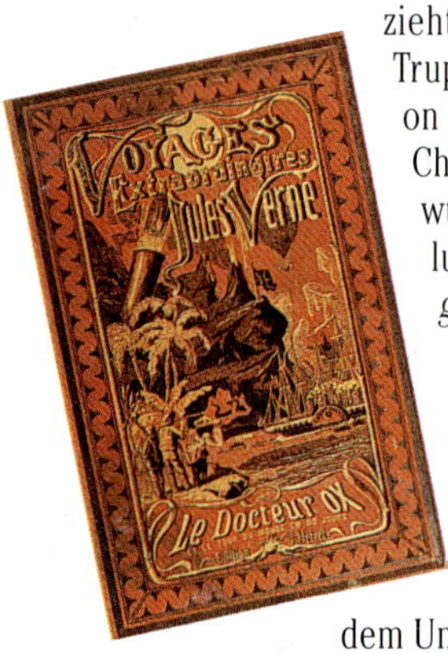

Als Monet aus London zurückkehrt, zieht Deutschland gerade wieder seine Truppen aus Frankreich ab, und Napoleon III. stirbt im britischen Exil. Hans Christian Andersen veröffentlicht seine wunderbar zarten Märchen und Erzählungen, Nietzsche seine *Geburt der Tragödie aus dem Geiste der Musik* und Dostojewski *Die Dämonen.* Brahms komponiert die berühmten Streichquartette, die zu den bedeutendsten Musikstücken seiner Zeit zählen. In der zweiten Hälfte des Jahrhunderts beginnt man allenthalben mit dem Umbau der historischen Altstädte: Paris und Wien sind dafür die besten Beispiele. Ganze Stadtteile werden geopfert, um den zur Verfügung stehenden Raum neu zu ordnen und funktionaler zu gestalten: Einen hohen Stellenwert nehmen breite, helle Prachtstraßen ein, auf denen der Verkehr in geordneten Bahnen durch die Stadt strömen kann. In Wien wird so der Ring angelegt, der sich zur Hauptverkehrsader entwickelt, in Paris entstehen die imposanten Boulevards.

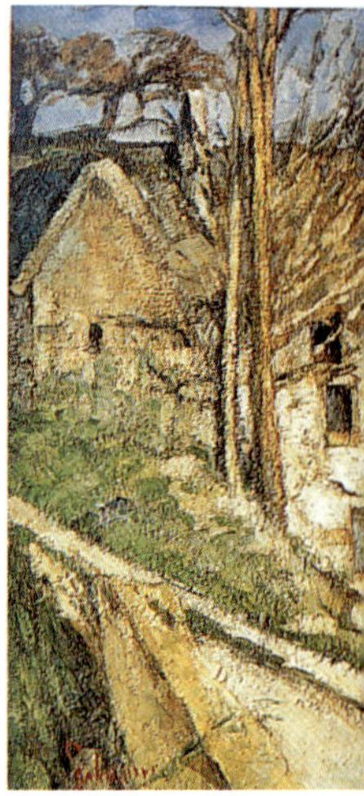

◄ 1873 erschien Jules Vernes Meisterwerk der phantastischen Literatur, die *Reise um die Erde in 80 Tagen.*

▼ Paris in der Zeit der städtebaulichen Neuordnung durch Baron Haussmann (1853) in einer Karte von J. C. Alphand. Der Umbau diente auch der Aufrechterhaltung der öffentlichen Ordnung.

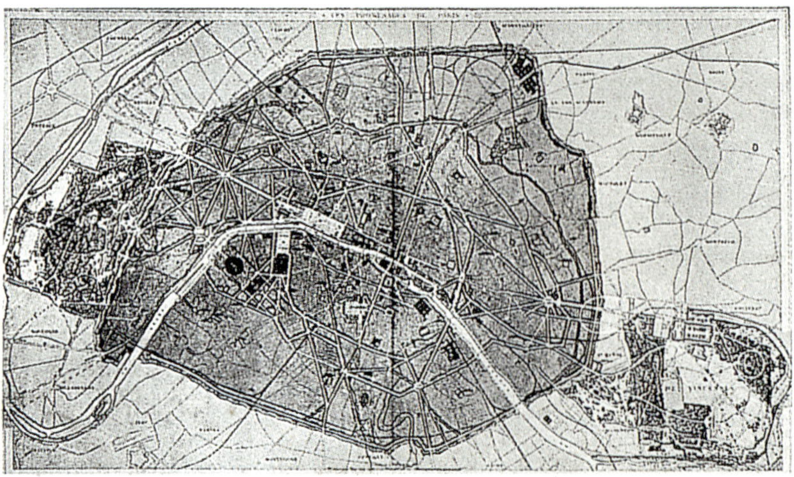

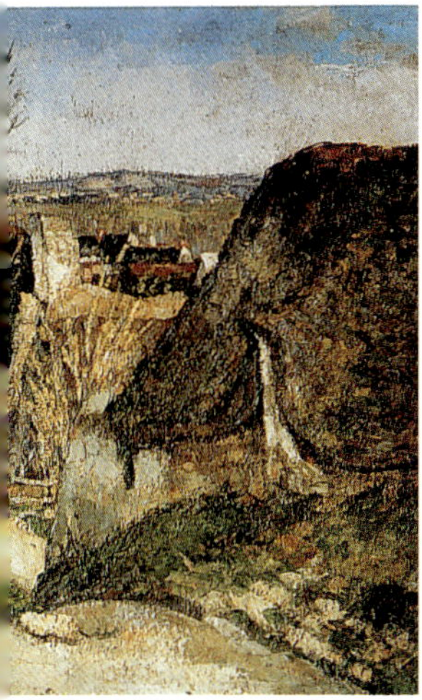

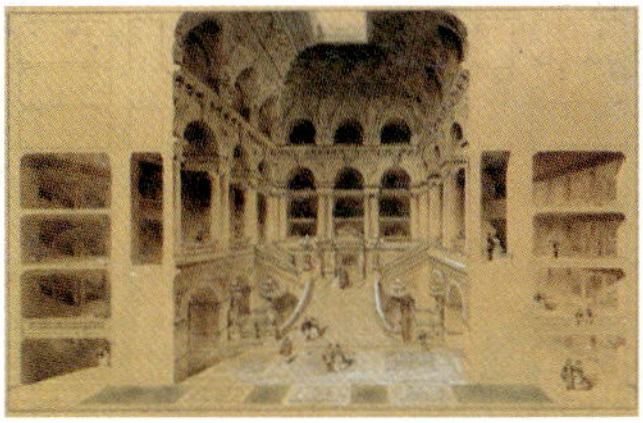

▶ Eine Querschnittszeichnung durch die Pariser Oper, die den Treppenaufgang zeigt, 1872–75. Die Innenausstattung ist in einem eklektischen, pompösen Stil gehalten.

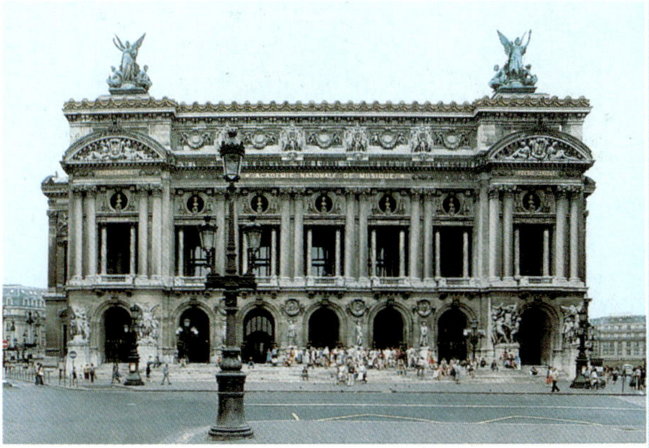

Cézanne, der Rebell

Das Haus des Gehängten (Paris, Musée d'Orsay) wurde von Paul Cézanne 1872 in Auvers-sur-Oise gemalt und 1874 bei Nadar ausgestellt. Der Unterschied zu Monets *Impression: Sonnenaufgang* könnte nicht größer sein: Cézanne schwenkte nie ganz auf die Linie der Impressionisten ein, für ihn blieb die Konstruktion der Volumina immer von größter Bedeutung.

▲ Die Pariser Oper, 1861 bis 1875 nach Entwürfen von Charles Garnier in neobarockem Stil erbaut, ist der größte Theaterbau seiner Art auf der Welt.

▼ Paul Cézanne, *Eine moderne Olympia,* 1872–74, Paris, Musée d'Orsay. Eine ironisch-kritische Auseinandersetzung mit dem berühmten Bild von Manet.

▼ Alessandro Manzoni starb im Mai 1873 in Mailand.

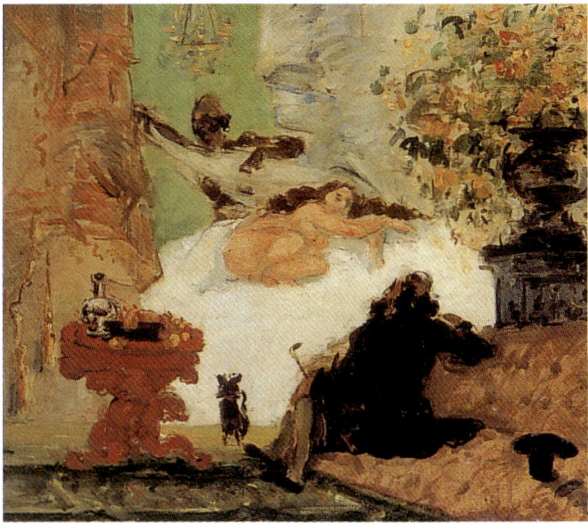

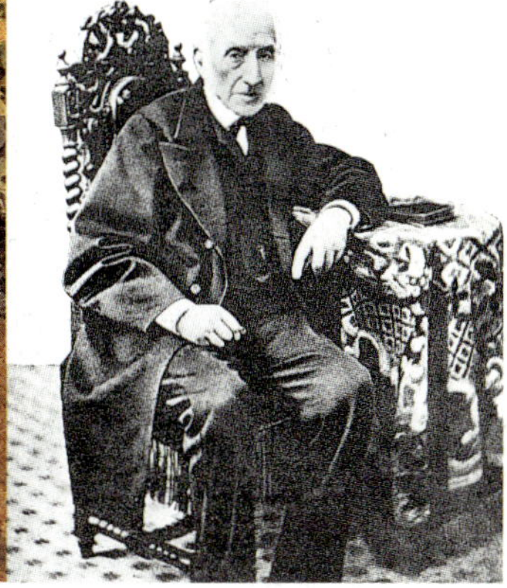

Impression: Sonnenaufgang

Das kleinformatige Bild aus dem Jahr 1873 ist eines der bekanntesten Werke Monets (heute im Musée Marmottan in Paris). Es stellt die Hafenanlagen von Le Havre in der verzaubernden Atmosphäre eines Sonnenaufgangs dar.

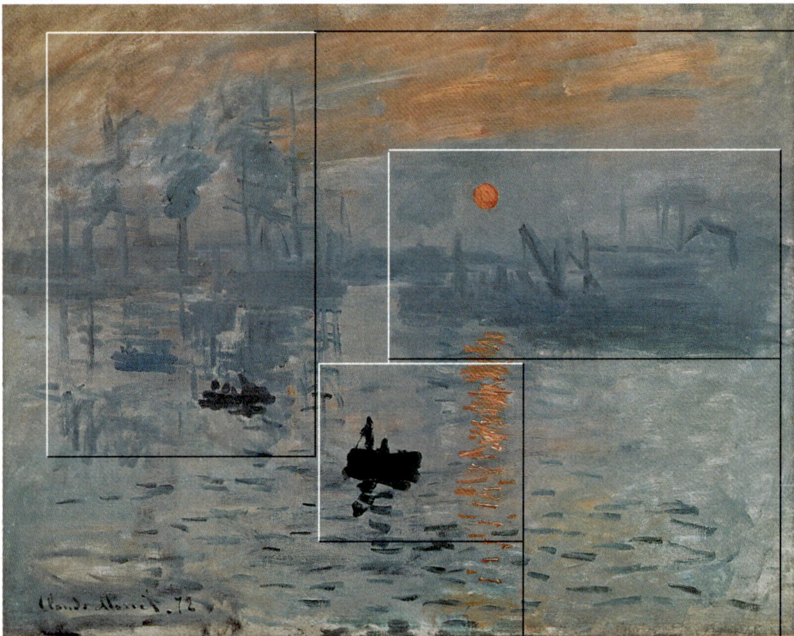

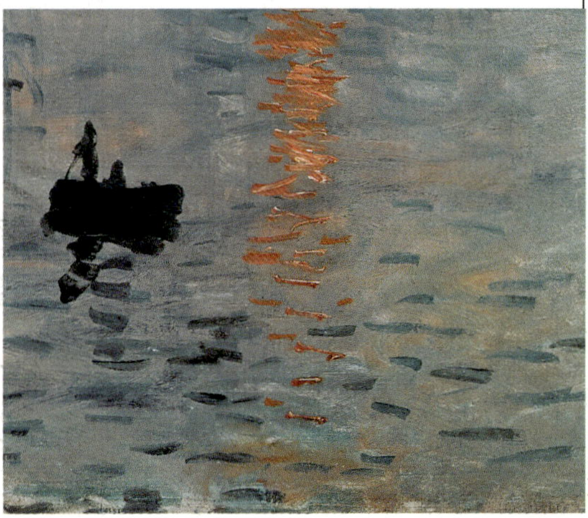

◀ Das Werk wurde 1874 auf der ersten Ausstellung der Malergruppe um Monet gezeigt. Kritiker taten die Maltechnik als zu vage und verschwommen ab und bespöttelten den Titel *Impression* – wie so häufig wurde aus der Verunglimpfung jedoch schnell ein Stilbegriff, den die Künstler selbst übernahmen. Das Licht läßt alles noch völlig diffus erscheinen – mit Ausnahme des kleinen Bootes im Vordergrund, welches das räumliche Gefüge deutlich macht.

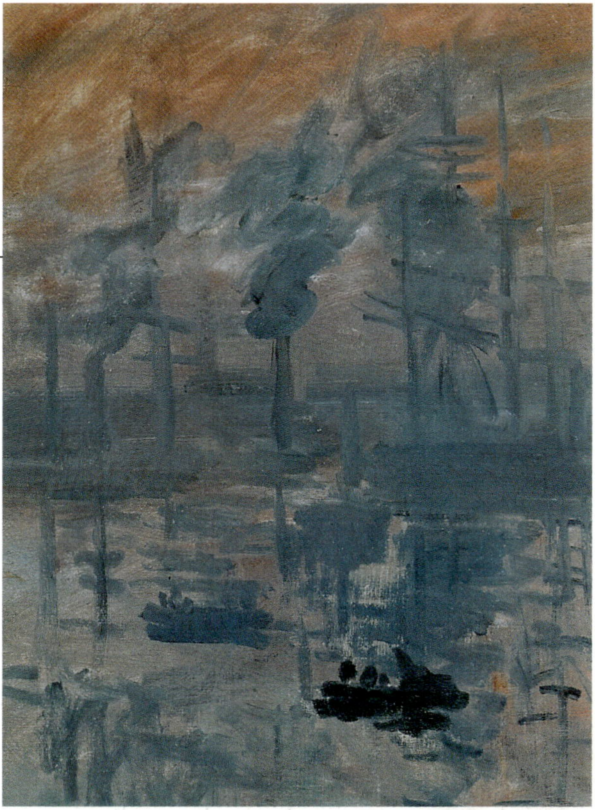

Monet bezeichnete die Skizzen, die einem Gemälde vorangingen, als *pochades.* Hier aber sprach er von einer *impression,* die stärker durchgearbeitet war als eine Skizze – und dennoch gibt sie nur einen flüchtigen visuellen Eindruck wieder. Das Bild wurde in einer einzigen Arbeitssitzung gemalt, was man schon allein daran erkennt, daß die Leinwand unter der dünnen Farbschicht noch deutlich zu sehen ist.

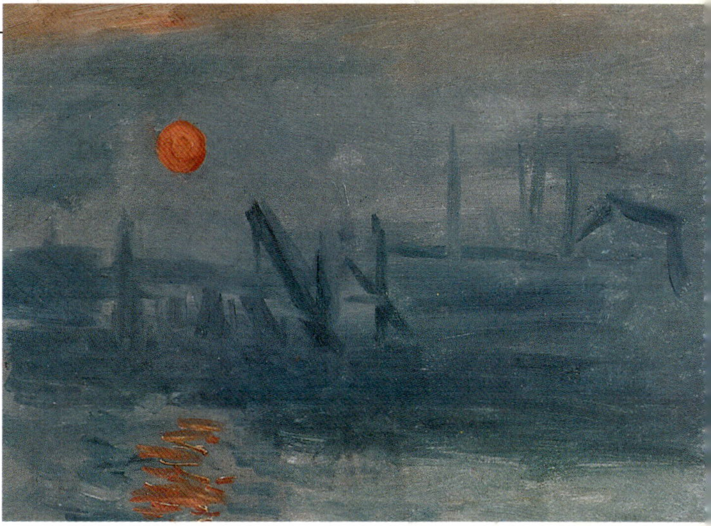

Die Farbe des Sonnenlichts, ein zartes Orange, ist die Farbe, die diesem Bild insgesamt zugrunde liegt. Intensiv wird das Orange durch die Beimischung von Gelb und Zinnoberrot in der Darstellung der Sonne selbst. Sie kontrastiert besonders stark gegen das Kobaltblau der Industrieanlagen. In pastosem Farbauftrag stellt Monet die Lichtbahn zum Vordergrund hin dar. Die Einflüsse von Turner und Whistler sind in diesem Bild unübersehbar.

1874: Die erste Impressionistenausstellung

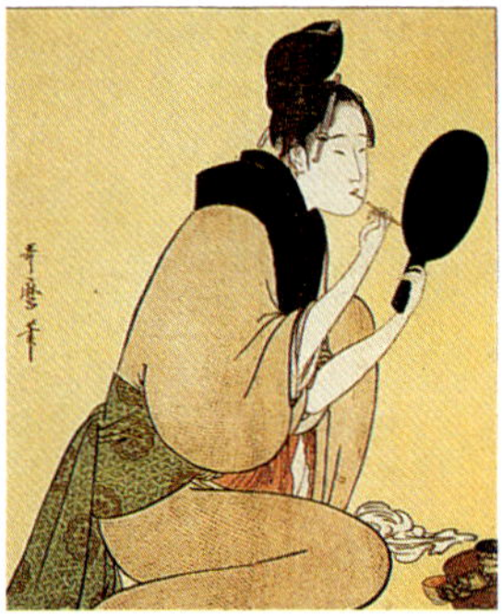

▲ Der Holzschnitt einer Kurtisane, die sich die Lippen schminkt, ist eines der bekanntesten Werke von Kitagawa Utamaro. Seit 1862 gab es in Paris eine Galerie, die auf japanische Kunst spezialisiert war.

Mit dem Erlös aus dem Verkauf seiner Bilder kann sich Monet eine Weile über Wasser halten. Doch erneute Geldsorgen bleiben nicht aus: 1874 bekommt er die finanziellen Schwierigkeiten seines Galeristen zu spüren. Im Frühling desselben Jahres findet die erste Ausstellung der »Société anonyme« in den Räumen des renommierten Fotografen Nadar statt: Es werden 165 Bilder gezeigt, darunter sieben Pastelle und fünf Ölgemälde von Monet. Louis Leroy, Kritiker der satirischen Zeitschrift »Le Charivari«, nennt die Gruppe in einem berühmt gewordenen Artikel vom 25. April abwertend »Impressionisten«. Er mokiert sich über die verschwommenen Farben und die unakademische Malweise. Nach kurzer Zeit ist der Name etabliert. Monet kann vom Verkauf einzelner Werke nicht leben, und so organisiert er 1875 gemeinsam mit Morisot, Renoir und Sisley eine Versteigerung bei Drouot. Der neue Stil kommt beim Publikum jedoch schlecht an, so daß die Auktion in eine Demonstration gegen den Impressionismus ausartet und die Polizei eingreifen muß, um die Gemüter zu beruhigen. Glücklicherweise wird Monet weiterhin von Manet unterstützt, der ihm regelmäßig Geld leiht.

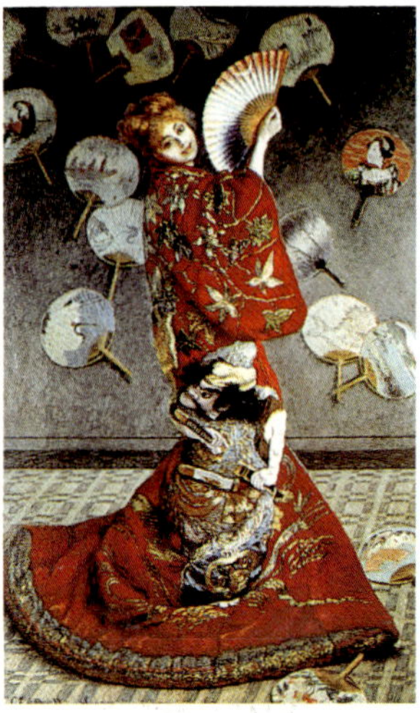

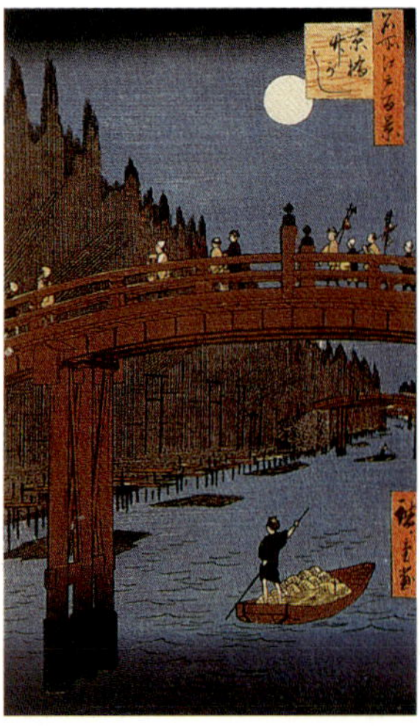

■ Ganz links: Monet, *Camille im japanischen Kostüm,* 1875, Boston, Museum of Fine Arts. Für das auf der zweiten Ausstellung der Gruppe im Jahr 1876 gezeigte Gemälde erhielt Monet hervorragende Kritiken. In dieser Zeit war das Interesse an der japanischen Kunst immens.

◀ Dieser japanische Farbholzschnitt hat Monet sicherlich auch wegen des Motivs fasziniert. Szenerien am Wasser gehörten schließlich zu seinen bevorzugten Sujets.

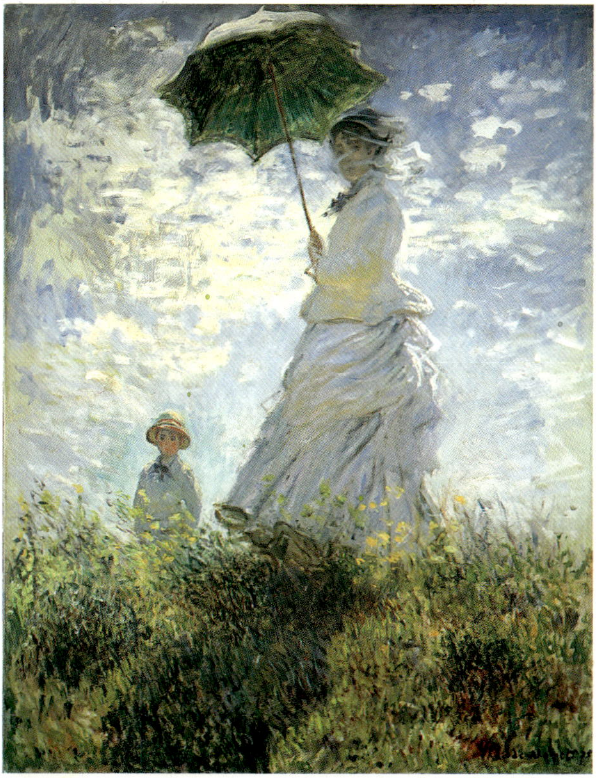

◀ Monet, *Madame Monet und ihr Sohn Jean,* 1875, Washington, National Gallery of Art. Mit dem Gegenlicht befaßte sich Monet 1886 noch in mehreren Gemälden, für die ihm die geliebte Stieftochter Suzanne Hoschedé Modell stand.

■ Ganz unten: Monet, *Der Garten in Montgeron,* 1876, St. Petersburg, Eremitage. Eines der vier Gemälde, die Monet für den Kaufmann Ernest Hoschedé schuf. Ebenso berühmt sind die *Truthähne, Der Weiher in Montgeron* und *Die Jagd* – Zeugnisse einer undurchsichtigen Phase im Leben Monets, der schon damals eine Liebesbeziehung mit Alice Hoschedé, der jungen Frau seines Kunden gehabt haben soll.

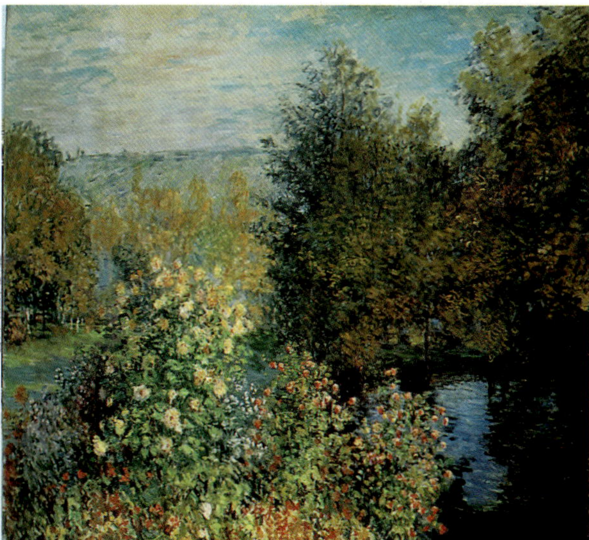

▼ Der Maler wirkt jung und selbstsicher: Als die Fotografie entstand, meinte es das Schicksal gerade gut mit ihm.

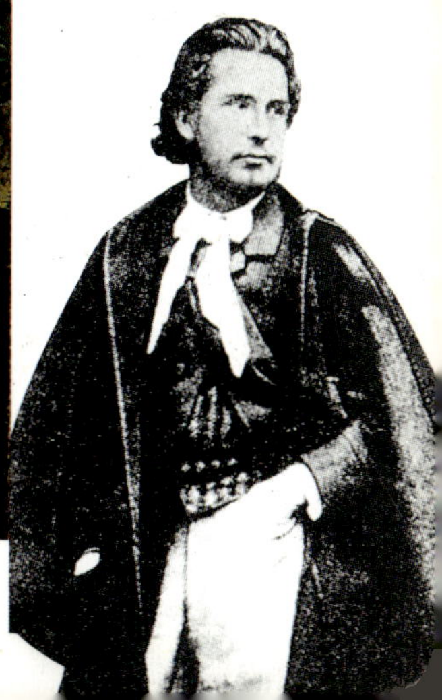

Die Blütezeit des Impressionismus

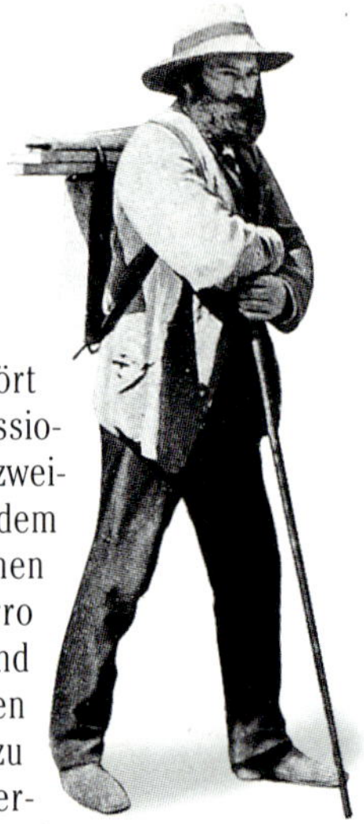

Monets Zeit in Argenteuil gehört zur produktivsten Phase in der Zusammenarbeit der Impressionisten. Auf die erste provokante Ausstellung folgt 1876 eine zweite unter dem Titel »Exposition de peinture«. Sie findet bei dem Kunsthändler Durand-Ruel statt. Achtzehn Künstler nehmen daran teil, darunter Degas, Monet, Morisot, Sisley, Pissarro und Renoir. Auch Caillebotte, ein brüderlicher Freund und Gönner Monets, ist mit von der Partie: Großen Erfolg haben seine *Parkettabzieher,* ein Werk, das durch seine geradezu fotografische Genauigkeit besticht. Nach der Ausstellung erscheint der Essay *La nouvelle peinture* von Edmond Duranty, der zu dieser Zeit als vehementester Fürsprecher der Impressionisten gilt. Innerhalb der Gruppe zeichnen sich jedoch schon verschiedene Strömungen ab, die die einzelnen Künstler einmal in unterschiedliche Richtungen treiben werden. Cézanne zum Beispiel hat bereits seinen eigenen Weg eingeschlagen.

▲ Paul Cézanne (1839 bis 1906), der Sohn eines Bankiers, galt als Rebell der Gruppe. Seine Kunst, die eine »zweite Wirklichkeit hinter den Phänomenen« aufdecken wollte, war wegbereitend für die Avantgarde.

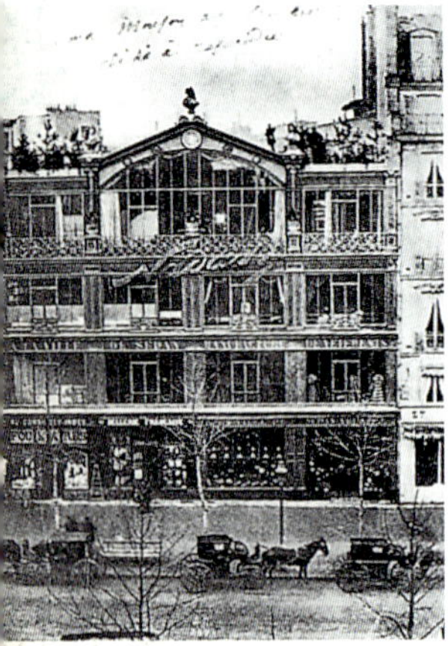

▲ Das Atelier Nadars am Boulevard des Capucines.

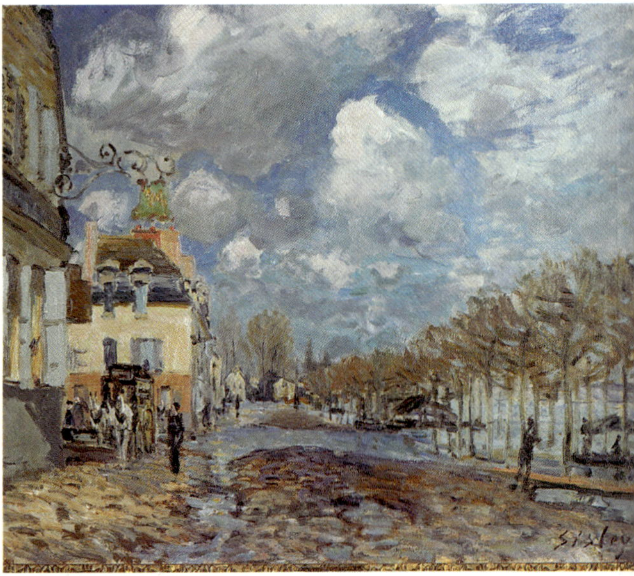

▶ Alfred Sisley, *Überschwemmung von Port-Marly,* 1887, Paris, Musée d'Orsay. Der Monet nahestehende Maler widmete in seinen Landschaftsbildern dem Licht große Aufmerksamkeit.

▶ Camille Pissarro, *Die roten Dächer,* 1877, Paris, Musée d'Orsay. Diese Ansicht von Pontoise zeigt die Besonderheiten in Pissarros Pinselführung, die ihn in die Nähe der Neoimpressionisten rückt.

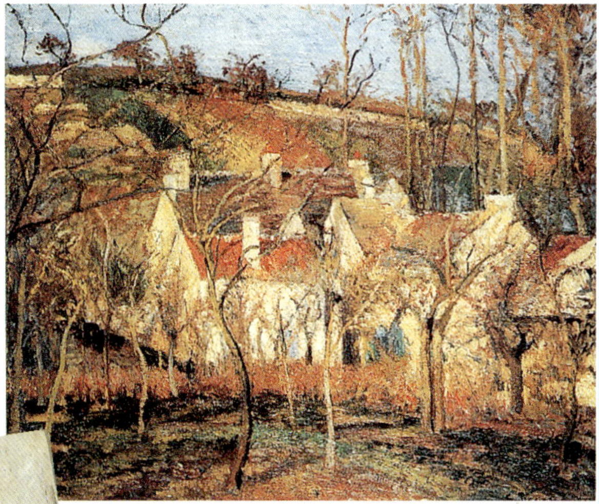

▼ Berthe Morisot, *Vor dem Spiegel,* 1876, Madrid, Sammlung Thyssen-Bornemisza. Corots Schülerin malte vornehmlich Familienszenen in einem zarten, duftigen Stil.

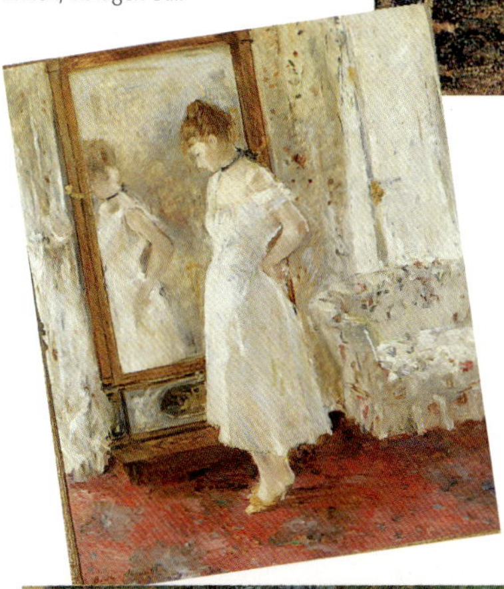

■ Links unten: Auguste Renoir, *Die Schaukel,* 1876, Paris, Musée d'Orsay. Renoirs Frauen, nackt oder bekleidet, haben nichts Provokantes oder Vulgäres an sich, sondern strahlen eine zarte Sinnlichkeit aus.

▼ Edgar Degas, *Der Absinth,* 1876, Paris, Musée d'Orsay. Degas' Interesse galt vornehmlich der Welt der Frauen. Die Absinth-Trinkerin hängt dumpf ihren umnebelten Gedanken nach.

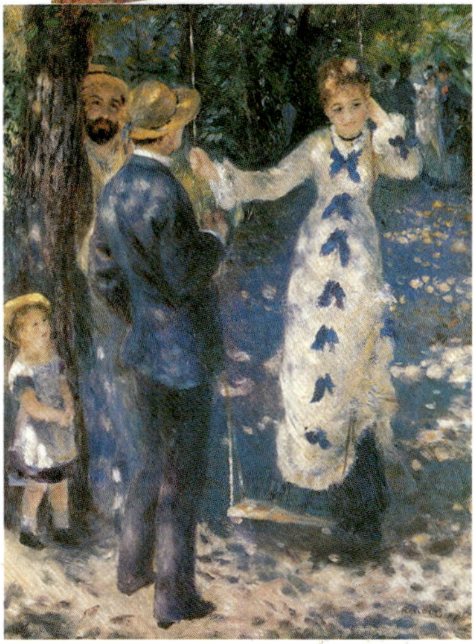

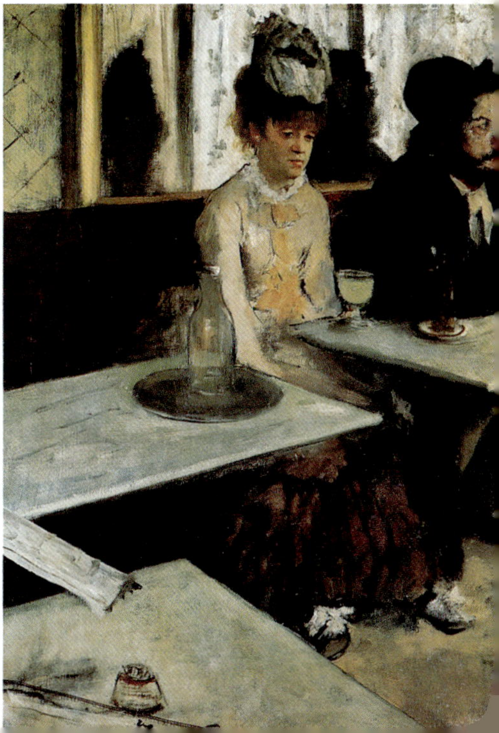

Brücke in Argenteuil an einem grauen Tag

Das Bild aus dem Jahr 1876 (Washington, National Gallery of Art) ist eine von zahlreichen Darstellungen Monets der berühmten Eisenbrücke.

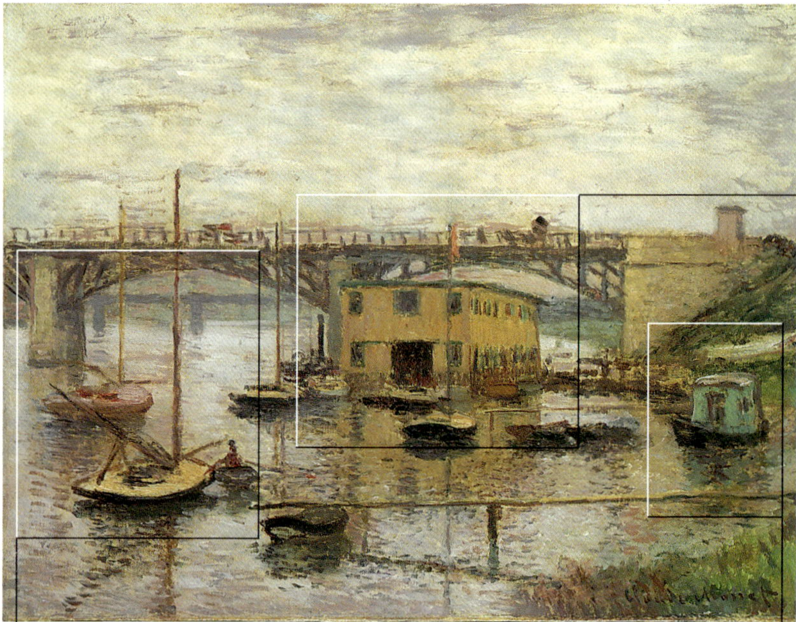

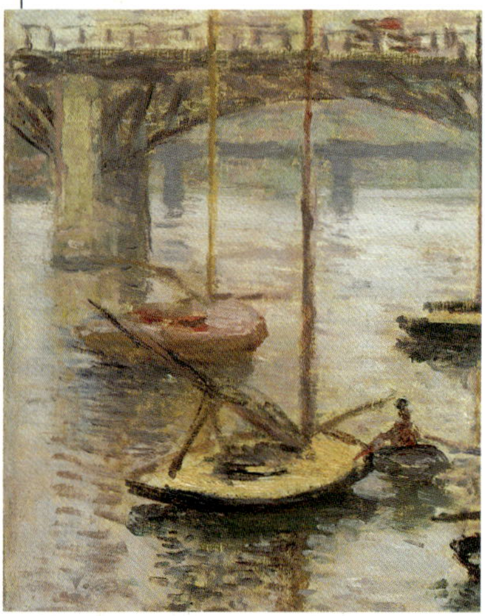

◀ Während in anderen Bildern die Brücke im Mittelpunkt steht, geht es Monet hier um die Darstellung der Umgebung, der Kähne und der Gebäude auf dem Wasser. Trotzdem hat er die Brükke selbst mit klaren, fein konturierten Pinselstrichen wiedergegeben. Das alles umhüllende graue Licht erzeugt eine trübe Atmosphäre. Das Spiegelbild des Pfeilers im Wasser zerfließt zu dunklen, waagrechten Strichen; die Boote sind in Braun- und Schwarztönen gehalten, deren Intensität Monet bewußt variiert: Weiter hinten wirken die Farben schwächer, weil der Maler die Boote in der Entfernung verschommener wahrgenommen hat. Die ganze Szene ist von Ruhe und Frieden durchdrungen. Andere Ansichten, wie das in der Fondation Rau in Zürich befindliche Gemälde, zeigen die berühmte Brücke über die Seine aus einem Blickwinkel vom Ufer aus im abendlichen Gegenlicht.

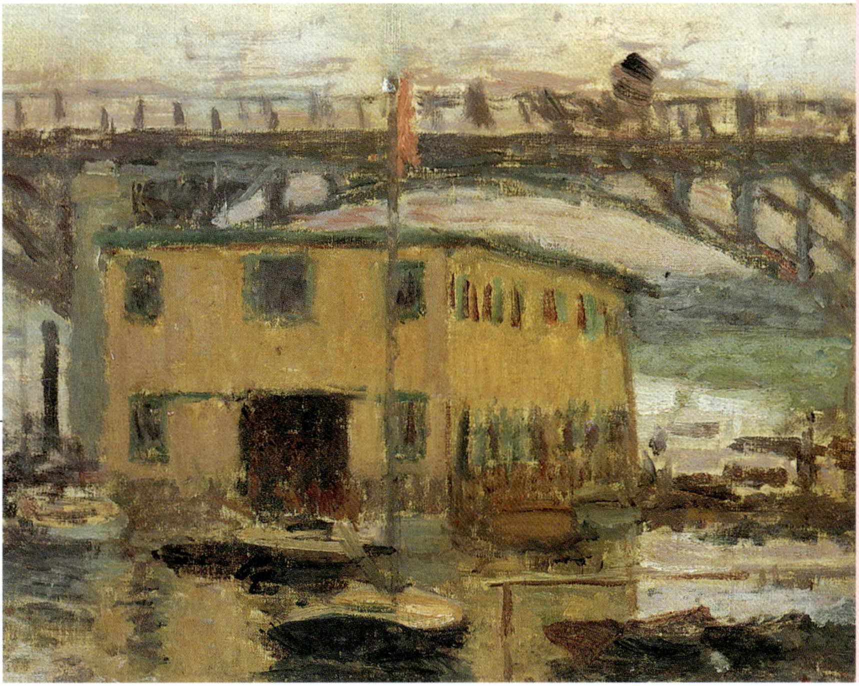

▲ Monet wollte alle Details in seinen Werken genau so wiedergeben, wie er sie sah – also auch das eher unscheinbar getünchte Haus auf dem Wasser in der Bildmitte. Es gelingt ihm, das Gebäude fest in seiner Umgebung zu verankern, indem er die Mauern in ebenjenem Farbton darstellt, in dem sie ihm in der trüben Atmosphäre tatsächlich erschienen.

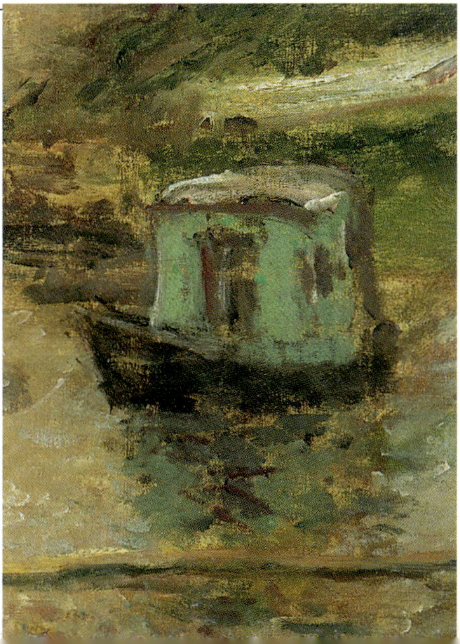

► Monet hatte die Angewohnheit, beim Malen auf dem Wasser an Bord eines Bootes *(botin)* zu stehen, das er speziell für diesen Zweck eingerichtet hatte. Es ähnelte dem hier dargestellten oder ist sogar mit ihm identisch. Auf dem Wasser hatte der Maler eine ganz andere Sicht auf Lichtreflexe und Gegenstände als vom Ufer aus. Dadurch konnte der Künstler ganz eins mit der Natur und dem Licht werden. Monets Arbeitsweise war modern: Er bewies, daß die akademischen Regeln – kein direkter Kontakt mit der Wirklichkeit, Ausführung der Werke im Atelier, eine beschränkte Farbpalette – von seiner Generation zu Recht vehement in Frage gestellt wurden.

Produktive Jahre – trotz allem

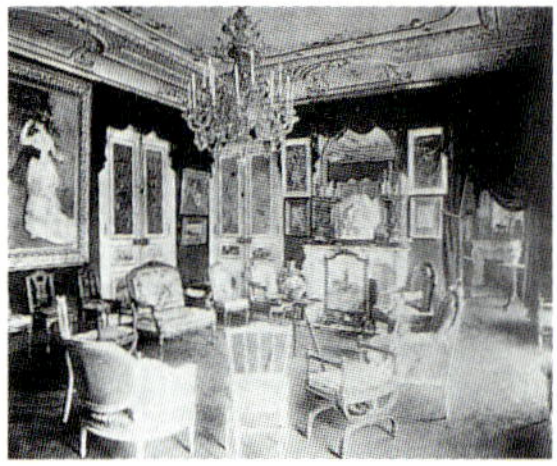

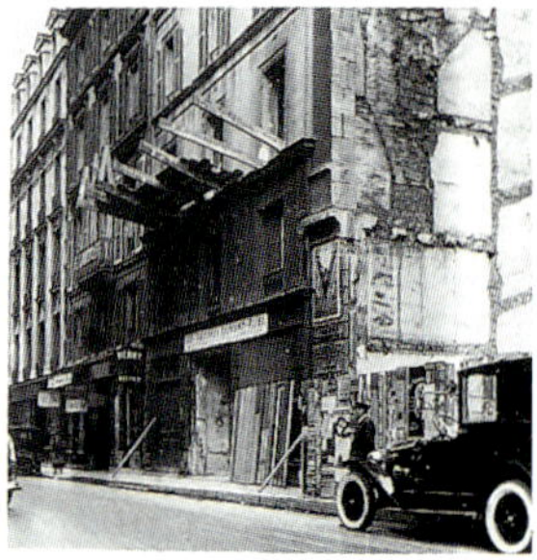

Auf dem Weg zu einem Freund in der Rue de Rivoli entdeckt Monet die Tuilerien-Gärten als Sujet. Er hält sie in zarten, pulvrigen Gemälden fest. Pissarro, der sich mit demselben Motiv beschäftigt, malt davon ebenfalls sehr lebhafte, durch eine prägnantere Technik außerordentlich detailgetreue Bilder. Dank seines Freundes Gustave Caillebotte, der die Miete übernimmt, kann Monet in die Nähe des Bahnhofs Saint-Lazare umziehen, den er in bemerkenswerten Ansichten festhält. Er nimmt auch an der dritten Ausstellung der unabhängigen Künstler teil, die sich nun selbst Impressionisten nennen. Unterdessen lassen die Gläubiger Monet keine Ruhe: Anfang 1878 kehrt er deshalb Argenteuil endgültig den Rücken. Einige wichtige Verbindungen hält er jedoch aufrecht, zum Beispiel zu Ernest Hoschedé, der weiter seine Werke sammelt. Als Monets zweiter Sohn Michel geboren wird, hat Camilles unheilbare Krankheit bereits ihr Endstadium erreicht. Monet ist es leid, ständig auf Almosen angewiesen zu sein. Er wünscht sich, noch einmal von vorne anfangen zu können.

■ Ganz oben: Der Salon im Hause Durand-Ruel: bemalte Türfüllungen und ein Bild von Renoir.

■ Oben: Die Galerie von Durand-Ruel in der Rue Le Peletier. Durand-Ruel begann 1865 mit dem Ankauf impressionistischer Werke, als sich noch niemand für die neue Kunst interessierte.

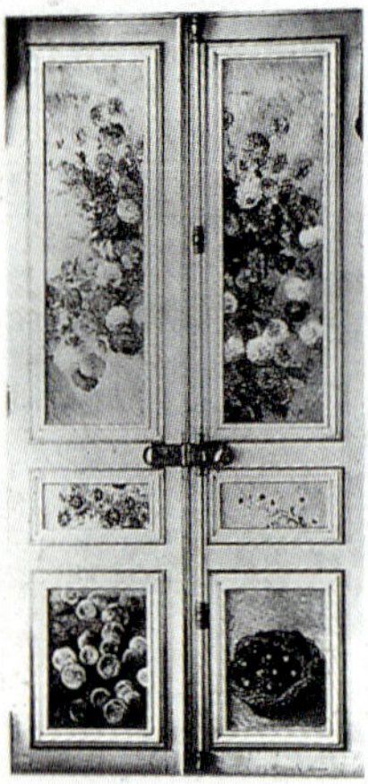

▲ Die von Monet dekorierten Türfüllungen im Hause Durand-Ruel.

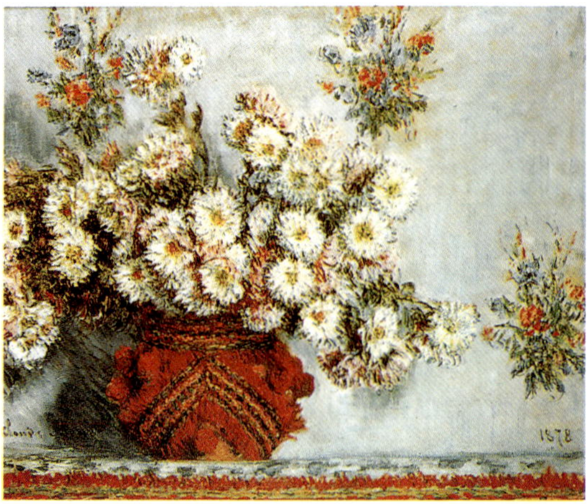

▶ Monet, *Chrysanthemen,* 1878, Paris, Musée d'Orsay.

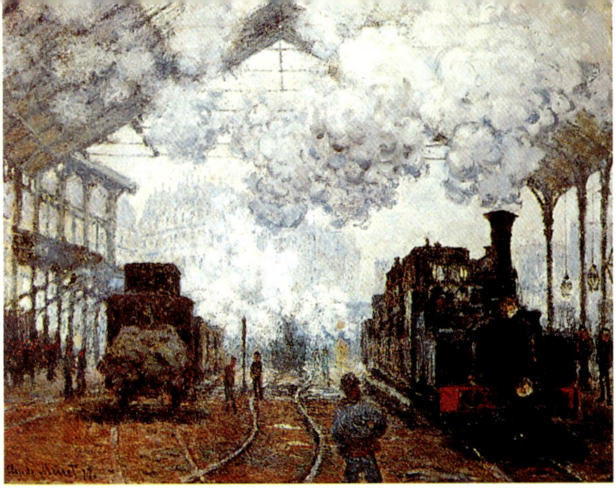

◄ Monet, *Der Bahnhof Saint-Lazare,* 1876–77, Cambridge, Massachusetts, The Fogg Art Museum. Anfang 1877 erhielt Monet die Erlaubnis, im Bahnhof zu malen. Er kannte ihn gut, weil hier die Züge aus Argenteuil ankamen. Die Arbeit kostete ihn jedoch soviel Energie, daß er nach Beendigung der zwölf Gemälde umfassenden Serie im selben Jahr nur noch vier weitere ausführte.

► Monet, *Der Bahnhof Saint-Lazare: Ankunft des Zuges aus der Normandie,* 1876–77, Chicago, The Art Institute. Auf der Ausstellung von 1878 zeigte Monet sieben Versionen des gleichen Bildausschnitts in jeweils anderer Farbgebung.

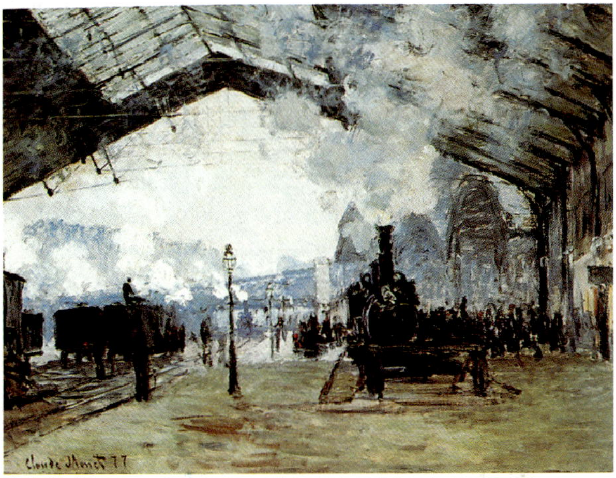

▼ Monet, *Die Rue Saint-Denis. Fest des 30. Juni 1878,* 1878, Rouen, Musée des Beaux-Arts. Auf diese Weise huldigte Monet der gelungenen Weltausstellung jenes Jahres.

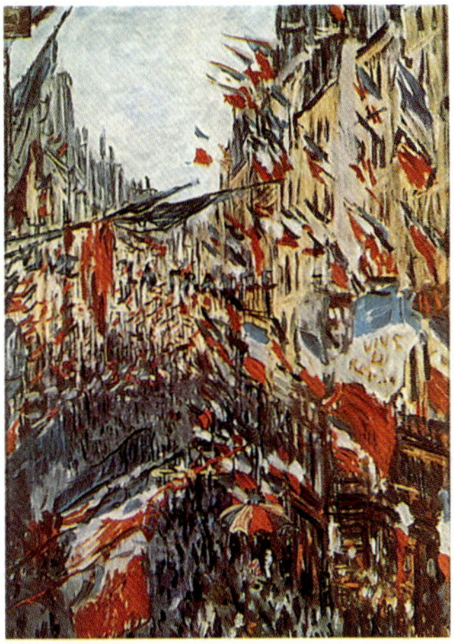

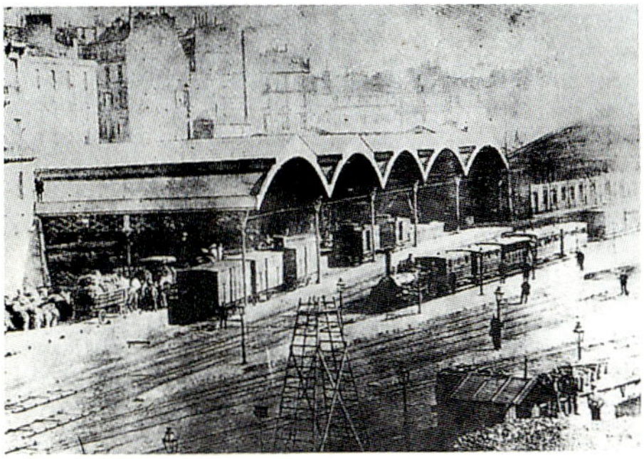

▲ Von dem um 1850 erbauten Pont de l'Europe konnte Monet den so geliebten Bahnhof gut einsehen. Saint-Lazare diente als Endpunkt der Hauptlinien aus der Normandie; er wurde von 1885 bis 1889 umgebaut und 1930 modernisiert.

Die siebziger Jahre

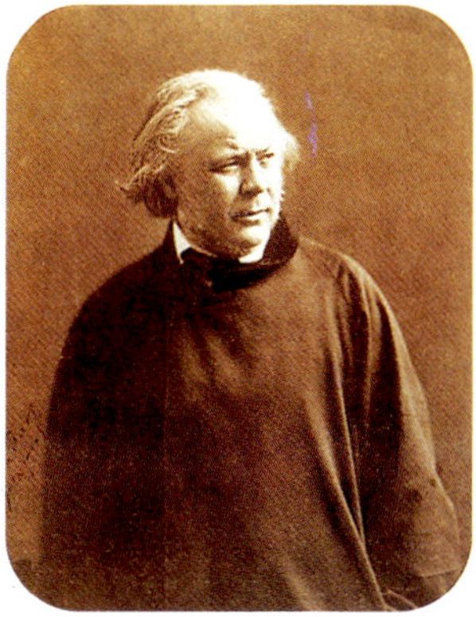

▲ Honoré Daumier starb 1879. Mit ihm verlor die Welt eine der einfühlsamsten Persönlichkeiten ihrer Zeit und einen hervorragenden satirischen Zeichner.

Zum zweiten Mal lassen die Impressionisten 1877 ihre Werke bei Drouot versteigern. Im selben Jahr findet auch die dritte Ausstellung der Gruppe bei Durand-Ruel statt. Sie zieht ein aufmerksames Publikum und interessierte Sammler an. Auch das Echo der Presse ist sachlicher und ausgewogener. Vernichtende Kritiken gibt es nicht mehr, man zeichnet das Bild einer Gruppe sehr starker, höchst unterschiedlicher und professioneller Künstler. Insgesamt achtzehn Maler präsentieren auf der Ausstellung Proben ihres Schaffens: Sisley zeigt das wunderschöne Gemälde *Überschwemmung von Port-Marly*, Renoir *Le Moulin de la Galette* und Degas *Der Absinth*, dessen Schauplatz der neue Treffpunkt der Impressionisten ist, das »Café de la Nouvelle Athènes«. Ende 1877 stirbt Gustave Courbet, ein bedeutender Künstler der Moderne und ein großes, wenn auch nicht bedingungslos anerkanntes Vorbild Monets. Viele wichtige Ereignisse fallen in das ausgehende Jahrzehnt. Die Spannungen auf dem Balkan verschärfen sich, und Bismarck beruft 1878 den Berliner Kongreß ein. Die Kaste der Samurai wird in Japan abgeschafft. Technik und Chemie verzeichnen wichtige Entdeckungen. Peter Iljitsch Tschaikowsky komponiert seine Ballettmusik *Schwanensee,* und in Schweden erscheint der naturalistische Roman *Das rote Zimmer* von August Strindberg.

▼ Die Lokomotive des Zuges, der 1879 von der Tay-Brücke in Schottland in die Tiefe stürzte: Das Ungetüm aus Eisen überstand das aufsehenerregende Unglück nahezu unbeschädigt.

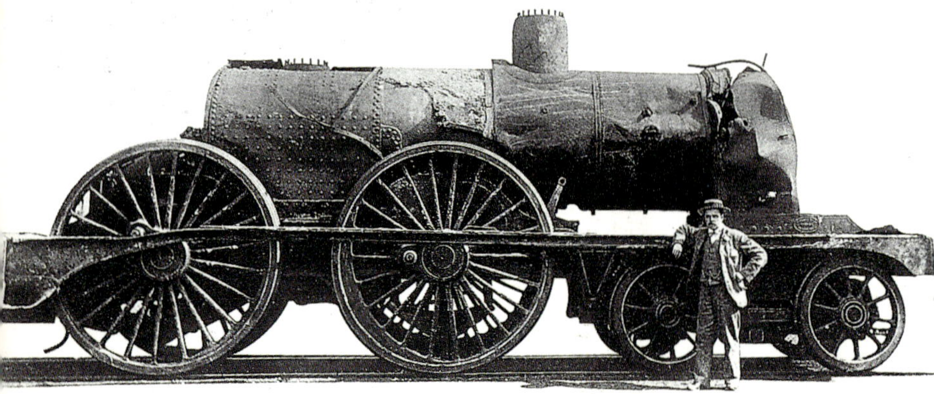

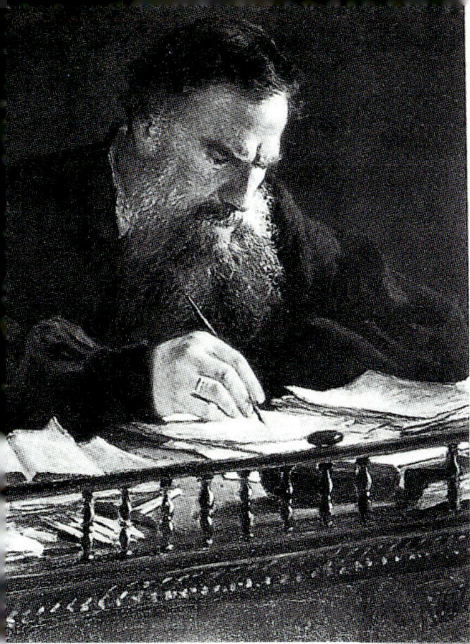

Im Januar 1878 erschien in Rußland *Anna Karenina* von Leo Tolstoi. Der Roman erzählt die Geschichte der jungen Adligen Anna, die unglücklich mit einem hohen Beamten verheiratet ist, eine Liebesbeziehung mit einem jungen Offizier eingeht und sich schließlich, enttäuscht und von Schuldgefühlen geplagt, vor einen Zug wirft. Schon sein Roman *Krieg und Frieden* hatte dem Schriftsteller großen Ruhm eingetragen.

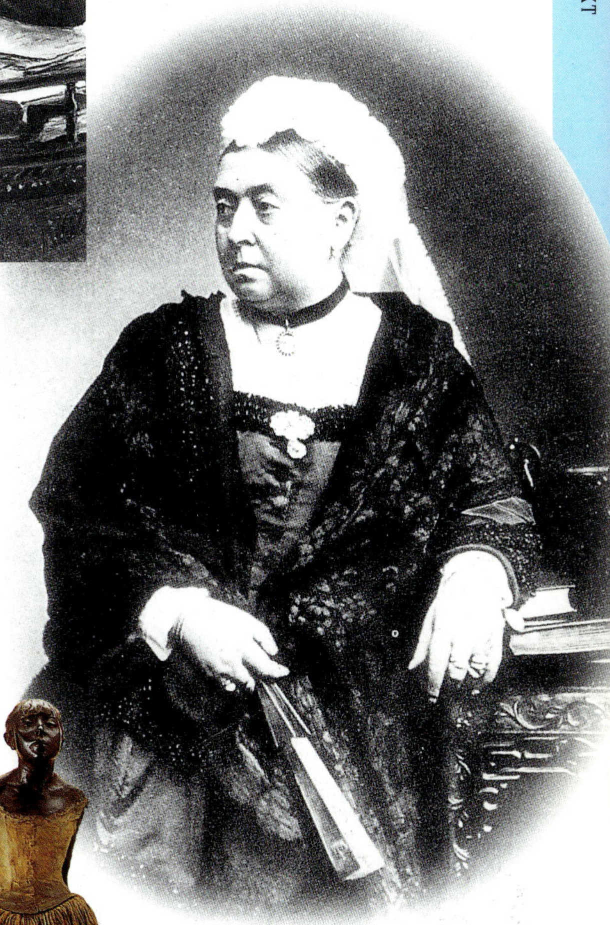

Am 1. Januar 1877 wurde die britische Königin Viktoria zur Kaiserin von Indien gekrönt. Viktoria (1819–1901) hatte eine einfache, aber sehr strenge Erziehung genossen und vertrat eine äußerst rigide Moral. Sie regierte das Empire ab 1837 und unterstützte die imperialistische Politik des Premierministers Benjamin Disraeli.

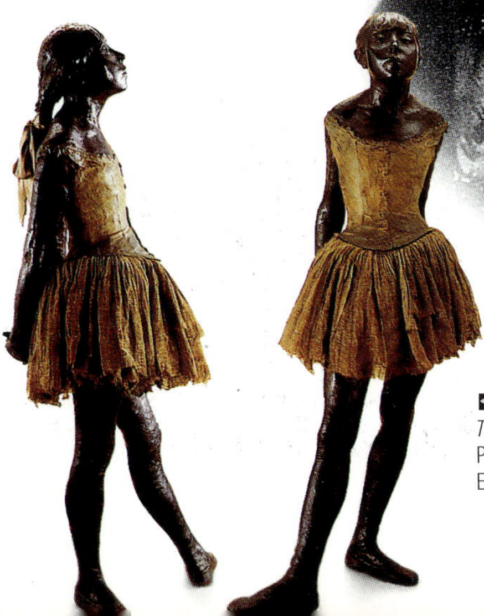

Edgar Degas, *Kleine Tänzerin,* um 1878, São Paulo, Museu de Arte. Ein typisches Sujet von Degas, der mit Vorliebe stehende oder sich bewegende weibliche Figuren darstellte.

Der Bahnhof Saint-Lazare

Das 1877 entstandene Gemälde aus einer zwölfteiligen Serie (Paris, Musée d'Orsay) zeigt das pulsierende Leben der Großstadt. Monet begeisterte sich für die flüchtigen optischen Phänomene des Rauchs im hellen Licht.

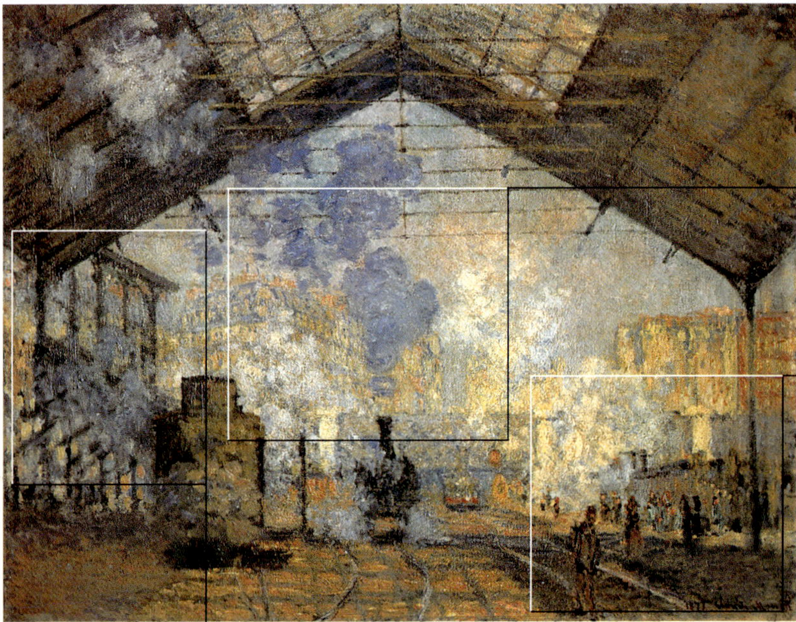

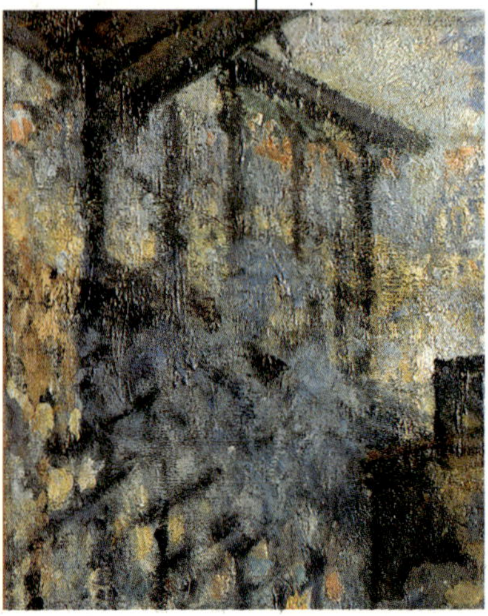

◀ Die Bahnhofswelt, die man auch bei Manet und Caillebotte als Thema findet, war sonst eher ein seltenes Motiv in der impressionistischen Malerei, die sich hauptsächlich auf die Darstellung der Natur oder menschlicher Figuren in natürlicher Umgebung konzentrierte. Gerade deshalb hat dieser eigenständige Werkzyklus so große Bedeutung. Zum letzten Mal befaßt sich Monet hier mit der modernen Zivilisation; in seiner zweiten Lebenshälfte widmete er sich fast ausschließlich der Natur. Während bei Manet und Caillebotte die Züge nur eine Nebenrolle spielen, rückt Monet sie in den Vordergrund. Die Eisenbahn hielt verstärkt Einzug in das Alltagsleben und das Bewußtsein der Menschen: Als Produkt der modernen Industrie wurde sie gegen Mitte des 19. Jahrhunderts zu einem festen Bestandteil der Gesellschaft und der allgemeinen Vorstellungswelt. Monet hebt deshalb auch die eisernen Bauteile als Zeichen einer Zukunft hervor, die bereits begonnen hat.

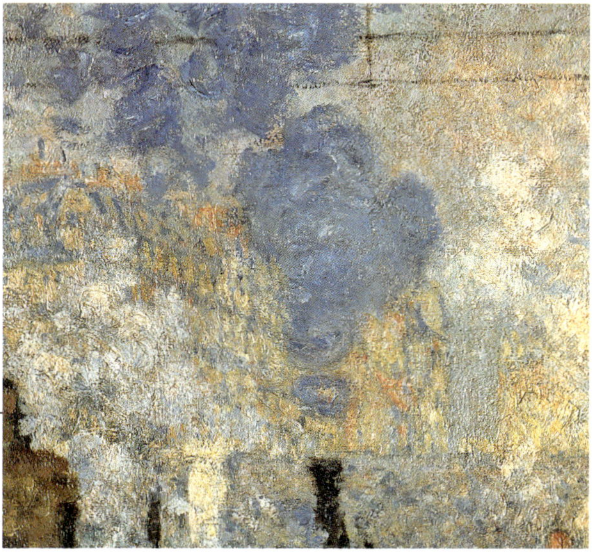

◀ Der englische Maler William Turner befaßte sich in seinem Bild *Regen, Dampf und Geschwindigkeit* (London, National Gallery) schon 1844 mit dem Thema Eisenbahn. In Monets Gemälde fährt eine Lokomotive rauchend in den Bahnhof ein, und es entsteht eine eigenartig unwirkliche Atmosphäre; der Dampf scheint fast greifbar. Die Lokomotive pufft blauen Rauch in die Luft, der sich beim Aufsteigen verflüchtigt. Alles ist von Licht durchströmt, die Reflexe sind mit Ocker- und Gelbtönen wiedergegeben.

▶ Noch hat Monet die Verwendung von Schwarz nicht ganz aufgegeben. Er geht jedoch ganz unakademisch damit um, indem er es dunklen Tönen beimischt, um die Umrisse der Figuren auf dem Bahnsteig hervorzuheben. Diese sind wie üblich nur verschwommen und skizzenhaft gemalt: Kleine Tupfen in Ocker verleihen den Gesichtern Plastizität. Monet verweigert sich einer detailgetreuen Wiedergabe und vertraut statt dessen voll und ganz auf die Macht der Farben, die dem Dargestellten auch in den lange mißachteten Zwischentönen wie Mauve und Hellgelb Form und plastische Tiefe verleihen. Sie sind nicht in Strichen, sondern in pastosen, aber dennoch zarten Tupfen aufgetragen.

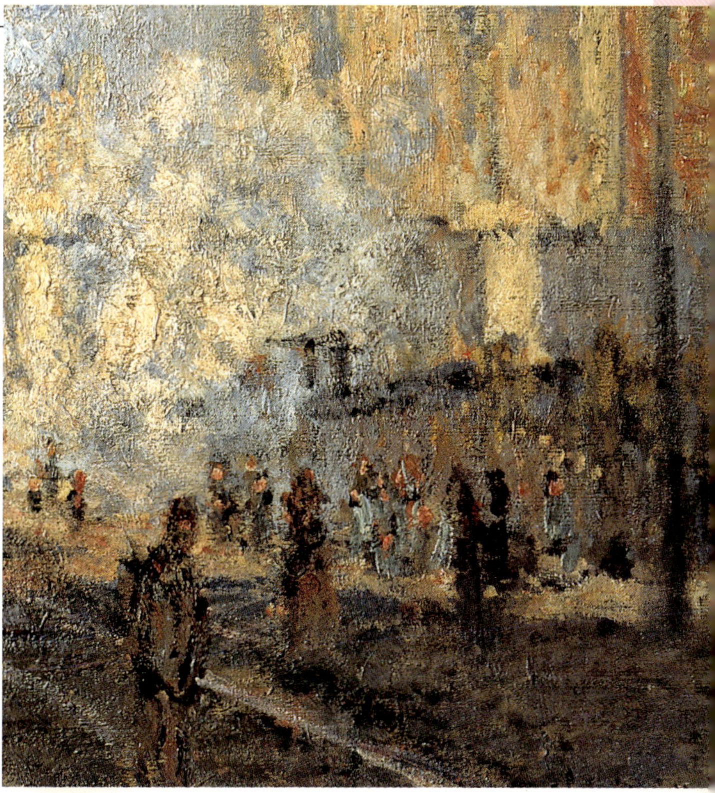

1872–1883

Ein trauriger Anfang in Vétheuil

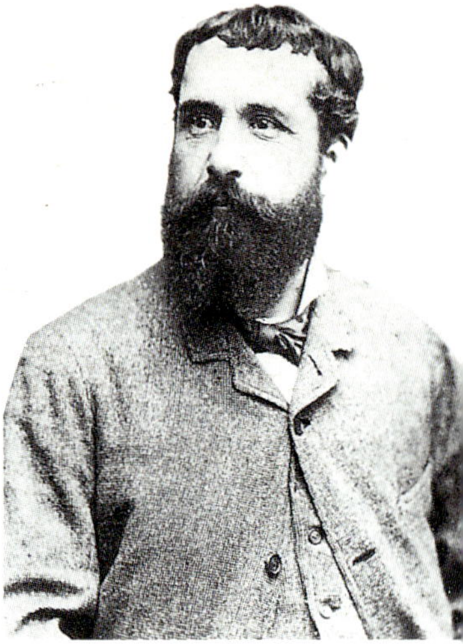

▲ Diese Fotografie zeigt Monet mit etwa 40 Jahren. Mehr und mehr begann er, ganze Folgen zu ein und demselben Motiv zu malen.

Anfang 1878 zieht die Familie Monet nach Vétheuil. Am Morgen des 5. September 1879 stirbt Camille nach zermürbendem Leiden. Der verzweifelte Monet hat fast sein gesamtes mageres Einkommen für ihre Behandlung aufgewendet und steht nun »ganz allein auf der Welt mit zwei Kindern, völlig mittellos«. Caillebotte meldet ihn zur vierten Ausstellung der Impressionisten an: Nach den Verkäufen bleiben jedem der sechzehn Künstler ganze 439 Francs. Da in dem strengen Winter ein Malen im Freien unmöglich ist, beschäftigt sich Monet mit einer Reihe von Stilleben. Einige lassen sich sogar verkaufen – ein kleiner Hoffnungsschimmer für den niedergeschlagenen Künstler. Im Juni 1880 findet in der Galerie der Zeitschrift »La Vie Moderne« seine erste Einzelausstellung statt; eine erhebliche Anzahl von Gemälden kann er sofort verkaufen. An der fünften Impressionistenausstellung nimmt er nicht teil. In Vétheuil hat sich jedoch ein kleiner, treuer Kundenstamm gebildet. Auch Durand-Ruel unterstützt ihn wieder und erwirbt ab 1881 regelmäßig Bilder von ihm. Monets Stil und seine Persönlichkeit finden zur Reife. Noch ahnt er nicht, daß der endgültige Durchbruch unmittelbar bevorsteht. Das Jahr 1882 verläuft für ihn sehr produktiv. Er bereist auf Motivsuche die normannische Küste und wird in Varengeville fündig. Im April 1883 geht er nach Giverny: Er will sich von der Welt zurückziehen, sucht die Einsamkeit.

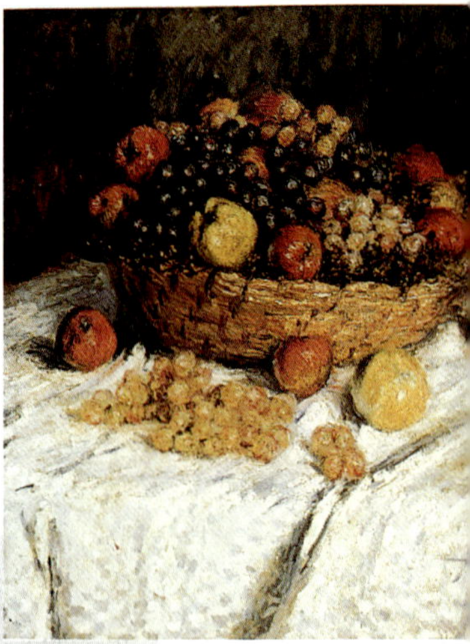

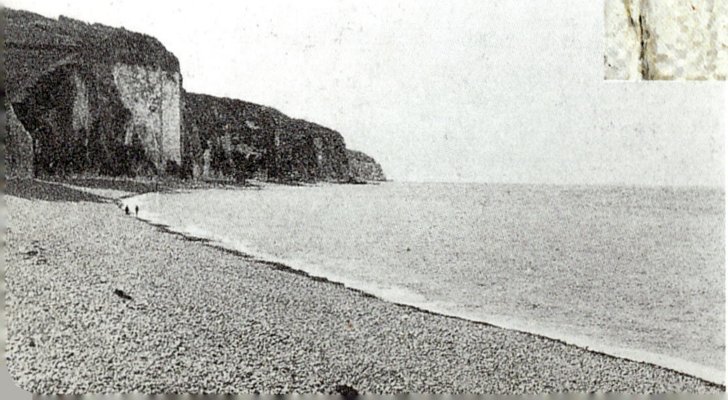

◀ Der Strand in Varengeville. Während seines Aufenthalts an der Küste versuchte Monet, seine Trauer zu vergessen, indem er sich in Arbeit stürzte.

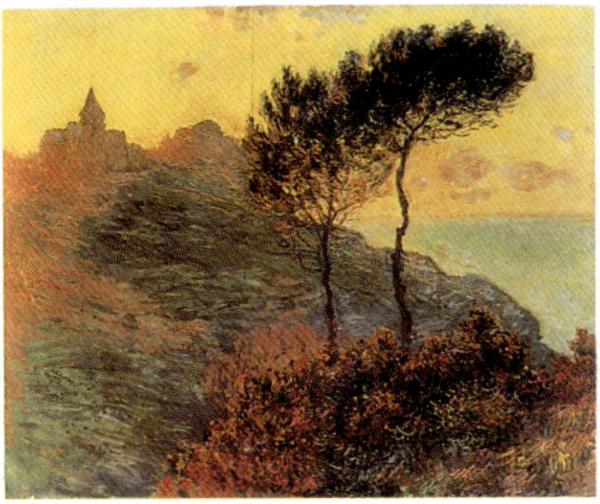

▲ Monet, *Die Kirche von Varengeville. Sonnenuntergang,* 1882, Louisville (USA), J. B. Speed Art Museum. In diesem großartigen Werk vereint Monet zwei weit voneinander entfernte Bildebenen in einer umfassenden Vision.

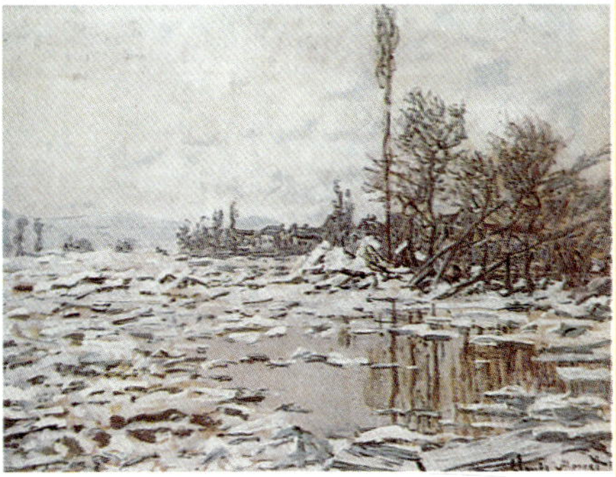

▲ Monet, *Treibeis auf der Seine bei Vétheuil,* 1880, Lissabon, Museu Gulbenkian.

▼ Monet, *Camille Monet auf dem Totenbett,* 1879, Paris, Musée d'Orsay.

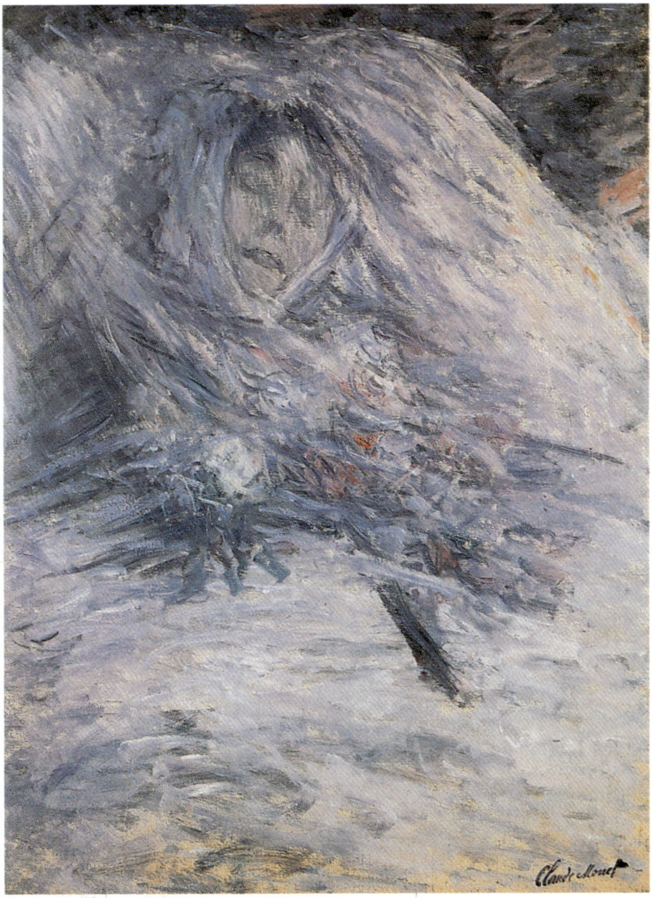

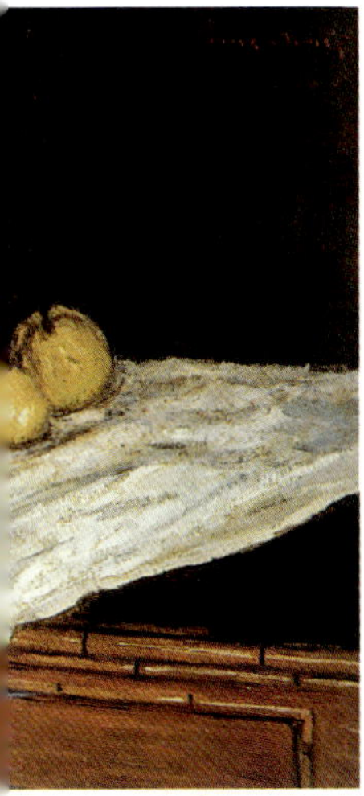

▲ Monet, *Stilleben mit Äpfeln und Trauben,* 1880, New York, Metropolitan Museum of Art. Ein herausragendes Stillleben.

Gegen den Strom

▼ Die elektrostatische Induktionsmaschine von James Wimshurst (1880) war das leistungsfähigste Gerät dieser Art im 19. Jahrhundert.

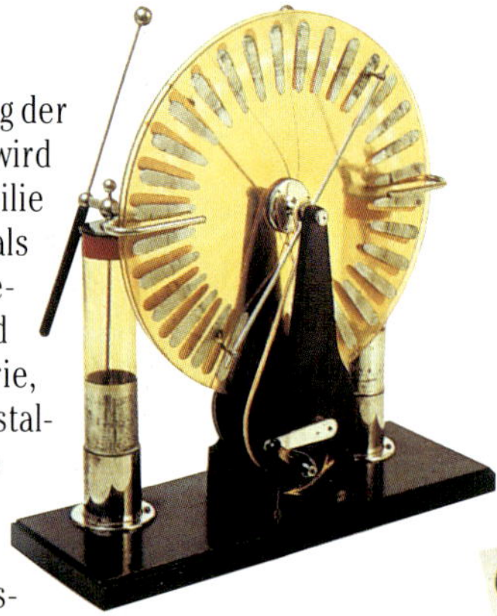

Auf der vierten Ausstellung der Impressionisten, »Des Indépendants« genannt, wird 1879 ein Gemälde von Renoir gezeigt, das die Familie von Georges Charpentier darstellt. Charpentier gilt als zentrale Gestalt in der damaligen Pariser Kunstszene: Er gründet die Zeitschrift »La Vie Moderne« und eröffnet neben den Redaktionsräumen eine Galerie, die Einzelausstellungen der Impressionisten veranstaltet. Im Salon seiner Frau verkehrt die Hautevolee der Pariser Kultur. An der fünften Impressionistenausstellung nimmt auf Einladung Pissarros auch Paul Gauguin teil, der von da an immer dabei ist. Zur gleichen Zeit legt Durand-Ruel den Grundstein für Monets Erfolg in Übersee, auch wenn er sich erst sehr viel später, nämlich 1905, einstellt. Dank Durand-Ruels Vermittlung wird 1883 auf der Weltausstellung für Kunst und Industrie in Boston *Das Frühstück der Ruderer* von Renoir gezeigt.

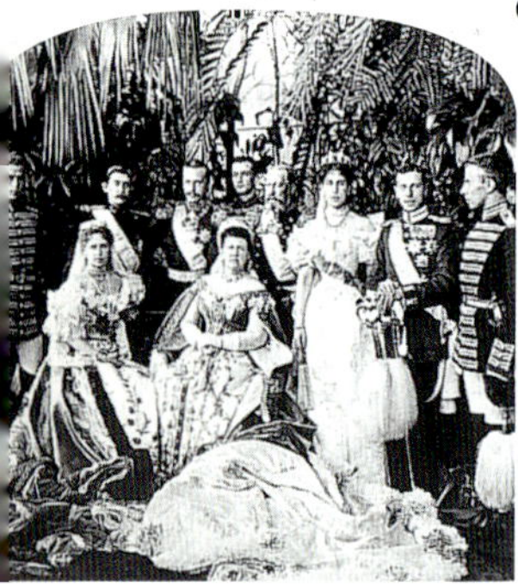

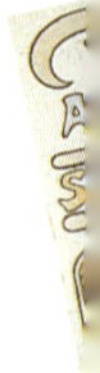

▶ Zwei berühmte Theaterschauspielerinnen des Jahrhunderts: Sarah Bernhardt und Carolina, genannt »die schöne Otero«.

▲ Zar Alexander III. Romanow und seine Familie in einer Fotografie aus dem Jahr 1881.

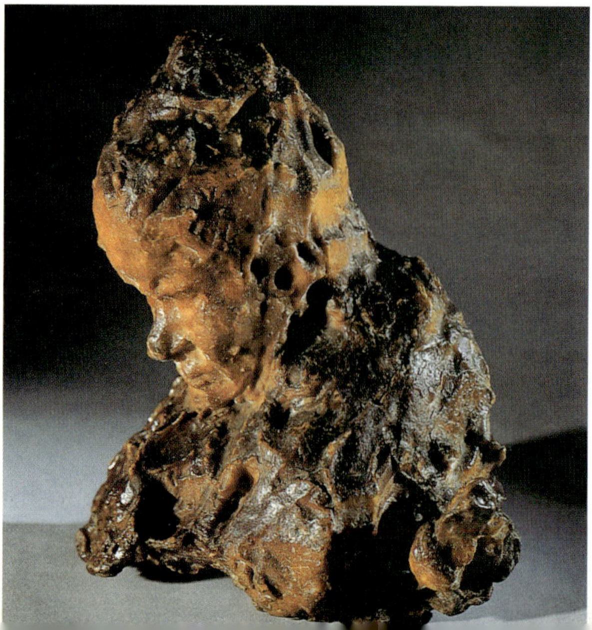

▶ Medardo Rosso, *Die Pförtnerin,* 1883, Barzio, Museo Medardo Rosso. Der Turiner Bildhauer war einer der innovativsten Künstler der Moderne: Auch nachdem man ihn der Akademie verwiesen hatte, vertrat er weiterhin seine Theorie von der Unbeständigkeit des Augenblicks und beeinflußte damit maßgeblich die Mailänder Kunst der Folgezeit.

Der größte Erfinder der Moderne war zweifellos der Amerikaner Thomas Alva Edison (1847 bis 1931), Inhaber von mehr als 1500 Patenten. 1864 erfand er den ersten Duplextelegraphen und 1877 das Kohlekörnermikrofon. 1882 errichtete er das erste Elektrizitätswerk in New York. Mit der Entdeckung der Glühemission, des sogenannten Edison-Effekts, schuf er die Voraussetzungen für die Entwicklung der Elektronenröhre.

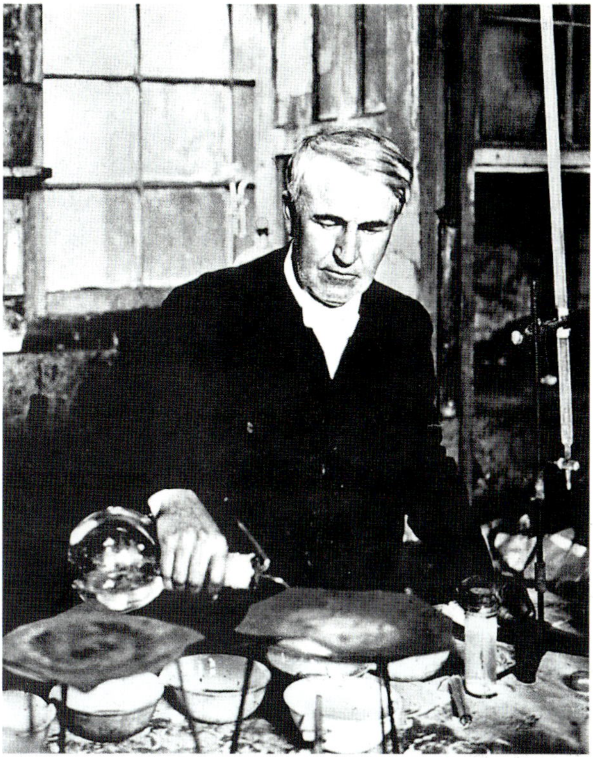

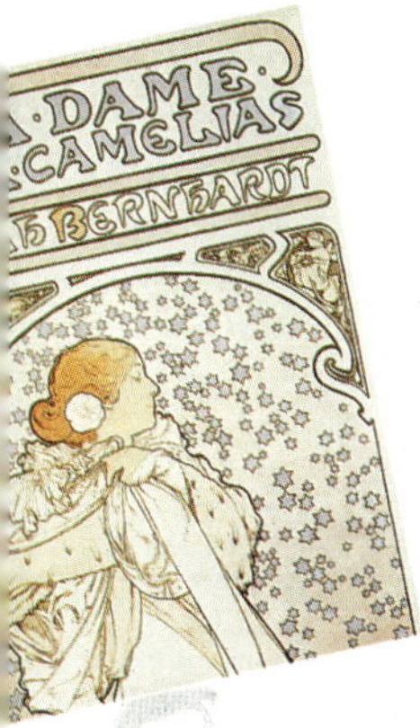

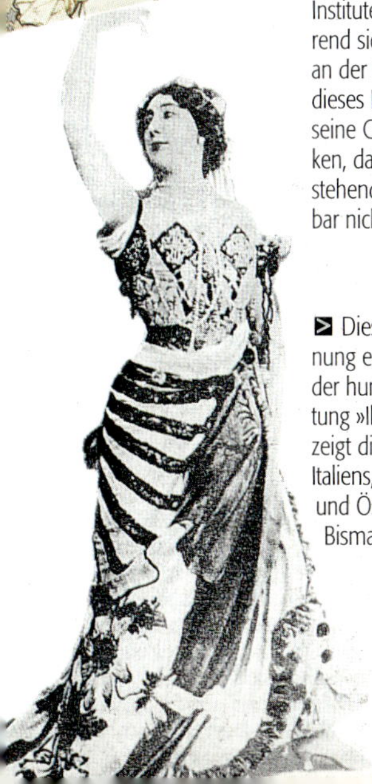

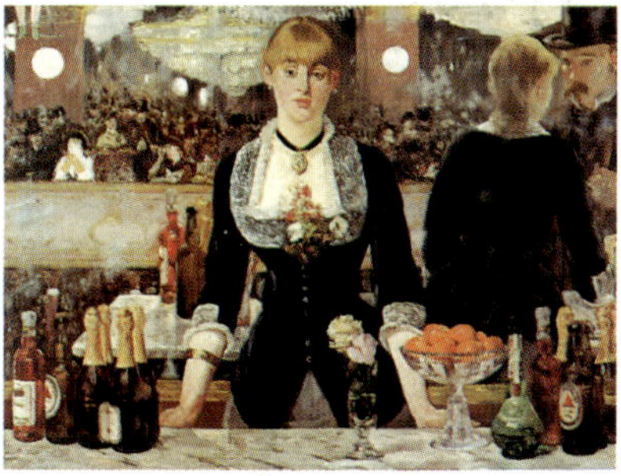

Edouard Manet, *Eine Bar in den Folies-Bergère*, 1881, London, Courtauld Institute Galleries. Während sich das Publikum an der Musik ergötzt, ist dieses Barmädchen so in seine Gedanken versunken, daß es den vor ihr stehenden Kunden offenbar nicht wahrnimmt.

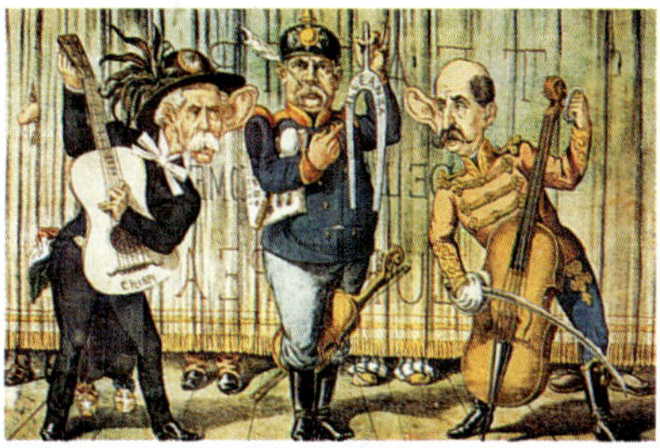

Diese satirische Zeichnung erschien 1887 in der humoristischen Zeitung »Il Pappagallo«. Sie zeigt die Regierungschefs Italiens, Deutschlands und Österreichs: Crispi, Bismarck und Kalnoky.

1884–1899

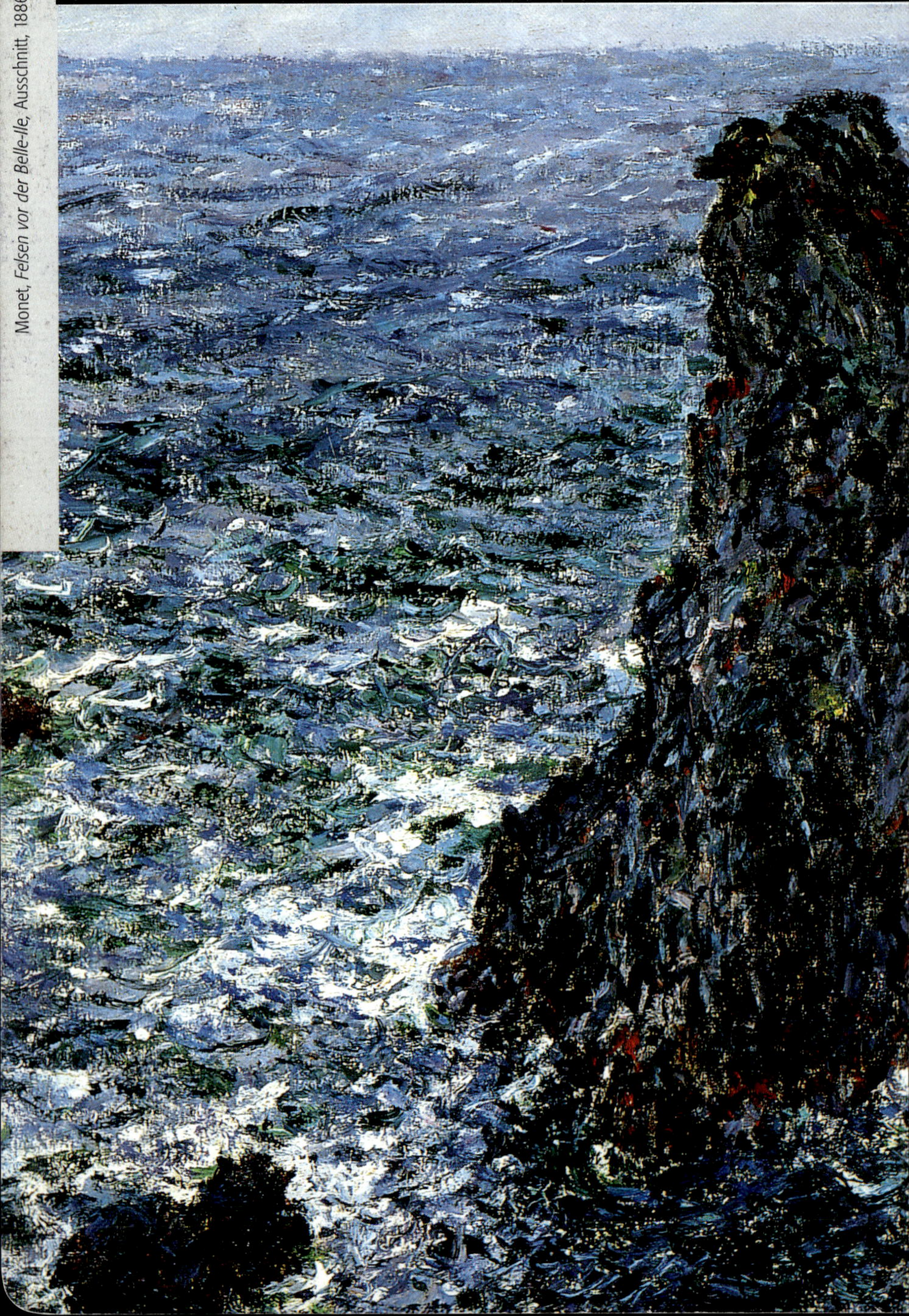

Monet, *Felsen vor der Belle-Ile*, Ausschnitt, 1886, Privatsammlung

Die Jahre in Giverny

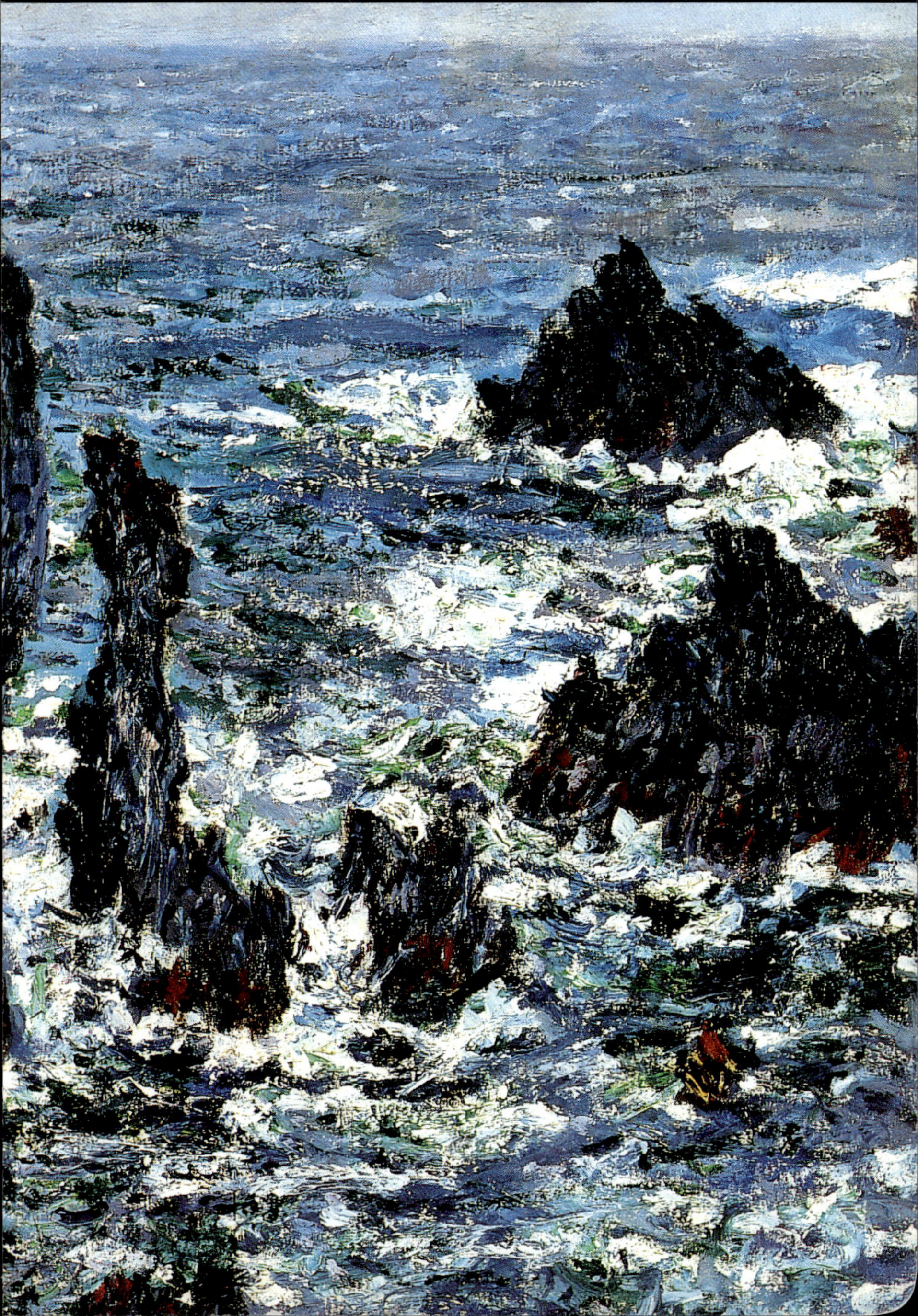

Giverny: Die Rückkehr ins Leben

»Ich bin begeistert, Giverny ist ein herrlicher Ort für mich ...«, schreibt der wie ausgewechselte Monet 1883. Er besucht Paul Cézanne in L'Estaque und verbringt einige Monate in Bordighera und Umgebung, wo er an mehreren Bildern gleichzeitig malt. Viele Briefe wechselt Monet mit Alice Hoschedé, die mit ihren und seinen Kindern auf dem Land lebt. Die Liebesbeziehung der beiden ist mittlerweile kein Geheimnis mehr, auch wenn sie durch die lange Abwesenheit des Künstlers nicht eben einfacher wird. Um Bilder zu verkaufen, beteiligt sich Monet 1885 an einer internationalen Kunstausstellung in Georges Petits Galerie in Paris. Er will sich nicht von einem einzigen Händler, Durand-Ruel, abhängig machen. Dennoch setzt sich dieser weiterhin dafür ein, Monet in den Vereinigten Staaten bekannt zu machen – gegen den Willen des Malers, dem der Erfolg im eigenen Land wichtiger ist. Octave Mirbeau schreibt in »La France« einen leidenschaftlichen Artikel über den Künstler. Dieser wiederum polemisiert gegen Zola, der in seinem Roman *L'Œuvre* einen gescheiterten Maler beschrieben hatte.

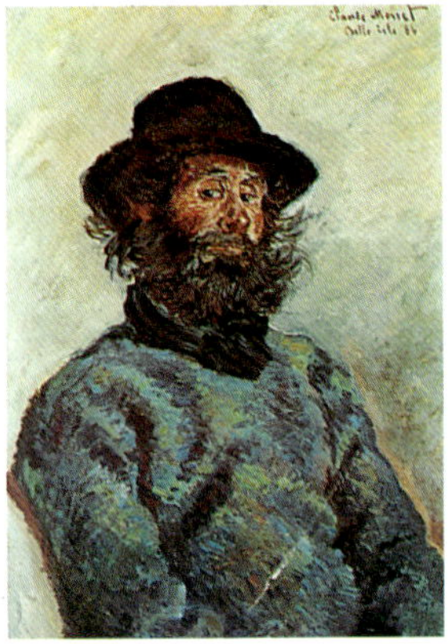

Monet, *Der Fischer Poly,* um 1886, Paris, Musée Marmottan. Eines der seltenen Bildnisse Monets zeigt Hippolyte, der ihm an der Atlantikküste beim Transport der Leinwände behilflich war.

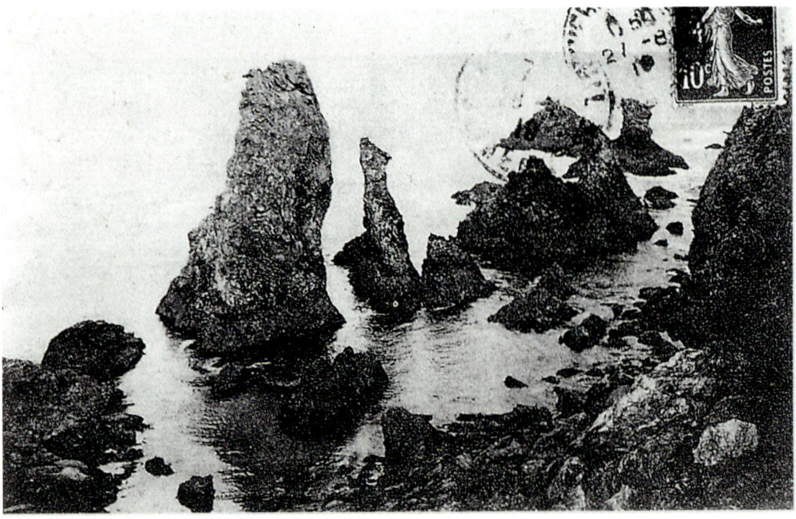

Die Nadelfelsen von Port-Coton auf einer Ansichtskarte von 1900. Das Motiv läßt an japanische Holzschnitte denken, für die sich Monet bekanntlich begeisterte.

▼ Monet, *Bordighera,* 1884, Privatsammlung. Monet war von der Riviera begeistert und änderte die Farbgebung seiner Bilder von Grund auf.

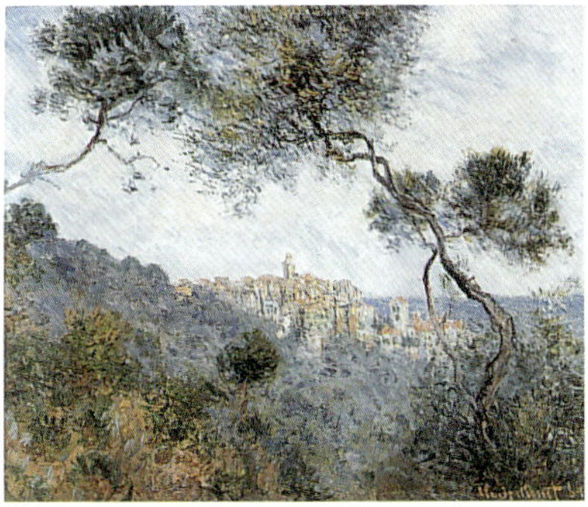

▶ Monet, *Schiffe am Strand von Etretat,* 1885, Chicago, The Art Institute. Immer wieder zog es den Künstler in die Normandie, ans Meer.

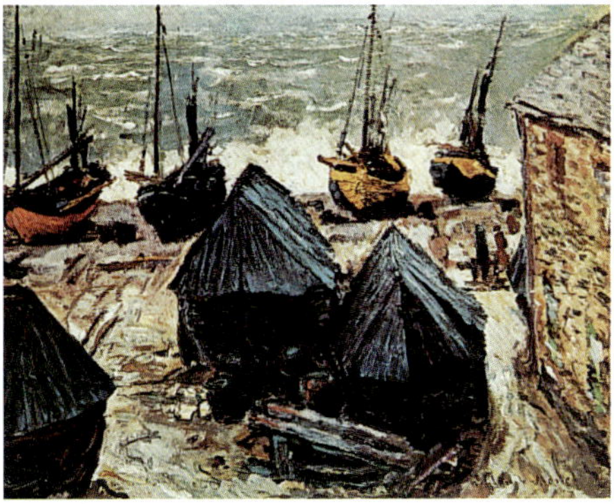

▼ Monet, *Bordighera,* 1884, Chicago, The Art Institute. Monet berichtete, daß er sehr viel Farbe vergeudete, weil es so schwierig sei, das »feenhafte Licht« dieser Landschaft wiederzugeben, in der ihm alles blau und rosa erschien.

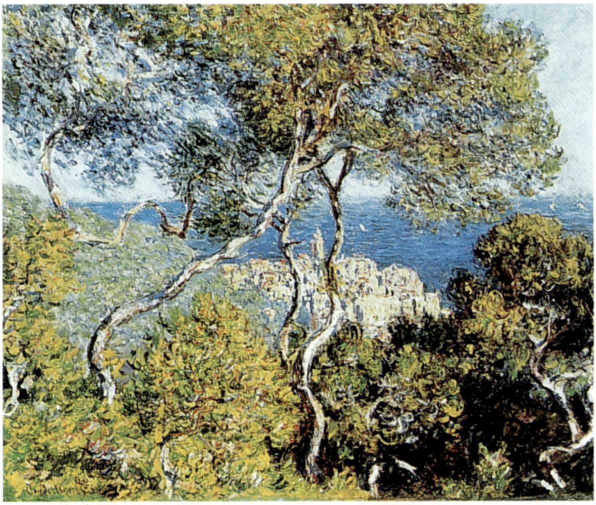

▼ Drei Gemälde der Serie *Das Felsentor Manneporte nahe Etretat,* 1883. Guy de Maupassant, der Monet in Etretat besuchte, schrieb über seinen Malerfreund: »Ich folgte Monet oft, wenn er neue Eindrücke suchte, er glich dabei weniger einem Maler als einem Jäger. ... Er lag vor seinem Motiv auf der Lauer, wartete auf die Sonne und auf die Schatten, und mit wenigen Pinselstrichen fing er den Lichtstrahl oder die vorbeiziehende Wolke ein.«

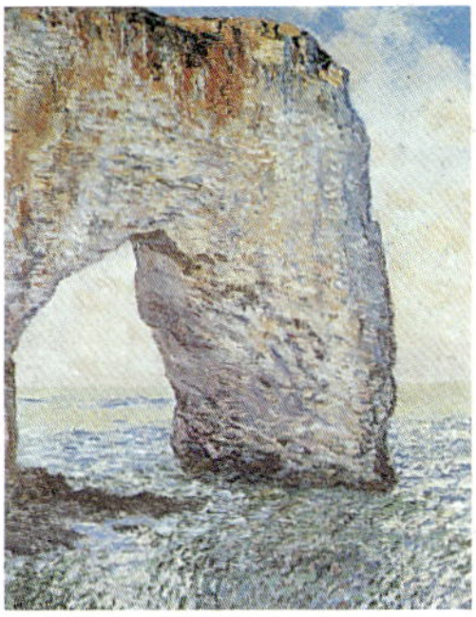

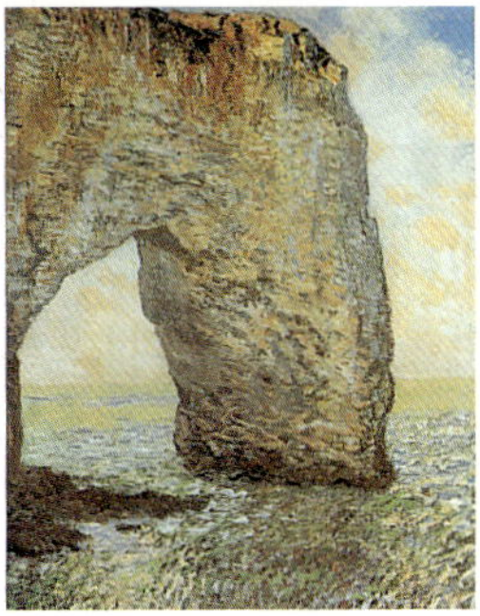

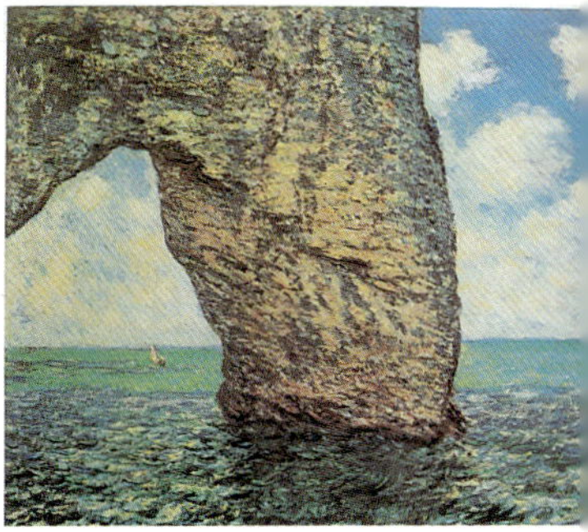

Ein außergewöhnliches Jahrzehnt

Mit jedem Jahr wird das ausgehende Jahrhundert turbulenter. Während in New York die Freiheitsstatue, ein Geschenk Frankreichs, gebaut wird und das amerikanische Kunsthandwerk den europäischen Erzeugnissen Konkurrenz zu machen beginnt, legen bahnbrechende Entdeckungen Zeugnis vom wissenschaftlichen Fortschritt ab – man denke nur an Louis Pasteur, der als erster die Wirksamkeit von Schutzimpfungen gegen Infektionskrankheiten entdeckt. In der Kunst gewinnt erneut das Motiv der Arbeit an Bedeutung, das bereits Mitte des 19. Jahrhunderts aufgegriffen worden war. Parallel zur Verbreitung von realistischen und symbolistischen Theorien kommt es nun auch zur Konfrontation mit dem divisionistischen Malstil: Fußend auf Eugène Chevreuls Theorie der Komplementärkontraste wird nun gemalt, indem man kleinste Tupfen reiner Farbe auf die Leinwand setzt und sich das Bild erst im Auge des Betrachters zusammenfügt. Wichtiges tut sich auch in der Politik: Immer weitere Teile Afrikas werden kolonialisiert, Großbritannien führt das allgemeine Wahlrecht für Männer ein, und in den USA entsteht die erste Gewerkschaft auf nationaler Ebene.

▼ Auguste Rodin, *Der Kuß,* 1886, Paris, Musée Rodin. Die Kunst dieses einzigartigen Bildhauers war revolutionär. Er hatte nicht an der Akademie studiert und konnte deswegen seinen Stil frei von Konventionen ausbilden.

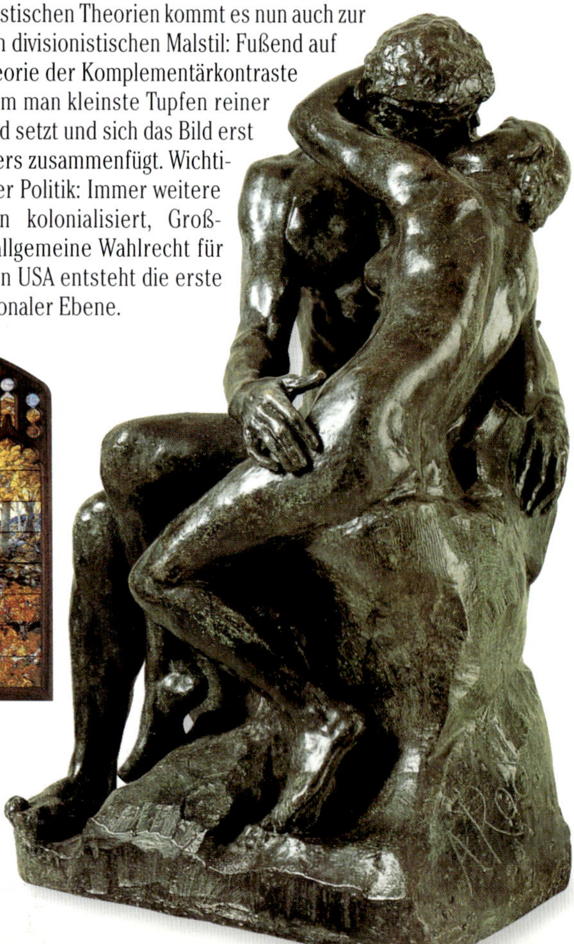

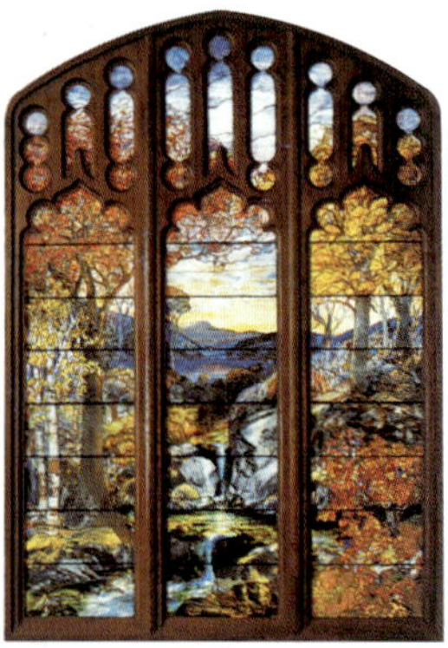

▲ Louis Comfort Tiffany, *Herbstlandschaft,* Glasfenster, 1923, New York, Metropolitan Museum of Art.

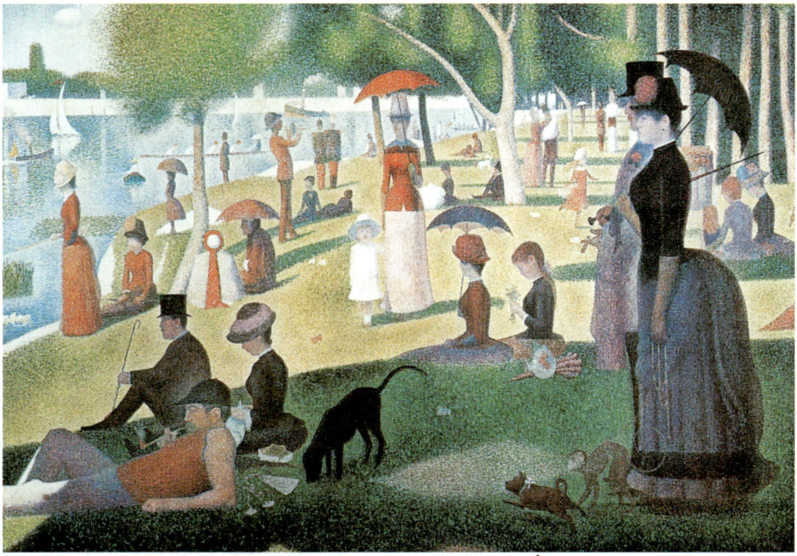

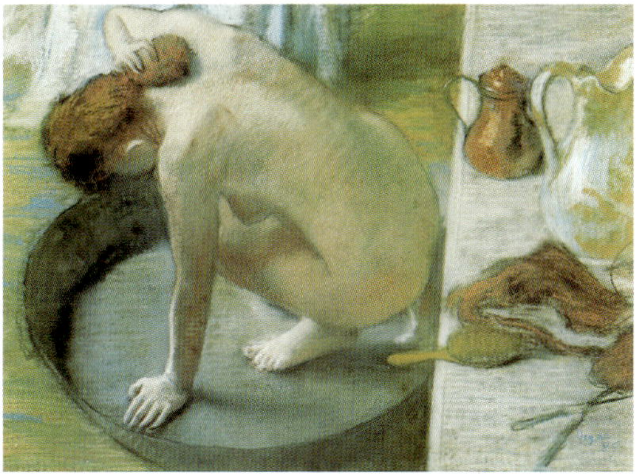

Seurat und die Optik

Das Werk von Georges Seurat (1859–1891) basiert auf der divisionistischen Theorie der Komplementärkontraste. In seiner Malerei versucht er, die Grenzen der äußeren Sichtbarkeit zu überwinden und damit zum Kern einer nicht mehr flüchtigen und oberflächlichen Wirklichkeit vorzustoßen (*Ein Sonntagnachmittag auf der Insel Grande Jatte*, 1884–86, Chicago, The Art Institute).

▲ Edgar Degas, *Frau im Waschzuber, sich den Nacken waschend,* 1886, Paris, Musée d'Orsay.

▶ Der zeitgenössische Stich zeigt den Wissenschaftler Louis Pasteur, der eine Tollwutimpfung überwacht: Dank der von ihm 1885 entwickelten Methode war der Biß eines tollwütigen Tieres nun nicht mehr unweigerlich tödlich.

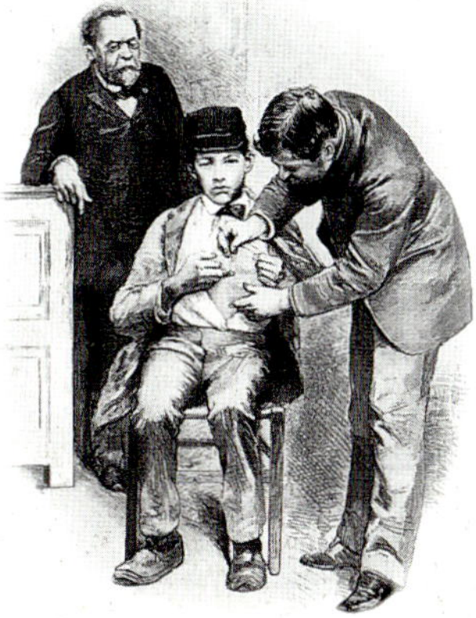

▼ Edgar Degas, *Die Büglerinnen,* 1884, Paris, Musée d'Orsay.

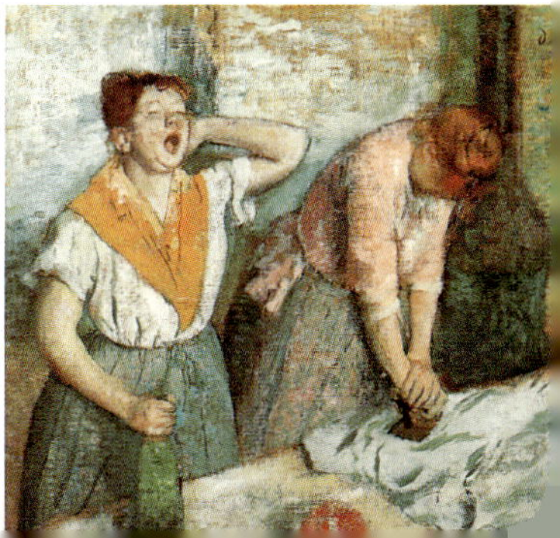

Drei Fischerboote

Das 1885 oder 1886 gemalte Bild befindet sich im Szépmüvészeti Múzeum in Budapest. Es ist eines der schönsten Gemälde aus Monets Zeit in Etretat. Ein an sich alltägliches Motiv erlangt durch die virtuose Farbbehandlung Bedeutung.

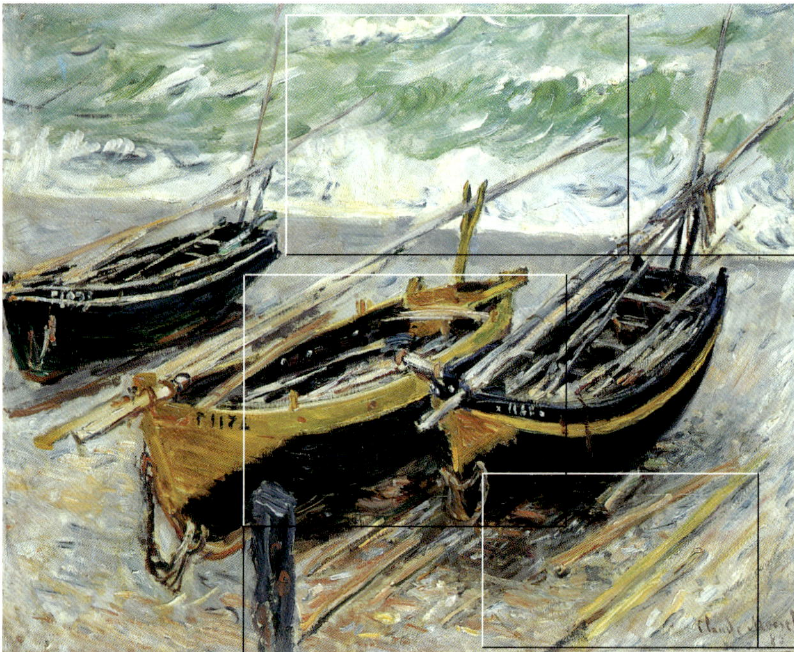

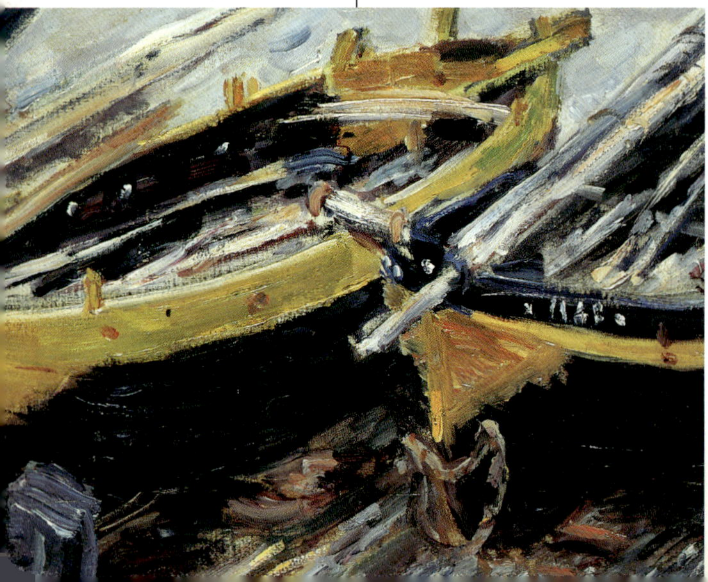

Etretat war ein malerisches Fischerdorf. Es verwundert daher kaum, daß sich Monet nicht auf Landschaftsmotive beschränkte, sondern auch alltägliche Gegenstände und die charakteristischen Zeugnisse des Arbeitslebens festhielt. Eher ungewöhnlich für Monet ist die ausgiebige Verwendung der Farbe Schwarz, die allerdings die Farb-Valeurs an den Schiffsrümpfen – Gelb, Grün und eine Spur Rot – erst richtig zur Geltung bringt.

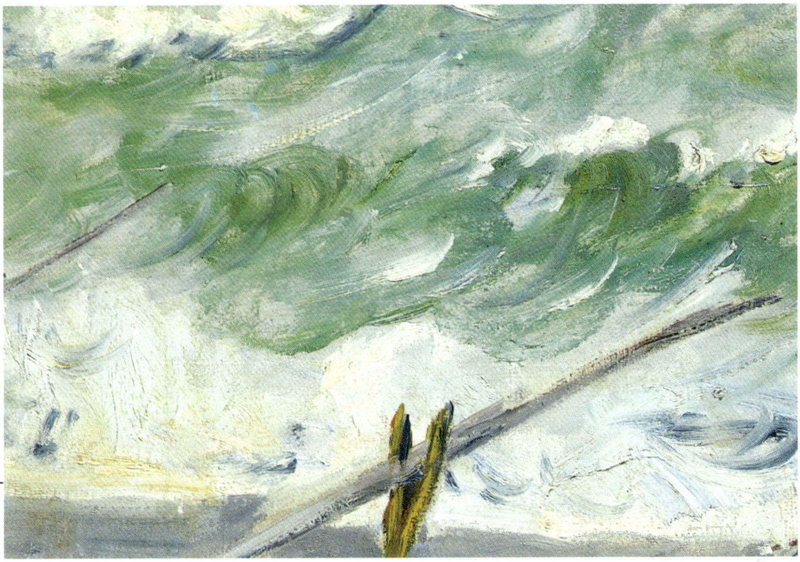

▲ Hinter dem Sandstreifen aus einem mit Blau vermischten Grau sieht man das bewegte Meer: Monet malt das Wasser mit weißen und gelben Tönen, dazu grüne und blaue Schlieren, schließlich zeigt sich die Wellenerhebung in einem vergleichsweise kräftigen Grün. Den Schaum gibt er mit spontan hingesetzten Weißhöhungen wieder. Das Wasser war eines seiner beliebtesten Motive; er malte es in allen erdenklichen Lichtverhältnissen und aus den unterschiedlichsten Blickwinkeln. Das Detail zeigt, welche Meisterschaft Monet mittlerweile erlangt hatte.

▶ Auch dem Strand widmete Monet große Sorgfalt: Das mit Grün vermischte Gelb sticht hervor, doch finden sich auch rote, blaue und schwarze Striche. Die Schleifspuren des Kiels auf dem nassen Sand bestehen aus langen, geraden Linien. Die gewellte Sandoberfläche hingegen ist mit kürzeren, schwächeren, leicht gerundeten Strichen wiedergegeben, die die feinen Erhebungen erahnen lassen.

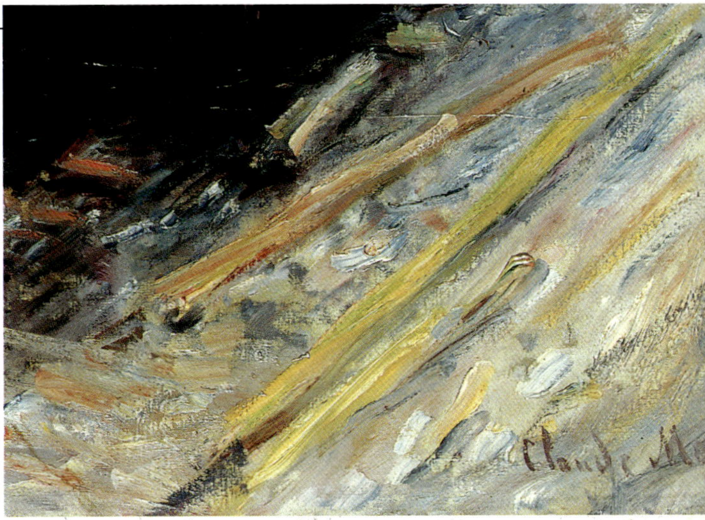

Natur, mon amour!

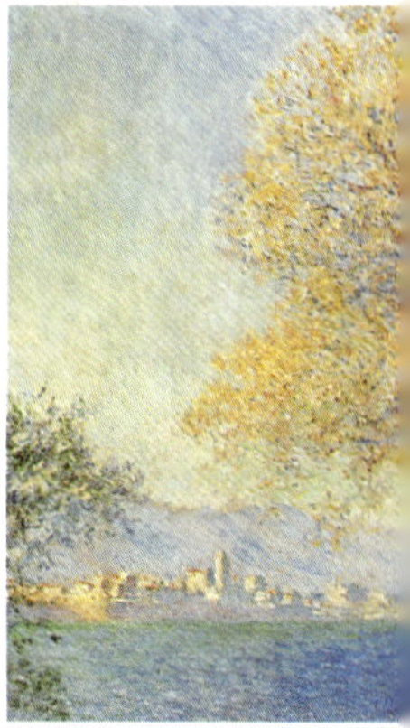

Im Jahre 1887 verbessert sich Monets finanzielle Situation erheblich: Zu den Käufern seiner Werke gehört auch Theo van Gogh, der eines seiner Seestücke von der Belle-Ile erwirbt. Nach der jährlichen Ausstellung bei Petit wird Monet unter anderem von Joris-Karl Huysmans lobend erwähnt, dem Autor des Romans *Gegen den Strich,* einem literarischen Manifest der symbolistischen Malerei. Einer der renommiertesten amerikanischen Künstler, John Singer Sargent, besucht den Maler. Im Januar 1888 reist Monet an die Côte d'Azur, wo einige faszinierende Ansichten von Antibes entstehen. 1889 entdeckt er in Begleitung seines Freundes Geffroy das Tal der Creuse, dessen bezaubernde Schönheit ihn an die wilde Natur des Nordens erinnert. Zu den durch die Arbeit im Freien bedingten Schwierigkeiten kommen nach einem Unfall starke rheumatische Beschwerden hinzu, aufgrund derer er einen mit Glyzerin gefüllten Handschuh tragen muß.

▼ Monet, *Das Tal der Creuse. Die kleine Creuse,* 1889, Chicago, The Art Institute. Dieses Bild gehört zu Monets frühester Serienarbeit. Das Sonnenlicht ist so stark, daß es die natürlichen Farbtöne blasser erscheinen läßt.

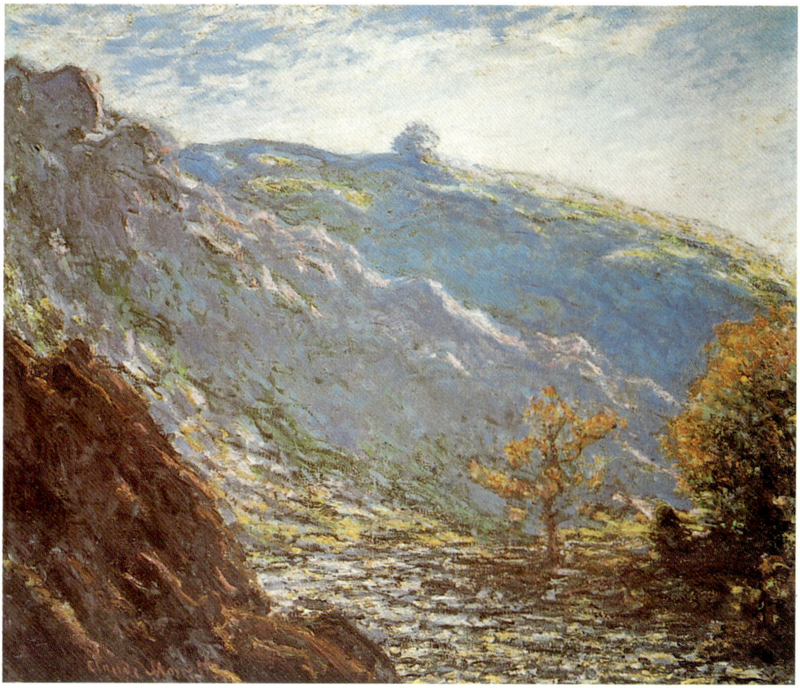

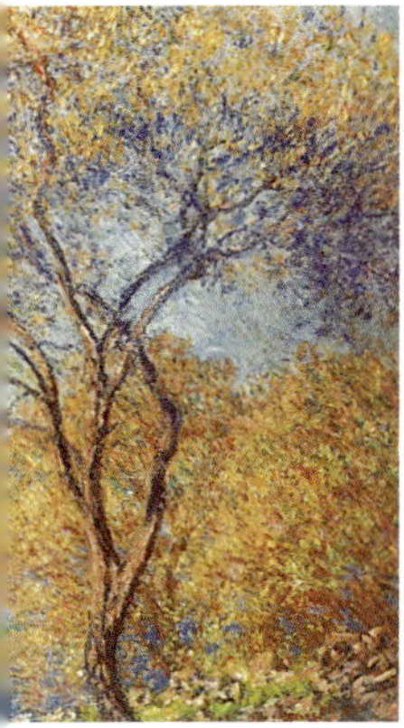

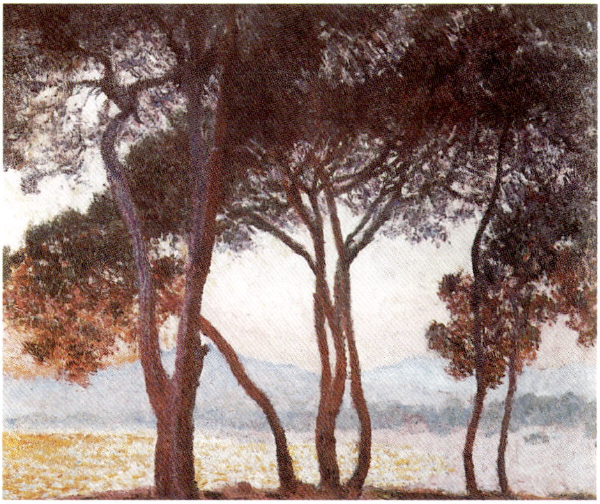

▲ Monet, *Antibes, von La Salis aus gesehen,* 1888, Toledo, Museo de Arte Contemporáneo. Trotz der Vielfalt der verwendeten Farben – Gelbtöne, Rosa, Grüntöne und sogar etwas Blau – entsteht ein homogener Gesamteindruck, der vor allem durch das starke Sonnenlicht geprägt ist.

■ Rechts oben: Monet, *Juan-les-Pins,* 1888, Privatsammlung. Ein Pendant des Werks, ebenfalls in einer Privatsammlung, ist von Grün- und Blautönen beherrscht, während das hier abgebildete in warmen Farbtönen den Sonnenuntergang darstellt.

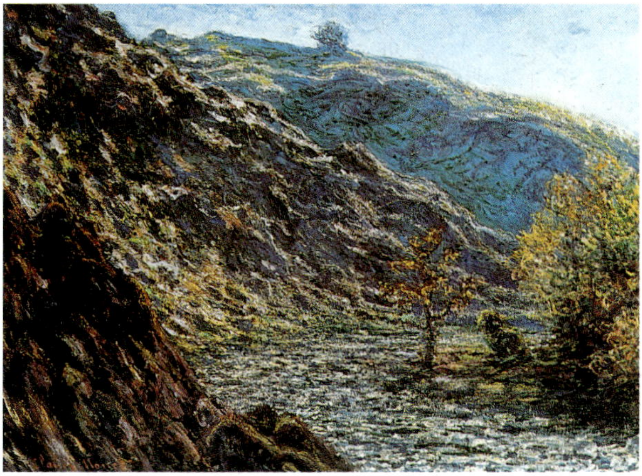

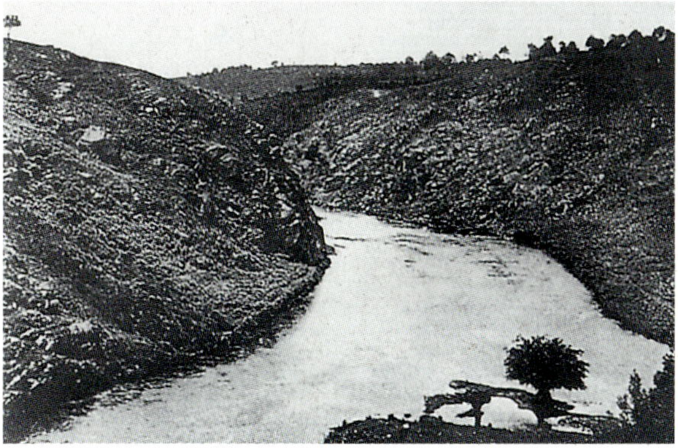

▲ Monet, *Die kleine Creuse,* 1889, Privatsammlung. Von anderen Lichtverhältnissen bestimmt, ist diese Ansicht aber möglicherweise am selben Tag gemalt worden wie das Bild links. Dunkel abgemischte Töne heben hier die Schatten hervor.

◄ Der Zusammenfluß der beiden Quellflüsse der Creuse (nahe Fresselines) auf einer Fotografie um das Jahr 1900.

Die achtziger Jahre gehen zu Ende

■ In einem offenen Brief klagte Emile Zola den Präsidenten der Republik wegen der Haltung des Staates in der Dreyfus-Affäre an.

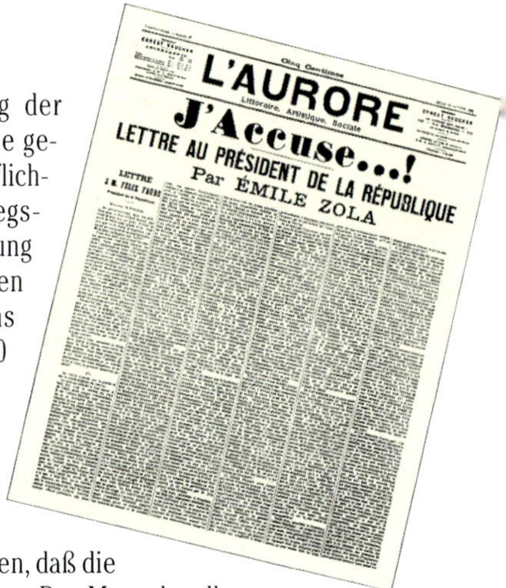
L'AURORE
Littéraire, Artistique, Sociale
J'Accuse...!
LETTRE AU PRÉSIDENT DE LA RÉPUBLIQUE
Par ÉMILE ZOLA

Auch der Ausklang der achtziger Jahre ist durch wichtige Ereignisse gekennzeichnet. Deutschland und Rußland verpflichten sich zu gegenseitiger Neutralität im Kriegsfall. In Italien tritt 1887 die erste Regierung Crispi an. Der Vormarsch italienischer Truppen mit dem Ziel der Kolonialisierung Äthiopiens und Somalilands wird in Dogali gestoppt, 500 Menschen finden den Tod. Frankreich und Großbritannien dehnen ihre Vorherrschaft über den fernen Osten und Afrika weiter aus. In der Kunst erlebt der Symbolismus seine Blütezeit. Die symbolistischen Maler, Schriftsteller und Kunsttheoretiker postulieren, daß die einfache Wiedergabe der Realität nicht genüge. Der Mensch soll sich wieder auf seine wahre Bestimmung besinnen, die jenseits rein materialistischer Interessen liegt. Die Suche nach einer neuen Form von Spiritualität ist allenthalben zu spüren. Auch die Neoimpressionisten beziehen sich auf diese philosophischen Positionen und versuchen, den Impressionismus zu überwinden, der ihnen als der Kulminationspunkt der bloßen Wiedergabe der physischen Realität gilt.

■ Links unten: Hector Guimard entwarf zwischen 1889 und 1904 viele Eingänge zur Pariser Metro im Stil des Art nouveau.

■ Jean-François Raffaelli, *Wartende Hochzeitsgäste,* um 1898. Ein neuer, detailgetreuer Realismus.

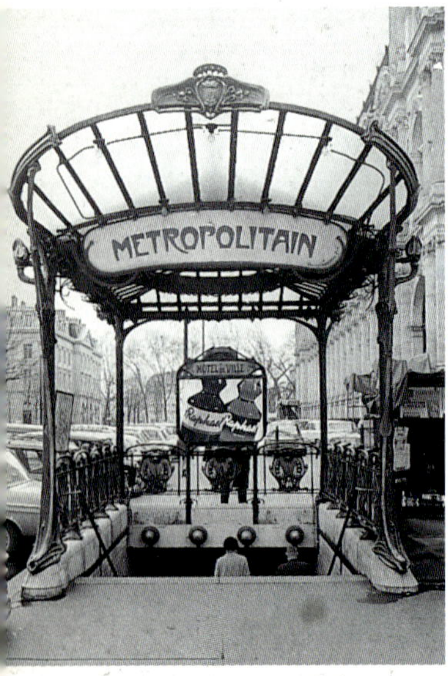

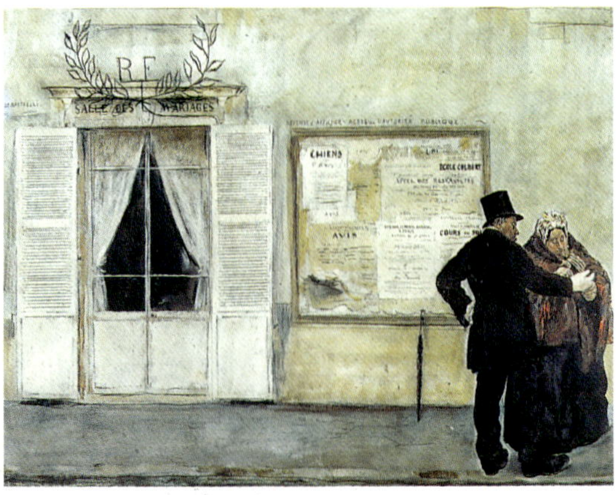

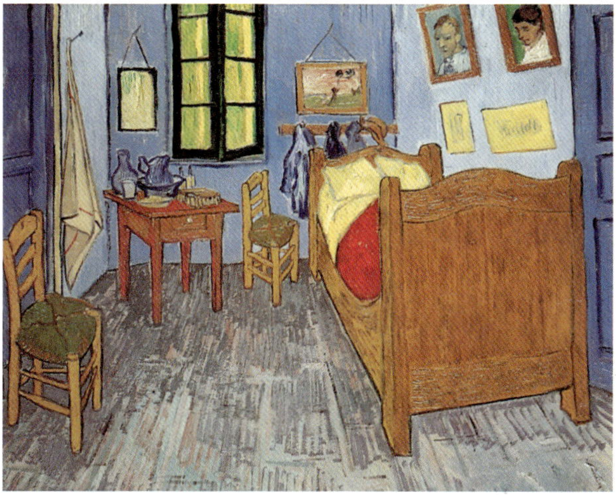

◀ Vincent van Gogh, *Das Schlafzimmer in Arles,* 1889, Paris, Musée d'Orsay. Dieses Interieur entstand in der Zeit, als van Gogh noch die Hoffnung hegte, mit Gauguin im berühmten Gelben Haus in Arles eine Künstlergemeinschaft zu gründen. Die Farben, rasch und entschlossen aufgetragen, orientieren sich nicht mehr an der Realität – ein Stil, mit dem van Gogh die Kunst des 20. Jahrhundert entscheidend prägte.

▶ Der Eiffelturm in Paris während der Erbauungszeit, 1889. Der Ingenieur Gustave Eiffel wurde 1832 in Dijon geboren. 1869 begann er sich mit Eisenkonstruktionen zu befassen; 1876 errichtete er das erste Eisengebäude in Paris, die Magasins Bon Marché. Der für die Weltausstellung entworfene Turm sollte ursprünglich nach dem Ende der Veranstaltung wieder abgebaut werden. Er gehört zu den großen Meisterleistungen des Ingenieurwesens: Das 320 Meter hohe Eisengerüst ist aus rund 15000 Einzelteilen zusammengesetzt; das Gewicht von 7000 Tonnen verteilt sich auf vier Pfeiler, die jeweils in einem Zementblock verankert sind. Die Aussichtsplattform erreicht man mit einem Aufzug oder über 1652 Stufen. Was einst als skandalträchtiges Bauwerk verschrien war, gilt heute als Symbol der Moderne: Der Eiffelturm, ein Triumph der neuen Architektur.

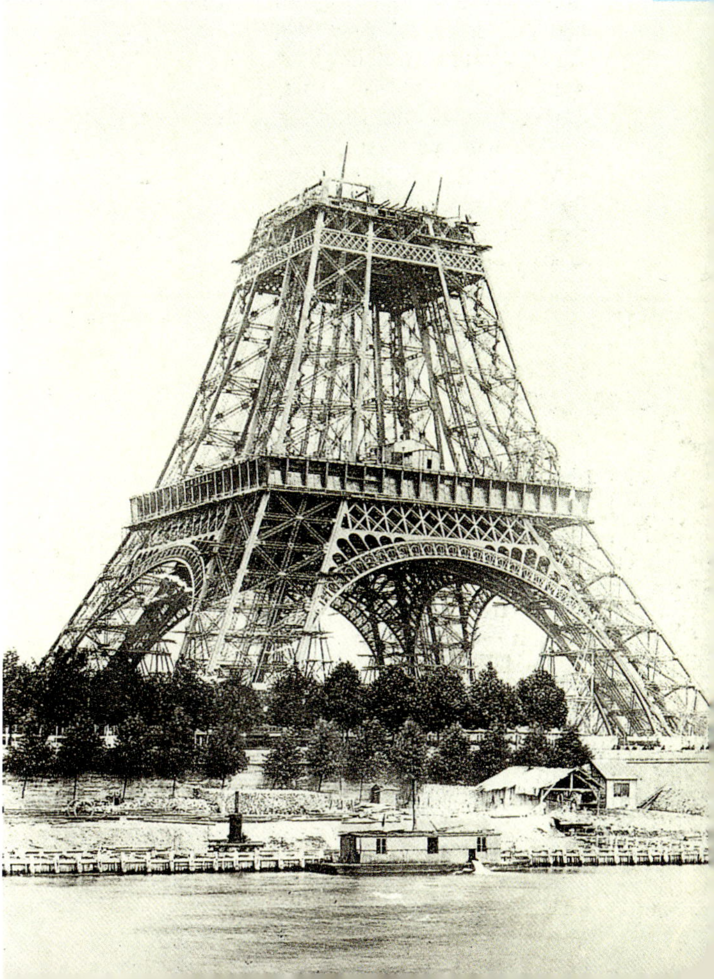

Am Strand von Juan-les-Pins

Das 1888 entstandene Gemälde im Besitz der Acquavella Galleries in New York gehört zu einer Serie von sieben Werken, in denen Monet das Motiv steil aufragender Bäume in verschiedenen Varianten darstellte.

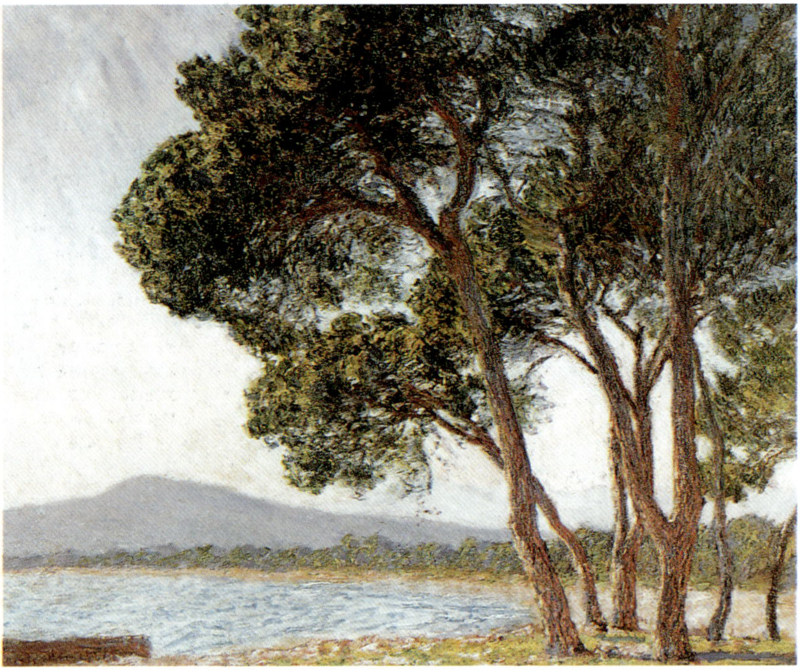

▲ Der Standort des Malers war wohl nicht weit vom Château de la Pinède entfernt, wo Monet wohnte. Die üppigen Grüntöne des Laubwerks lassen den Blau-, Rosa- und grelleren Grüntönen im unteren Bereich der Komposition genügend Raum. Das lebendige Nebeneinander von reinen Farben, Licht und abgestuften Tönen zieht sich bis zum Berg im dunstigen Hintergrund hin.

▶ Monet, *Antibes, von La Salis aus gesehen,* 1888, Privatsammlung. Das Bild gehört zu einer Serie von Ansichten der Altstadt. Dies ist der Blick am frühen Morgen. Das Wasser ist schon in helles Licht getaucht, während die Bäume noch fast ganz im Schatten liegen. Die anderen Gemälde der Serie fangen Augenblicke aus dem weiteren Verlauf des Tages bis zum späten Nachmittag ein.

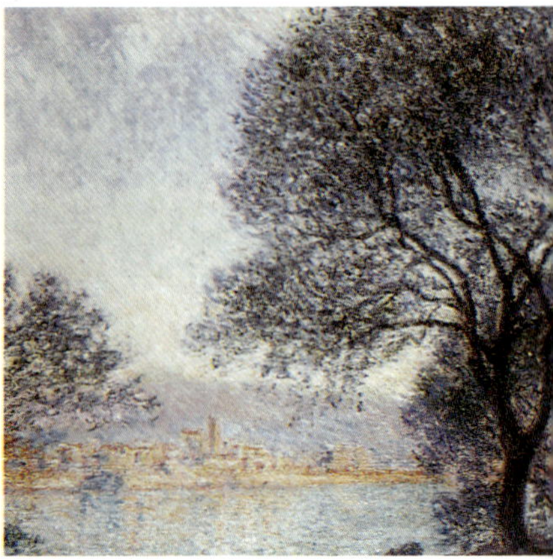

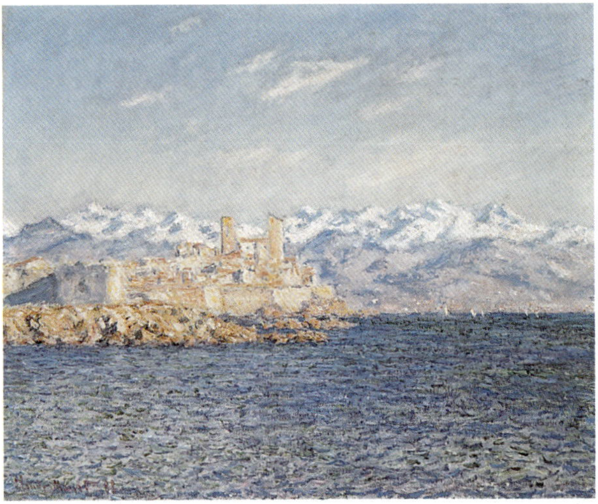

◀ *Das alte Fort von Antibes* ist ein weiteres Sujet, das der Maler 1888 während seines ausgedehnten Aufenthaltes am Meer bearbeitete. Das hier abgebildete Werk gehört zu einer sechsteiligen Serie und befindet sich im Museum of Fine Arts in Boston. Monet stellte den Ort mit winzigen Pinselstrichen dar. Dazu mußte jeder Tupfer Rosa, Türkis, Smaragdgrün und Blau exakt bemessen sein, denn auch nur ein Millimeter zuviel hätte alles zerstört.

▶ *Antibes, vom Kap aus gesehen, mit Mistralwind.* Dieses Bild entstand ebenfalls 1888, wie alle Gemälde der Serie, und befindet sich heute in einer Privatsammlung. Es ist ein weiteres Beispiel für Monets Fähigkeit, extreme Nahsicht mit einem weit entfernten Hintergrund in Einklang zu bringen. Der Mistral wird in der Provence wegen seiner Heftigkeit gefürchtet. Darauf nimmt auch Maupassant Bezug, wenn er von der geheimnisvollen, fast schon religiösen Angst vor dem Wind spricht, der die Atmosphäre reinfegt und die Farben noch deutlicher hervorhebt: Genau das hat Monet wiedergegeben.

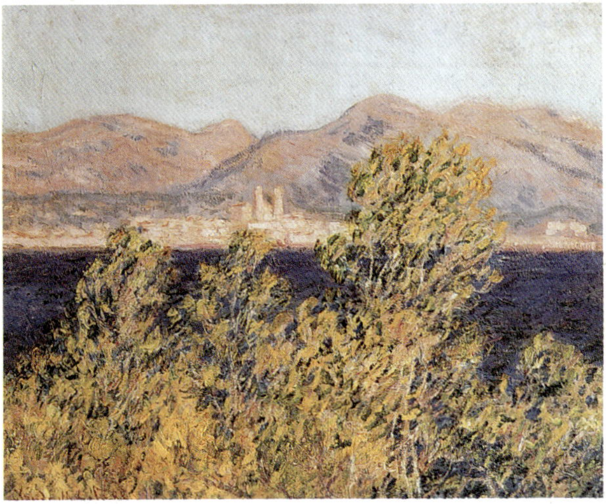

Gemälde in Serie

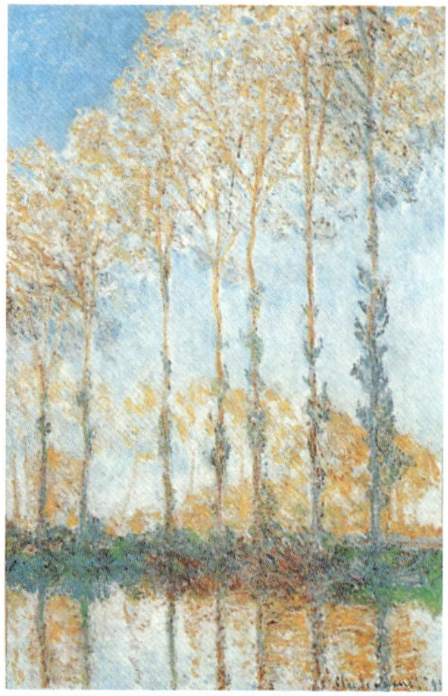

Monet, *Pappeln,* 1891, Philadelphia, Museum of Art. Monet liebte diese Pappeln, er konnte sie stundenlang betrachten. Als sie verkauft werden sollten, zahlte er eine nicht unbeträchtliche Summe, damit sie nicht gefällt wurden und er sich noch eine Weile an ihnen erfreuen konnte.

Auf der Pariser Weltausstellung 1889 können gut hundert Künstler ihre Werke präsentieren. Auch Monet gehört zu ihnen – der Clou der Schau ist allerdings die *Olympia* von Manet. Als Monet erfährt, daß Manets Witwe mit einem amerikanischen Käufer verhandelt, initiiert er eine Sammlung, um das Werk zu erwerben und dem französischen Staat als Schenkung zu überlassen, was im darauffolgenden Februar tatsächlich geschieht. Im gleichen Jahr stellt er gemeinsam mit Rodin bei Petit aus: endlich stellt sich der große Erfolg ein. Mirbeau schreibt über Monets Werke: »Die Luft überflutet jeden Gegenstand, erfüllt ihn mit Geheimnis, umgibt ihn mit einmal vager, einmal funkelnder Farbigkeit ...« Dank der finanziellen Unterstützung durch Durand-Ruel kann Monet im November 1890 das bislang nur gemietete Haus in Giverny mit dem dazugehörigen Land kaufen. Damit beginnt eine lange Phase der Kreativität, des Wohlstands und des Ruhms. Monet ist längst nicht mehr der Impressionist von einst. Sein Stil hat sich nach und nach einer fast wissenschaftlichen Wahrnehmung angenähert. Er fühlt sich als Begründer einer eigenständigen Kunstrichtung. Die Geschichte wird ihm recht geben.

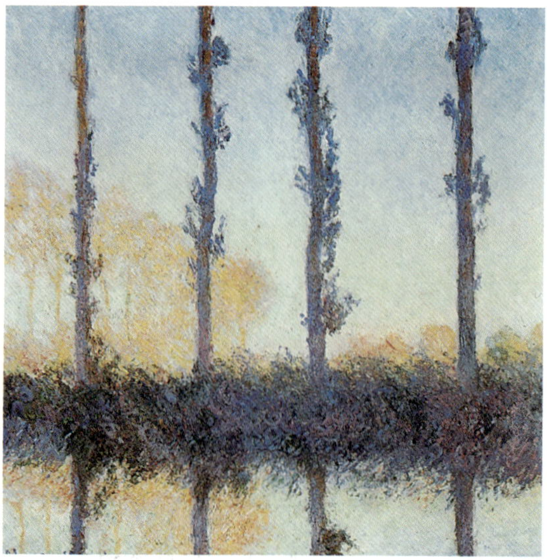

Monet, *Vier Pappeln,* 1891, New York, Metropolitan Museum of Art. An den einzelnen Bildern dieser Serie arbeitete Monet etwa sieben Minuten, er reduzierte die Beobachtung und Ausführung somit auf ein Minimum. Obwohl Monet ständig mit der Lichtveränderung Schritt halten mußte, ist die Pinselführung kraftvoll und kompakt.

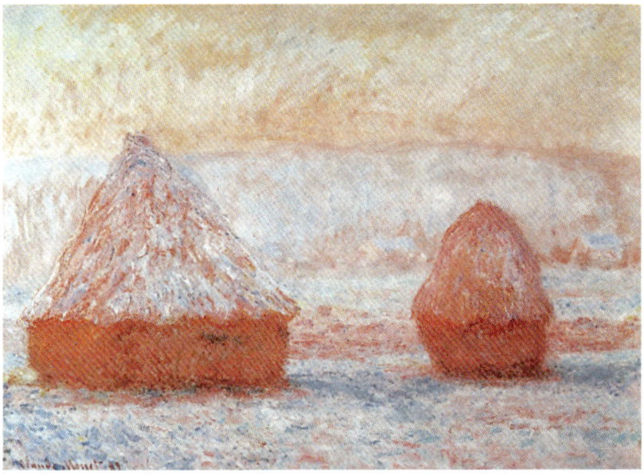

◀ Monet, *Heuschober am Morgen,* 1890–91, Privatsammlung. Von Oktober 1890 bis Januar 1891 widmete Monet diesem Motiv nicht weniger als 25 Gemälde. Eine Überzeugung reifte ihn ihm heran: Die Dinge sind nicht so wichtig – was zählt, ist viel mehr die Art ihrer Wahrnehmung. Monet leistete damit dem Gedanken der »Seriellen Kunst« erheblichen Vorschub.

▶ Monet, *Verschneiter Heuschober bei Sonnenuntergang,* 1890–91, Chicago, The Art Institute.

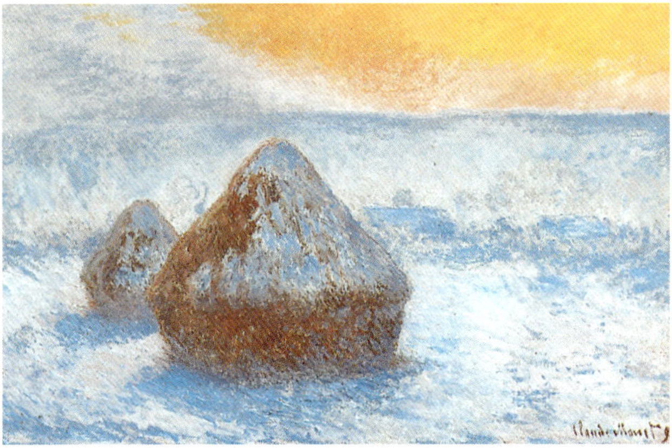

▼ Monet, *Heuschober, Spätsommer,* 1890–91, Chicago, The Art Institute. Einige dieser Werke wurden 1895 in Moskau ausgestellt. Kandinsky, zu dieser Zeit selbst noch kein Maler, war beeindruckt von den malerischen Möglichkeiten eines so simplen Motivs.

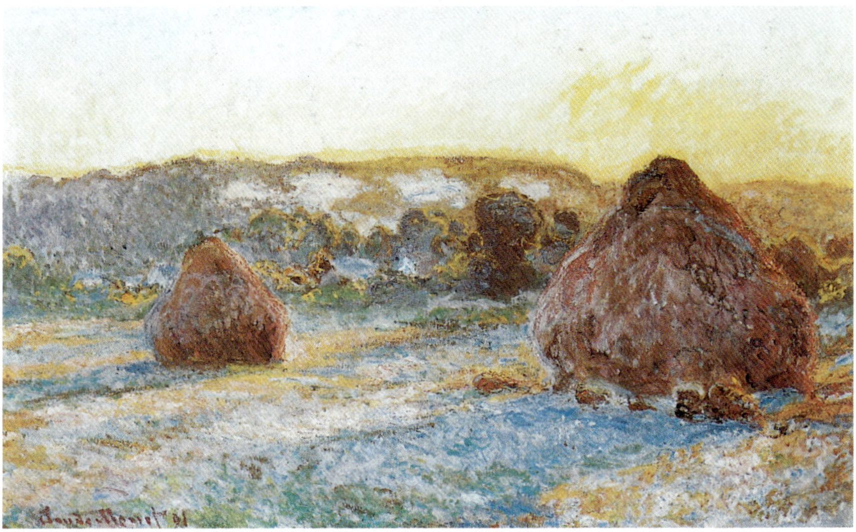

Neues Kunstempfinden: Der Symbolismus

Im letzten Jahrzehnt des 19. Jahrhunderts zeugen einige einschneidende Ereignisse im kulturellen Leben von einem Wandel der Anschauungen in Europa. 1892 kommt es in München zur ersten künstlerischen »Sezession«, der offiziellen Abwendung einer Künstlergruppe von der Akademie. Weitere Sezessionen finden 1897 in Wien und 1898 in Berlin statt. Art nouveau und seine deutsche Ausprägung, der Jugendstil, entstehen um die Jahrhundertwende als radikale Reformbewegungen für Kunst und Kunsthandwerk. Die Sezessionisten und einige herausragende Persönlichkeiten der Kunstszene lehnen sich gegen die abgelebten Normen auf und betrachten sich selbst als Vertreter einer neuen, auf philosophischen Erkenntnissen beruhenden Weltanschauung. Für sie ist der Realismus ein Hemmnis. Zu seiner Überwindung wollen sie der Wirklichkeit auf den Grund gehen, so tief, daß sie zu dem Schluß kommen, man müsse die Grenzen der Materie überwinden, ja »die Materie selbst neu erfinden«. Architekten, Bildhauer und Kunstgewerbler bearbeiten traditionelle und neue Materialien mit handwerklicher Bravour. Die Maler nutzen ihr gewohntes Medium, die Farbe, um die »jenseitige Wirklichkeit« in tausend Facetten zu gestalten.

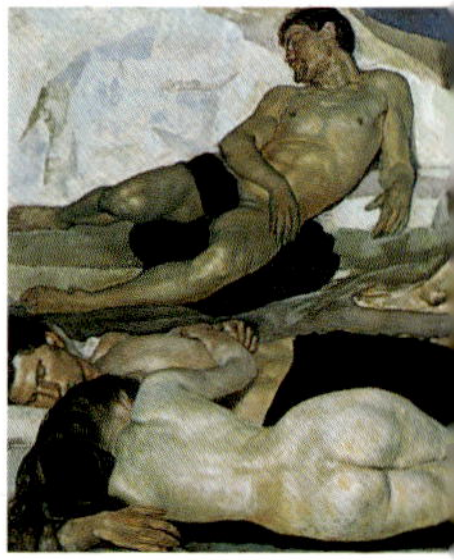

Ferdinand Hodler, *Die Nacht,* 1890, Bern, Kunstmuseum. Unter den zahlreichen Ausformungen des Symbolismus ist die von Hodler vertretene Richtung besonders faszinierend. Das Werk des Schweizer Malers (1853 bis 1918) zeigt eine von klarer und plastischer Linearität geprägte traumhafte Wirklichkeit auf: In der hell erleuchteten, gespenstischen Nacht erschreckt ein Geist, vielleicht der Tod, die Menschen.

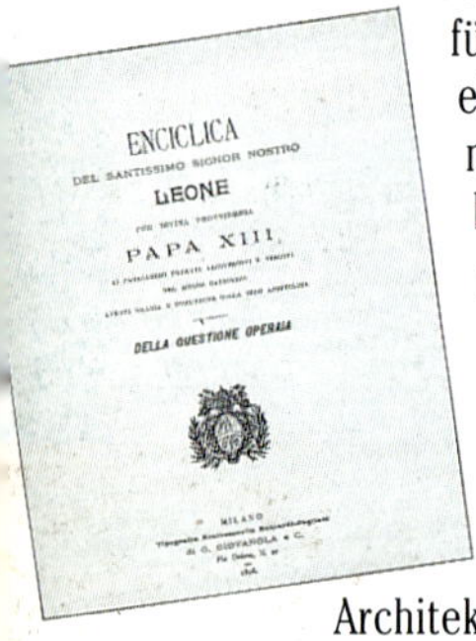

Die Enzyklika *Rerum Novarum,* in der sich Papst Leo XIII. zu sozialen Fragen äußerte. Er lehnte die sozialistische Doktrin erneut nachdrücklich ab, hielt jedoch eine Beteiligung der Arbeiter an den wirtschaftlichen Erträgen der Unternehmer für wünschenswert.

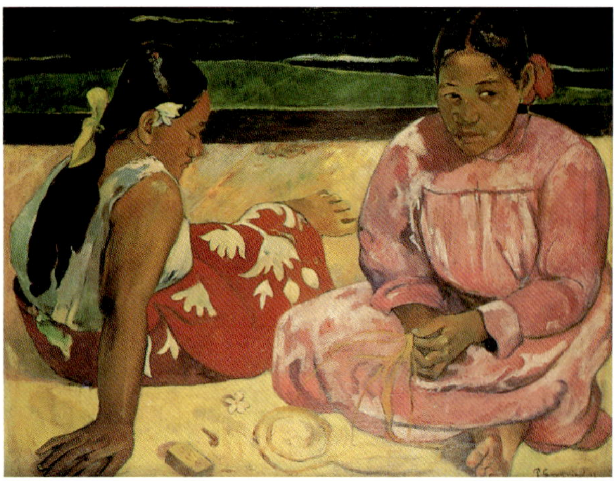

Paul Gauguin, *Tahitianerinnen,* 1891, Paris, Musée d'Orsay. Gauguin malte dieses bekannte Werk während seines zweiten Aufenthalts auf Tahiti. 1906 wurde es auf der großen Retrospektive ausgestellt. Die Haltung der beiden Frauen ist einem Fries der Tempelanlage von Borobudur nachempfunden, auf den der Künstler häufig Bezug nahm.

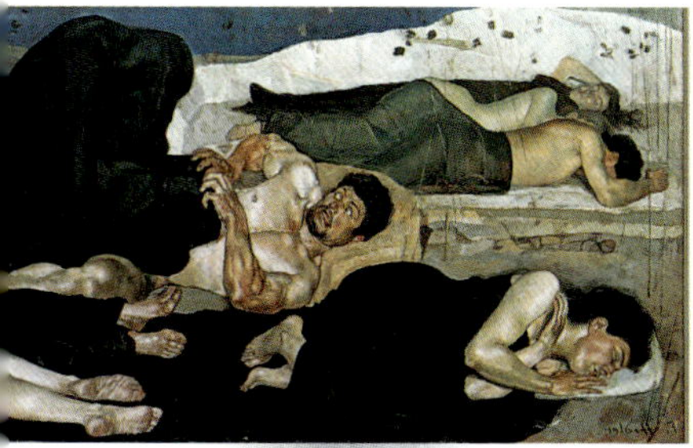

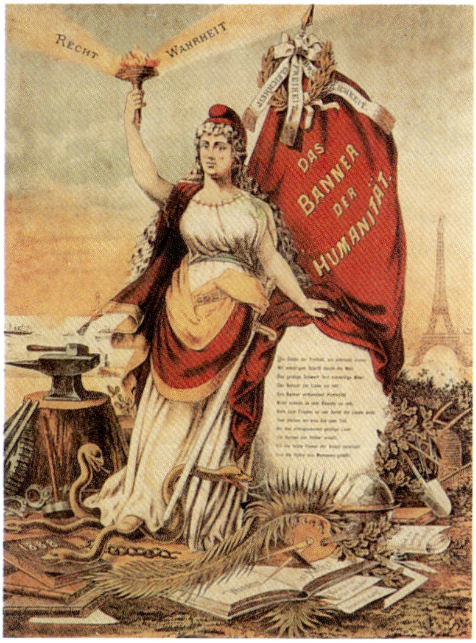

Das Manifest der Zweiten Internationale, die eine explizit marxistische Ausrichtung hatte. Farblithographie, Deutschland, um 1890.

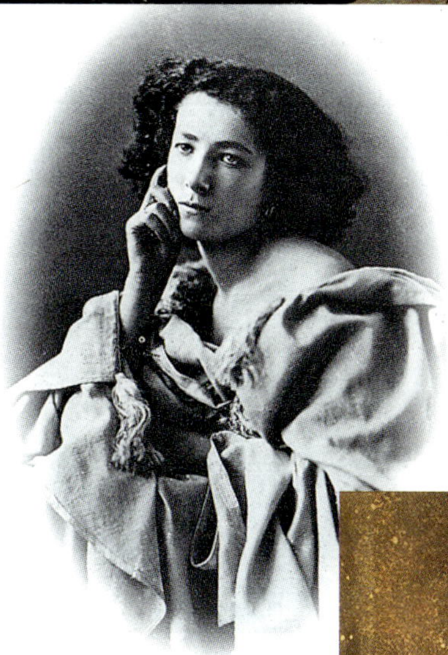

1891 brillierte die berühmte Schauspielerin Sarah Bernhardt in *La Signora di Challant* von Giuseppe Giacosa in New York.

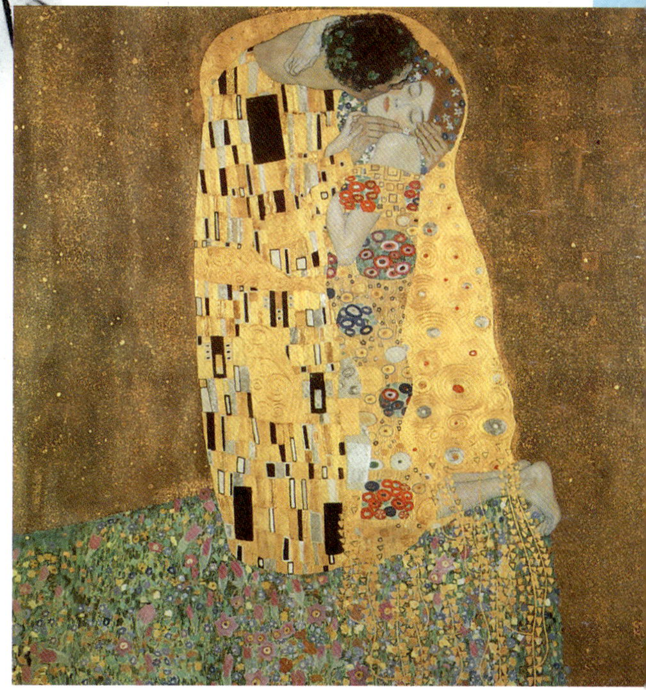

Gustav Klimt, *Der Kuß,* 1905–09, Wien, MAK, Österreichisches Museum für Angewandte Kunst.

Die Suche nach Licht

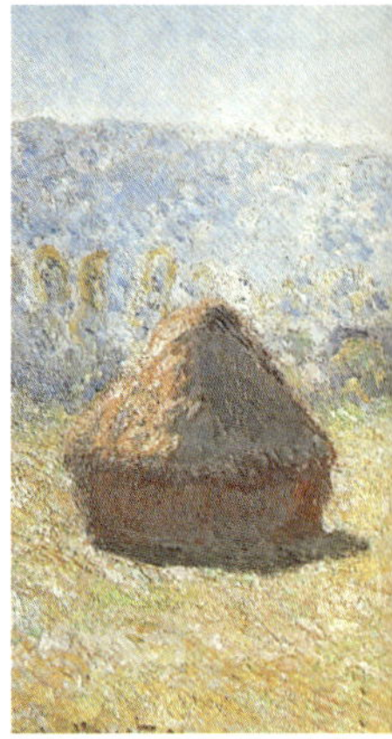

Nach dem Tod von Ernest Hoschedé kann Monet im Juli 1892 endlich Alice heiraten. Für den nicht mehr ganz jungen Künstler beginnt damit die privat wie beruflich erfüllteste Zeit seines Lebens. Seit Februar desselben Jahres arbeitet er an einer seiner berühmtesten Serien: *Die Kathedrale von Rouen* (Seite 90–91). Doch auch wenn er sich in der Stadt aufhält, vernachlässigt er nie seinen Garten, der mit jedem Jahr schöner wird. In den seltenen Malpausen zieht es ihn in den botanischen Garten von Rouen, wo er viele Blumensamen ersteht. Je sicherer er sich in der Malerei bewegt und je älter er wird, desto mehr gelangt er zu der Einsicht, daß sich sein Stil ändern muß. Im Kern jedoch bleibt er seinem wichtigsten Ideal treu: mit allen ihm zur Verfügung stehenden Möglichkeiten die Natur zu erfassen und darzustellen. Im Januar 1895 malt er erstmals die japanische Brücke in seinem Garten – Dutzende weiterer Darstellungen werden folgen. Im Mai desselben Jahres stellt er bei Durand-Ruel über fünfzig Gemälde aus, darunter viele Ansichten der Kathedrale. Die befreundeten Maler sind begeistert, und Premierminister Félix Faure beschließt, die gesamte Serie für den Staat zu erwerben.

▼ Monet, *Der Berg Kolsaas,* 1895, Paris, Musée d'Orsay. Während einer Norwegenreise hielt Monet dieses Motiv in mehreren Gemälden fest. Die dem imposanten Berg gewidmete Serie kreist vor allem um die Wirkung des Lichts auf Schnee, eine Naturerscheinung, die Monet bereits in seiner Jugend beschäftigt hatte.

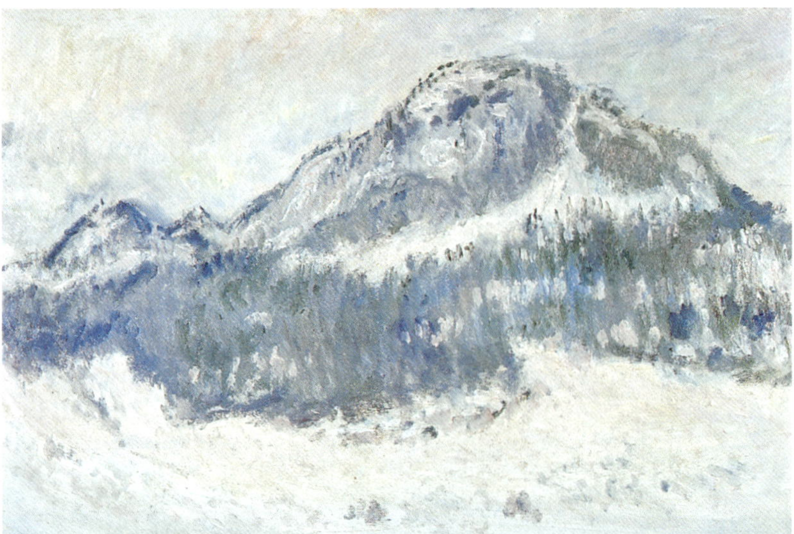

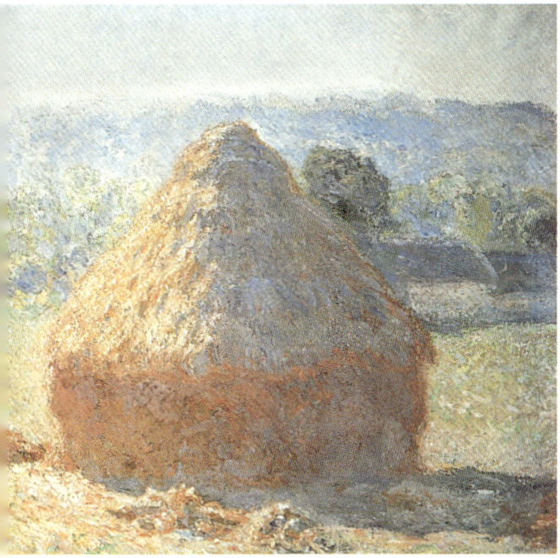

▲ Monet, *Heuschober im Spätsommer, am Morgen,* 1890–91, Paris, Musée d'Orsay. Geflechte aus blauer, grüner, gelber und roter Farbe scheinen das Licht in greifbare Materie zu verwandeln.

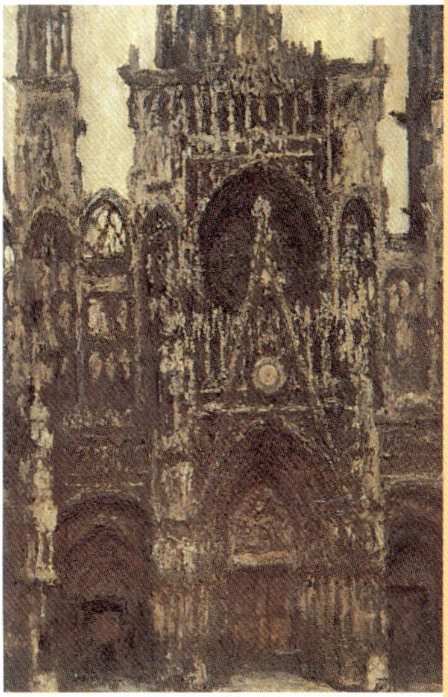

▲ Monet, *Die Kathedrale von Rouen,* 1892–94, Paris, Musée d'Orsay. Das Bild zeigt die Fassade der Kathedrale in vornehmlich dunklen Tönen: Der Untertitel lautet deshalb auch *Harmonie in Braun.*

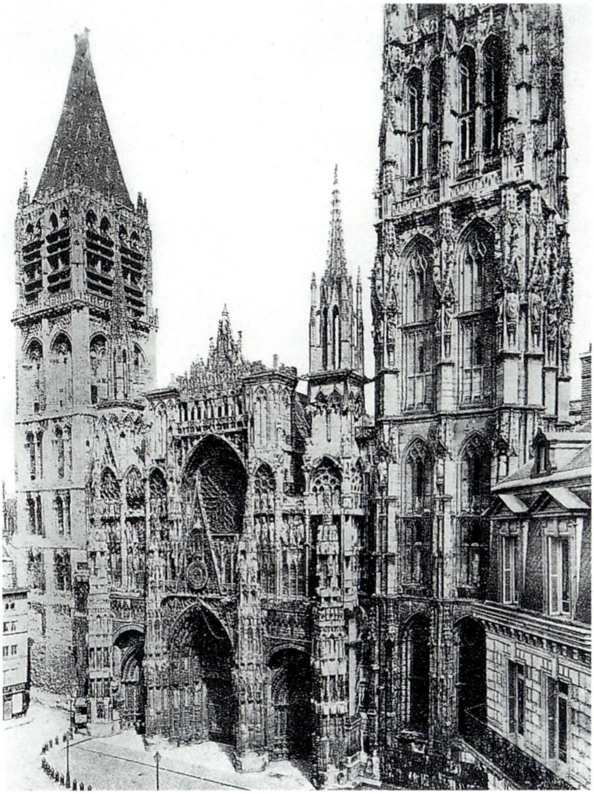

◀ Die Kathedrale von Rouen. In der Altstadt von Rouen haben sich einige gotische Bauwerke erhalten, das imposanteste davon ist die 1202 bis 1530 erbaute Kathedrale. Sie zeigt den typischen Flamboyant-Stil der französischen Spätgotik mit üppiger Ornamentik und durchbrochenem Mauerwerk. Die Fassade wirkt wie ein filigranes Geflecht aus Stein, das sich in einem spielerischen Gewirr aus Schatten und Licht zum Platz hin öffnet. Gerade diese Veränderungen des Lichts und der Farbe faszinierten Monet.

Menschen und Strömungen der neunziger Jahre

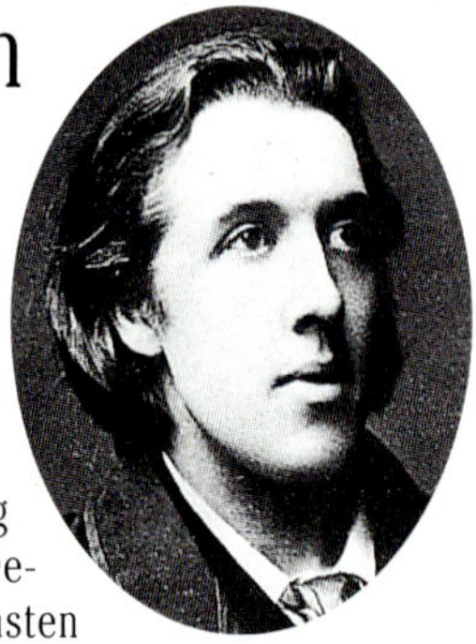

▲ 1899 verfaßte der englische Schriftsteller Oscar Wilde das Stück *Ernst sein!*

Während Monet den Zyklus der *Kathedrale von Rouen* in Angriff nimmt, beginnt der Aufstieg eines anderen großen Künstlers: 1892 schreibt Claude Debussy das *Prélude à l'après-midi d'un faune,* eine der schönsten Kompositionen der Moderne. In der Musikgeschichte gilt Debussy als Impressionist, sein Werk wird aber ebenso in Analogie zur symbolistischen Literatur gesehen. In den *Nocturnes,* in *La Mer* und in den *Préludes* werden die Töne auf bislang ungekannte Weise frei nebeneinandergesetzt, und jeder Klang ruft die Bilder, Gefühle und Farben eines flüchtigen Augenblicks wach. Debussy setzt sich nicht als einziger mit den neuen Ideen auseinander, doch kein anderer außer ihm hat den Mut, sich völlig von den traditionellen Mustern loszusagen und die Brücke zur Zukunft zu schlagen. Auf dem Gebiet der bildenden Kunst ist hervorzuheben, daß 1895 bei Ambroise Vollard, einem der bedeutendsten Förderer der Avantgarde, die erste Einzelausstellung von Cézanne stattfindet.

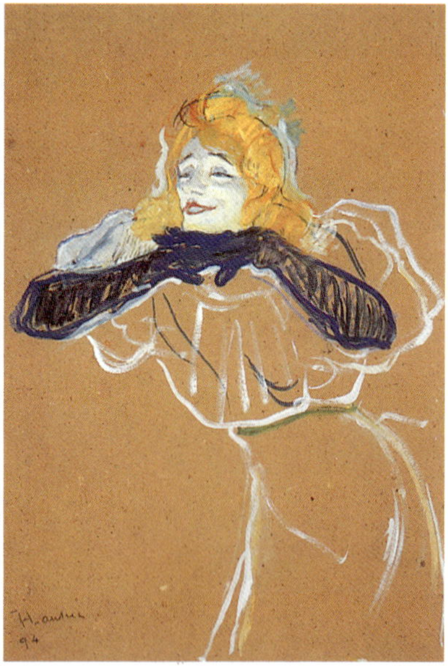

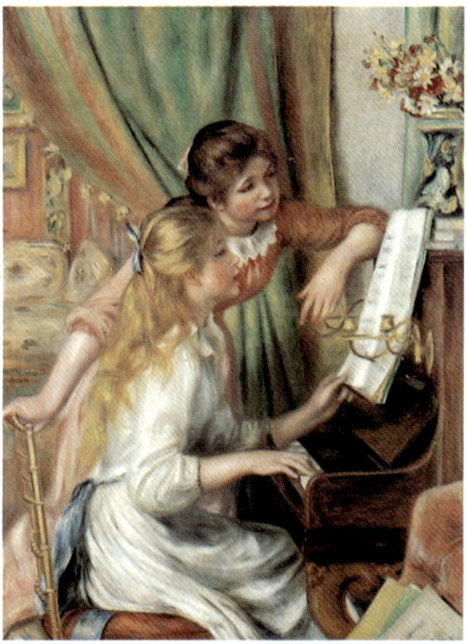

◄ Auguste Renoir, *Junge Mädchen am Klavier,* 1892, Paris, Musée d'Orsay. Nach einer Schaffenskrise in den achtziger Jahren kehrte der Maler mit einem vertrauten Sujet zur gewohnten Zartheit zurück.

▲ Henri de Toulouse-Lautrec, *Die Sängerin Yvette Guilbert singt »Linger, Longer, Loo«,* 1894, Moskau, Puschkin-Museum. Madame Guilbert war für ihre langen schwarzen Handschuhe berühmt.

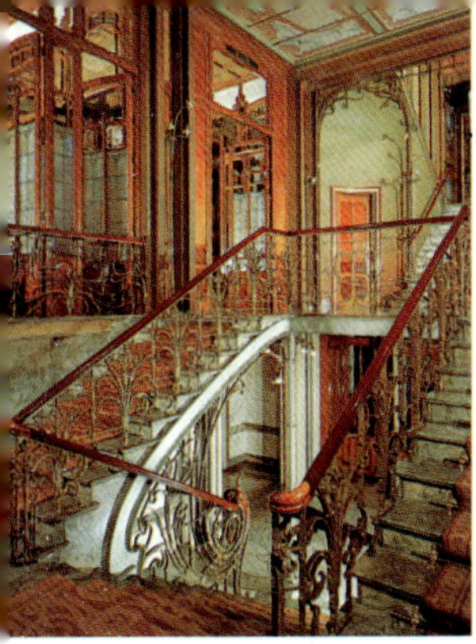

Victor Horta – ein Architekt des Art noveau

Der Belgier Horta zählt zu den bedeutendsten Architekten des europäischen Art nouveau. Im Haus Solvay in Brüssel (1895 bis 1900) hat er dessen Prinzipien beispielhaft umgesetzt. Das ganze Gebäude ist von ihm bis ins feinste Detail entworfen worden, von der Fassade bis zur Innendekoration in wertvollen Materialien wie Marmor, Glas und Holz. Charakteristisch ist auch das Spannungsverhältnis zwischen rationaler Konstruktion und rein ornamentaler Linienführung, die sich vor allem im Gußeisen zu verschlungenen Motiven formt.

▼ Am 28. Dezember 1895 zeigten die Gebrüder Lumière in einem Pariser Saal die ersten sechs Kurzfilme der Kinogeschichte: hier *L'arroseur arrosé.*

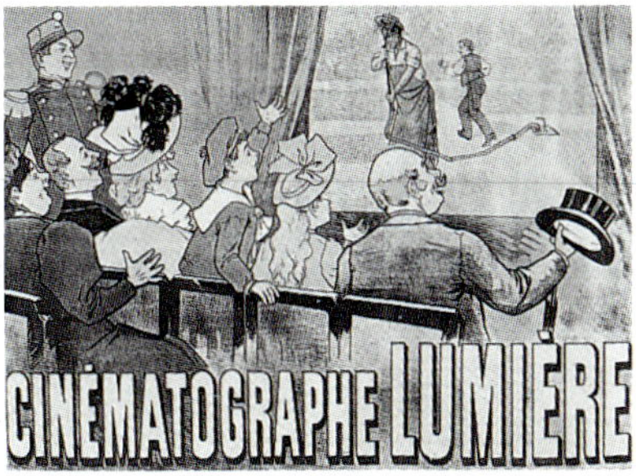

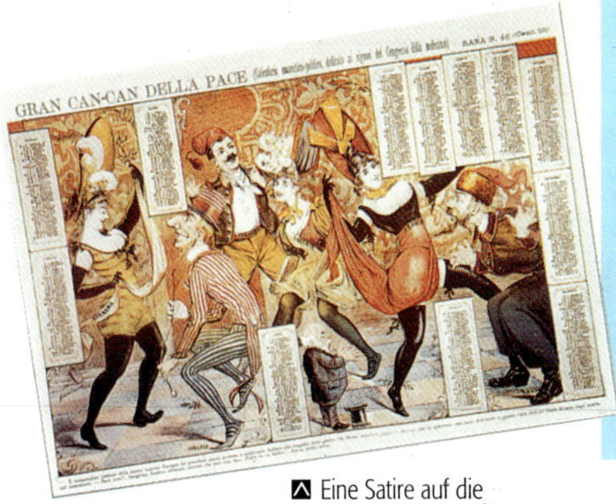

▲ Eine Satire auf die Großmächte Deutschland, Österreich und Frankreich mit ihren drei Verehrern Großbritannien, Italien und Rußland.

▶ Paul Cézanne, *Stillleben mit Äpfeln und Orangen,* 1895–1900, Paris, Musée d'Orsay. Cézanne beteiligte sich an zwei Ausstellungen der Impressionisten (1874 und 1877), vertrat jedoch immer eine eigenständige Richtung. Von den Kritikern geschmäht, verließ er Paris und kehrte in seine Heimat, die Provence, zurück. Dort entwickelte er einen Stil, mit dem er vor allem die in den Gegenständen verborgenen plastischen Formen zutage bringen wollte, und wurde so zu einem der Wegbereiter der modernen Kunst.

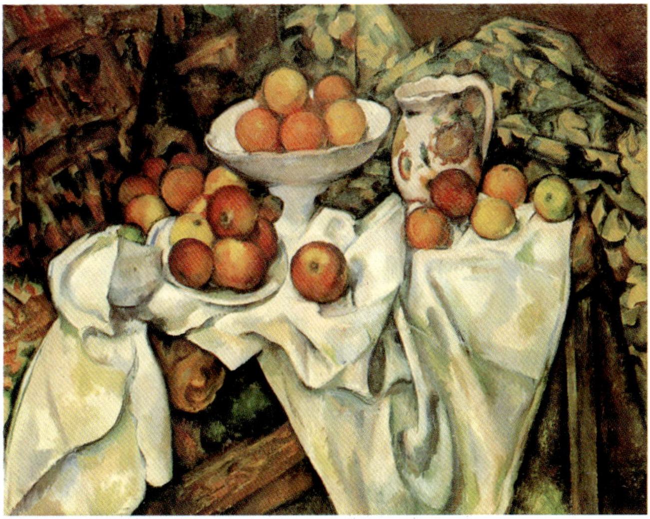

Die Kathedrale von Rouen

Der 1892 bis 1893 entstandene Zyklus umfaßt ungefähr 30 Gemälde. Um die wechselnden Lichtverhältnisse einzufangen, arbeitete Monet an bis zu 14 Bildern am Tag. Das hier abgebildete Werk befindet sich im Puschkin-Museum in Moskau.

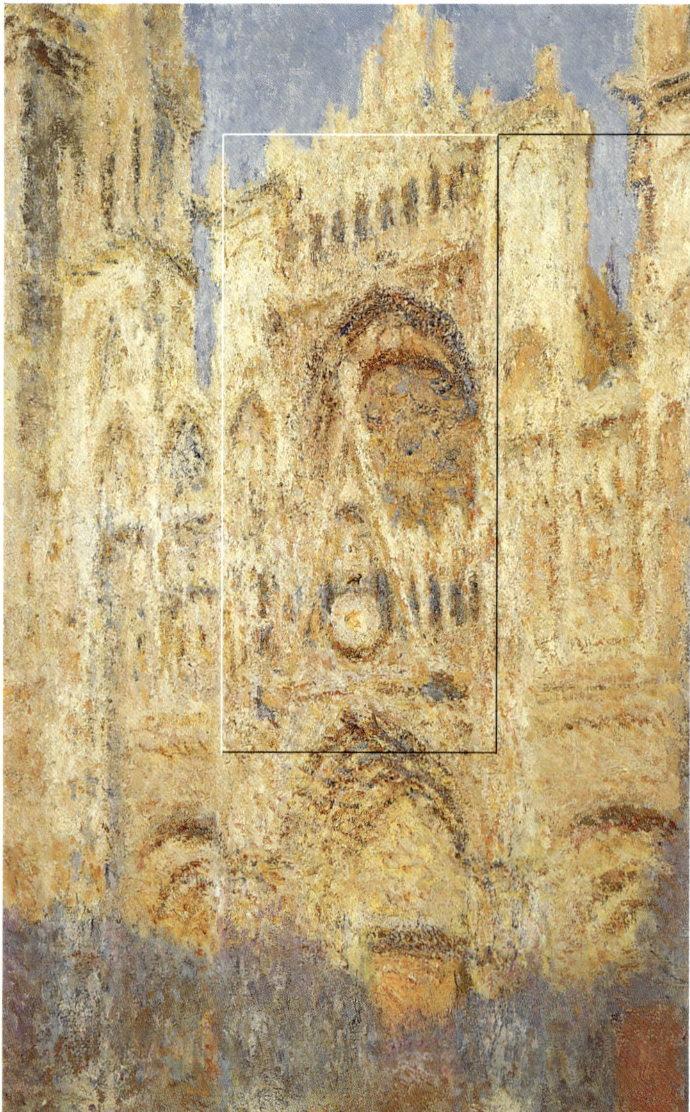

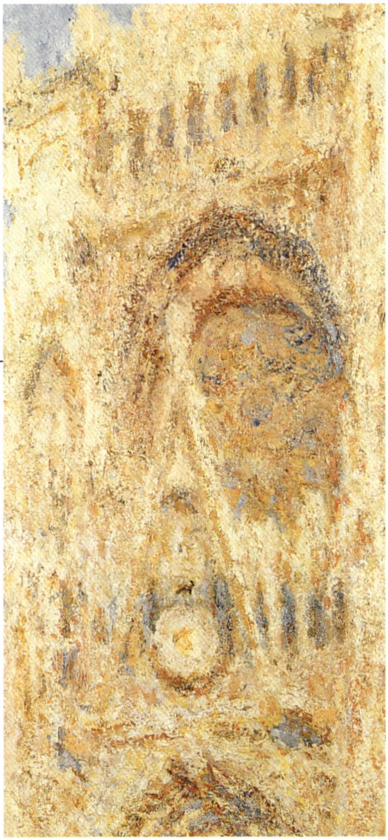

◀ Der Ausschnitt zeigt das Zentrum der Fassade. Monet schrieb in einem seiner zahlreichen Briefe: »Diese Kathedrale ist bewundernswert, aber es ist ein trockenes und schweres Geschäft, sie zu malen ... zumal ich jeden Tag Dinge entdecke, die ich am Vorabend nicht gesehen habe. Ich füge hinzu, und ich verliere gewisse Dinge, ... eine ungeheure Arbeit, ... eine fortgesetzte Folter.« Im April 1893 schrieb er dem befreundeten Maler Helleu, die eine oder andere der Kathedralen »könnte gehen«. Die Übertragung der winzigen Farbpartikel auf die Leinwand gestaltete sich so schwierig, daß er seine Arbeit immer wieder in Zweifel zog. Zu Monets Leidwesen veränderte sich alles – selbst der Stein. Dennoch beharrte er darauf, die Stimmung wiederzugeben, die den Gegenstand umfing und Betracher, Gegenstand, Licht und Atmosphäre vereinte.

▼ *Die Fassade und der Turm im Morgengrauen.* In dieser ebenfalls im Musée d'Orsay befindlichen Fassung dominieren Dunkelblau, Hellblau und Gelbtöne, weil der Maler die Fassade bei Tagesanbruch im Gegenlicht darstellt. Der Lichtstrahl fällt schräg ein, und Monet muß die Farbe von einem hellen Gelb kontinuierlich zu einem kräftigen Dunkelblau herabstimmen. Die stetige Furcht, der Aufgabe nicht gewachsen zu sein, wurde mit den Jahren zur Obsession. Monet überarbeitete die Gemälde im Atelier in Giverny, deshalb tragen sie grundsätzlich das Datum 1894. Der Maler Jacques-Emile Blanche brachte Glanz und Elend von Monets Beschäftigung mit der Kathedrale auf den Punkt: »Er macht aus der Architektur ein Stimmungsdrama.«

▶ Monet malte die Kathedrale in zahllosen Sitzungen zu jeder Tageszeit und bei allen erdenklichen Wetterlagen. So entsteht in der Fassung *Das Portal bei trübem Wetter. Harmonie in Grau* (Paris, Musée d'Orsay) ein völlig anderer Eindruck. Das kalte, reine Licht des Nordens verfärbt sich in der gedämpften Atmosphäre eines wolkigen Tages. Die Farben werden dunkler, doch jedes Detail sticht klar hervor.

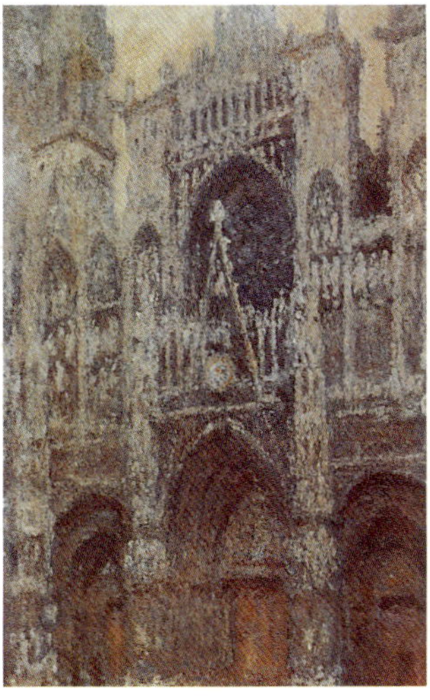

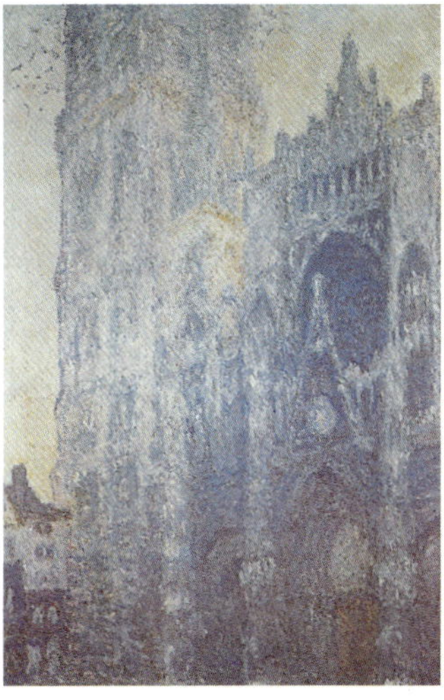

Der Garten

☑ Monet in einer ausdrucksvollen Porträtfotografie von Nadar, Dezember 1899.

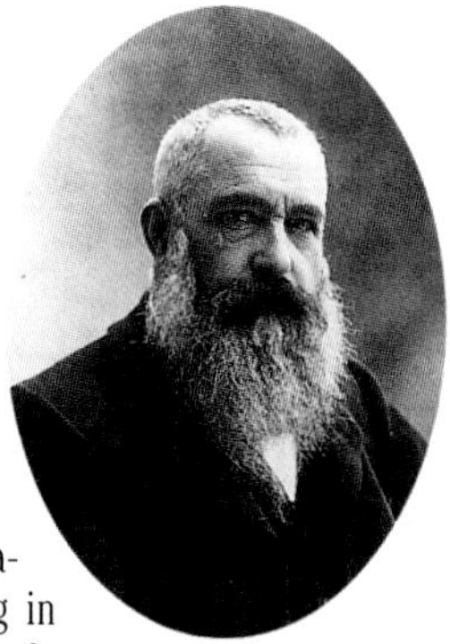

Monet ist nun ein berühmter Mann. Anläßlich einer Ausstellung im Jahr 1895 schreibt sein Freund Clemenceau, Monet und der Impressionismus seien der Inbegriff einer völlig neuen Art von Wahrnehmung und Ausdruck. Lange ist es her, daß der Maler die Ablehnung und eitle Kritik der Akademie hinnehmen mußte. Er arbeitet ununterbrochen, unter anderem in Pourville, Dieppe und Varengeville. Im Februar 1897 hat er eine Einzelausstellung in Stockholm. Sein Herz indes gehört dem Garten. Dem Zauber des Wassers unwiderruflich verfallen, nimmt der Künstler eine weitere Serienarbeit in Angriff: *Die Seerosen*. Der Gedanke daran ist nicht neu. Bereits 1890 vertraute er einem Freund an: »Ich habe Dinge wiederaufgenommen, die unmöglich zu malen sind: Wasser mit Pflanzenbewuchs, das sich auf dem Grunde wellt ... es ist wunderbar, das zu sehen, aber es ist Wahnsinn, so etwas malen zu wollen.« 1899 beginnt er mit der Ausführung der *Seerosen*.

☑ Monet an seinem Seerosenteich mit der japanischen Brücke. Es verging einige Zeit, bis er die Erlaubnis zur Anlage eines Teichs in seinem Garten erhielt. Doch was schließlich entstand, war ein Paradies.

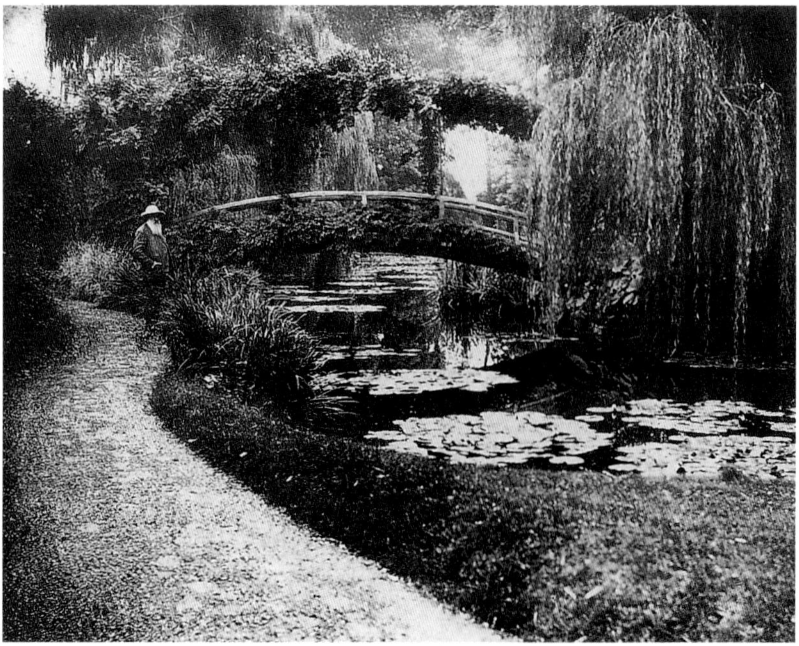

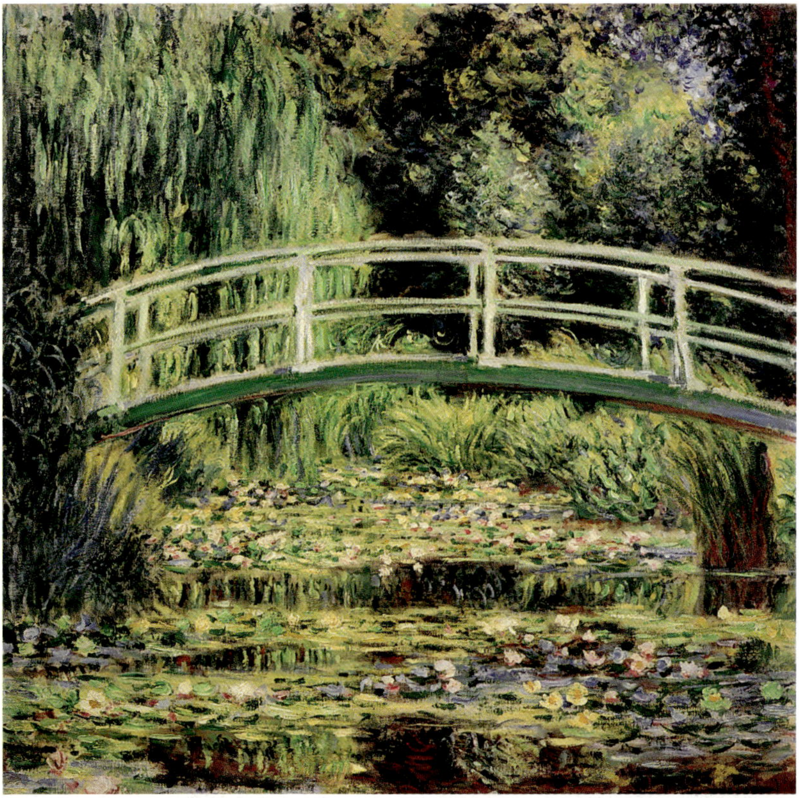

▲ Monet, *Weiße Seerosen,* 1899, Moskau, Puschkin-Museum. Besessen von der Idee, seine Blüten perfekt wiederzugeben, nutzte Monet jeden Augenblick, um die Schönheit der Natur auf die Leinwand zu bannen. Seine Stimmungsbilder künden von der Magie dieser Momente. Diese Serie aus dem Jahr 1899 umfaßt neun quadratische Gemälde: Monet wählte das Format, das sich für eine harmonische Komposition am besten eignete.

▶ Monet, *Iris,* 1924–25, Paris, Musée Marmottan. »Nichts auf der Welt interessiert mich mehr als die Malerei und meine Blumen.« Ständig auf der Suche nach Einklang mit den Formen der Natur, malte der Künstler auch Trauerweiden und Schwertlilien von unvergleichlicher Schönheit. In diesem Gemälde hat er die Farbe gleichsam in dicken Fäden aufgetragen. Die bloße Wiedergabe der Blume wird von seiner persönlichen Interpretation überlagert.

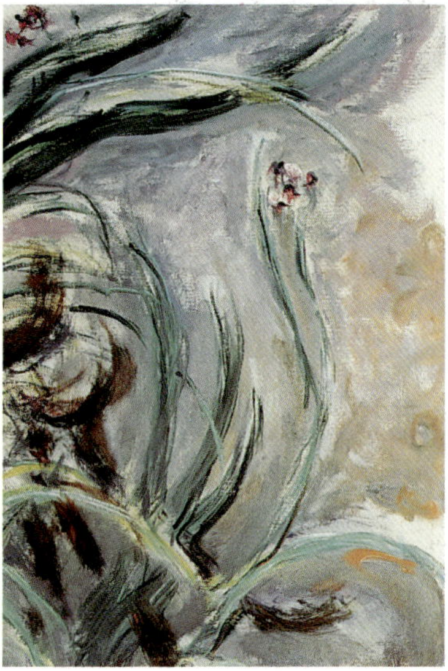

Das 19. Jahrhundert klingt aus

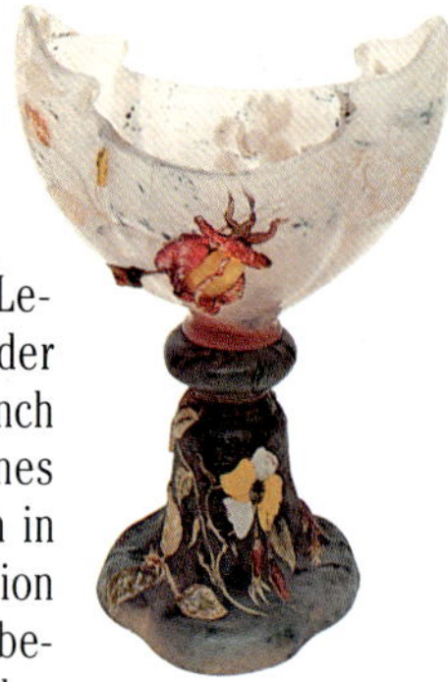

▲ Emile Gallé, *Die Rosen Frankreichs,* Kelchglas, 1900, Privatsammlung. Mit dem Art nouveau erlebte das Kunsthandwerk einen neuen Aufschwung.

Gegen Endes des Jahrhunderts ist der Verlust einiger wichtiger Persönlichkeiten des kulturellen Lebens zu beklagen. 1896 sterben der Dichter Paul Verlaine und der Kunsthandwerker William Morris. Für den Norweger Edvard Munch hingegen sind die Jahre 1892 bis 1902 die wohl erfülltesten seines Malerlebens. Er feiert große Erfolge in Paris und vor allem in Berlin, wo er zum Vorbild für die Maler der zukünftigen Sezession (1898) avanciert. In Frankreich wird der »Prix Goncourt«, ein bedeutender Literaturpreis, gestiftet, in Italien gründet man den »Corriere della Sera«. Umberto Giordano komponiert *Andrea Chénier,* Alfred Jarry schreibt *König Ubu,* und Antonio Labriola veröffentlicht sein Werk *Über den Historischen Materialismus.* 1891 gründet Filippo Turati in Genua die italienische Arbeiterpartei, 1895 entsteht in Frankreich die Gewerkschaft »Confédération Générale du Travail«. 1897 wird in Basel die Schaffung eines unabhängigen Staates des jüdischen Volkes in Palästina angekündigt. Während die anarchistischen Bewegungen an Boden gewinnen, schlägt die Obrigkeit 1898 die Proteste der hungernden Bevölkerung Mailands mit einer in der Geschichte der Neuzeit nie dagewesenen Brutalität nieder.

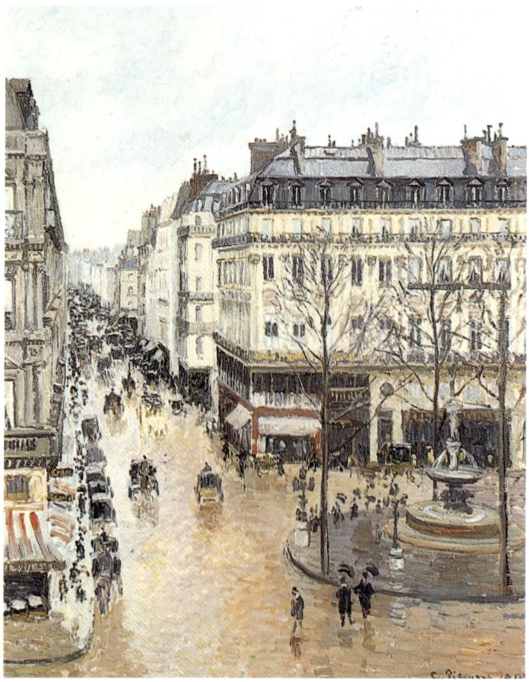

▶ Camille Pissarro, *Die Rue Saint-Honoré im Regen,* 1897, Madrid, Sammlung Thyssen-Bornemisza. Pissarro, der sich wie Monet der Beobachtung der Phänomene des Lichts verschrieben hatte, malte in diesen Jahren eine Reihe von Stadtansichten, die zu seinen interessantesten Werken zählen.

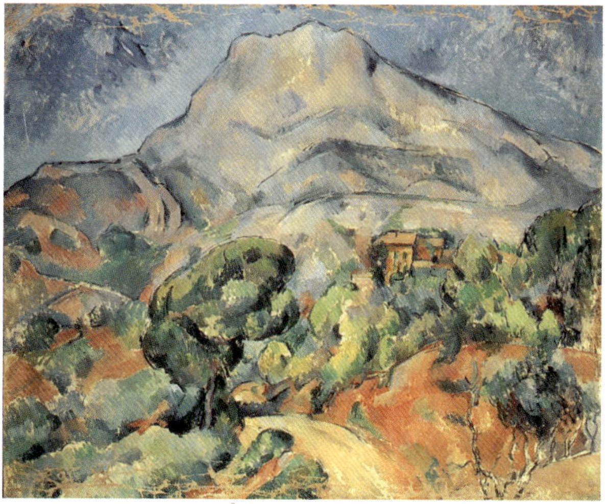

◀ Paul Cézanne, *Das Gebirgsmassiv Sainte-Victoire,* 1896–98, St. Petersburg, Eremitage. Wie Monet konzentrierte sich auch Cézanne auf wenige Motive, die er im Laufe der Jahre wieder und wieder malte, so auch auch den bekannten Gebirgszug in der Provence. Seine Reflexionen über die in den natürlichen Formen enthaltenen Massen waren ein Schritt auf dem Weg zu jener »parallelen Wirklichkeit«, deren Darstellung die Kubisten nach 1908 anstrebten.

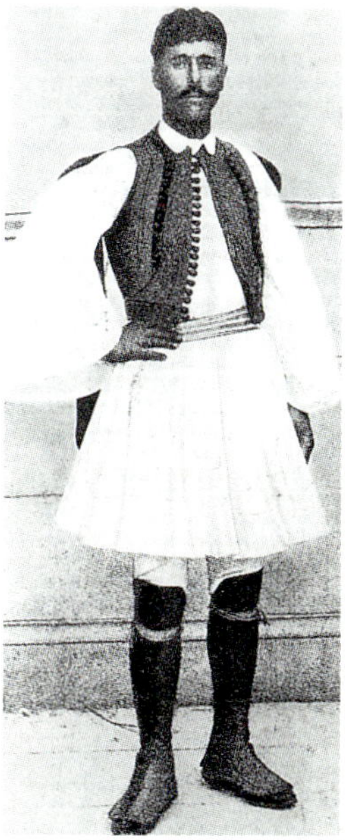

▼ Paul Cézanne, *Die großen Badenden,* 1898–1905, Philadelphia, Museum of Art. Neben den Stilleben gehörten Badende zu Cézannes bevorzugten Sujets. Die menschliche Figur interpretierte er als geometrischen Körper, und auch die Natur zerlegte er in die den Oberflächen innewohnenden geometrischen Strukturen. Die großen, grob umrissenen Farbflecken machen den Prozeß sichtbar, mit dem er die Formen in plastische Blöcke verwandelt.

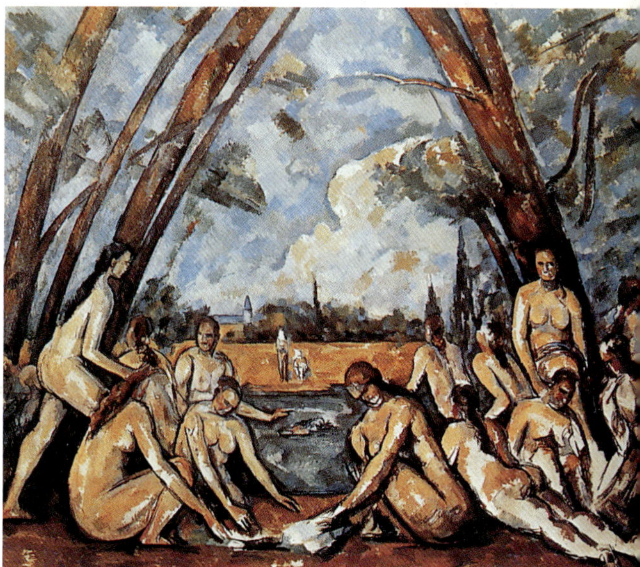

▲ Der griechische Soldat Spiridon Louis gewann 1896 den Marathonlauf bei den ersten Olympischen Spielen der Neuzeit, die der französische Baron Pierre de Coubertin initiiert hatte.

Die Japanische Brücke. Harmonie in Grün

Das großartige Gemälde aus dem Jahre 1899 (Paris, Musée d'Orsay) ist Teil einer umfassenden Serie. Sein Pendant ist die *Harmonie in Rosa,* ebenfalls in Paris. Auch hier hat Monet ein fast quadratisches Format gewählt.

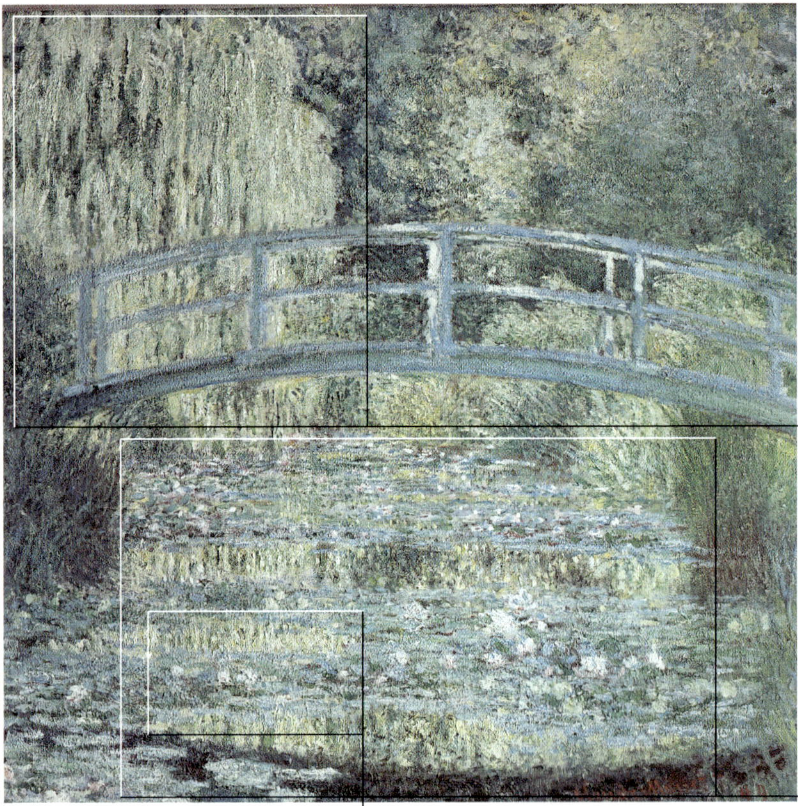

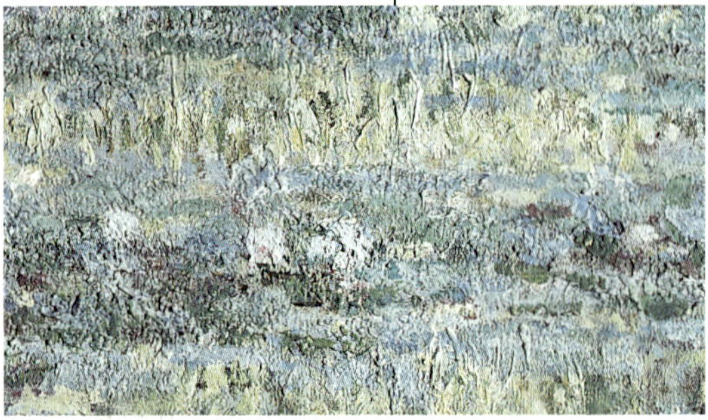

In seinem Romanzyklus *Auf der Suche nach der verlorenen Zeit* schreibt Marcel Proust: »Hier und da errötete auf der Oberfläche, wie eine Erdbeere, eine Seerosenblüte, in der Mitte scharlachrot, an den Rändern weiß. Weiter hinten war die Masse von Blüten blasser, nicht so ebenmäßig, rauher, welliger.«

▶ Dieser Ausschnitt zeigt zwei Motive, die in den Werken der neunziger Jahre beständig wiederkehren: die Trauerweiden und die japanische Brücke. Der Steg über das Wasser wurde nach dem Vorbild eleganter Konstruktionen in fernöstlichen Gärten nach dem 24. Juli 1893 gebaut, als der Künstler die Genehmigung erhielt, einen nahegelegenen Bach auf sein Land umzuleiten. Monet erweiterte den natürlichen Teich und machte ihn zum Mittelpunkt einer Anlage, in die er seine ganze Sorgfalt und nicht geringe Geldbeträge investierte.

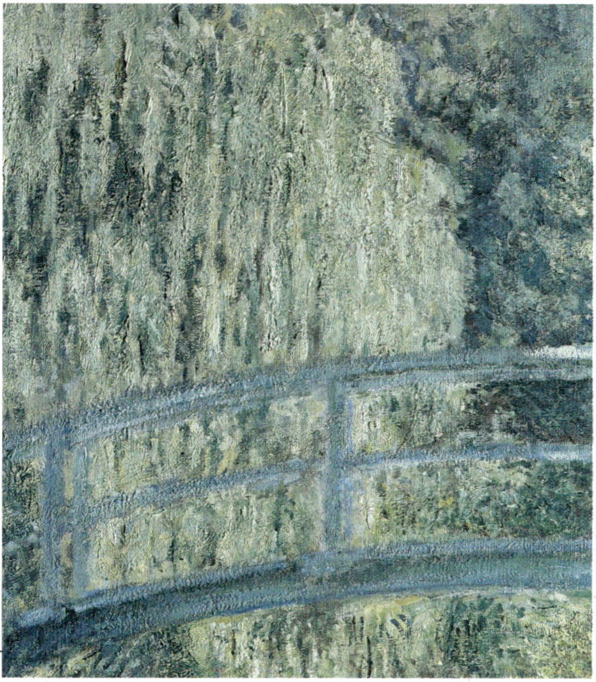

▼ Wenn der Maler gegenüber der Brücke stand, die auf der westlichen Seite des Teiches errichtet worden war, konnte er beobachten, wie sich das Licht und die Gegenstände darin veränderten. Die Seerosen hatte er selbst gepflanzt, nachdem er zuvor die wilden Gewächse entfernt hatte. Durch die Kreuzung verschiedener Sorten, vor allem Toulouse-Marliac, gelang Monet die Züchtung wunderschöner Hybriden, die er mit Hilfe eines ausschließlich dafür zuständigen Gärtners pflegte. In seinem Gemälde reduziert er die Seerosen auf kleine Farbkleckse in einem trägen Meer aus Grün. Mitten in der Normandie war ein fernöstliches Paradies entstanden.

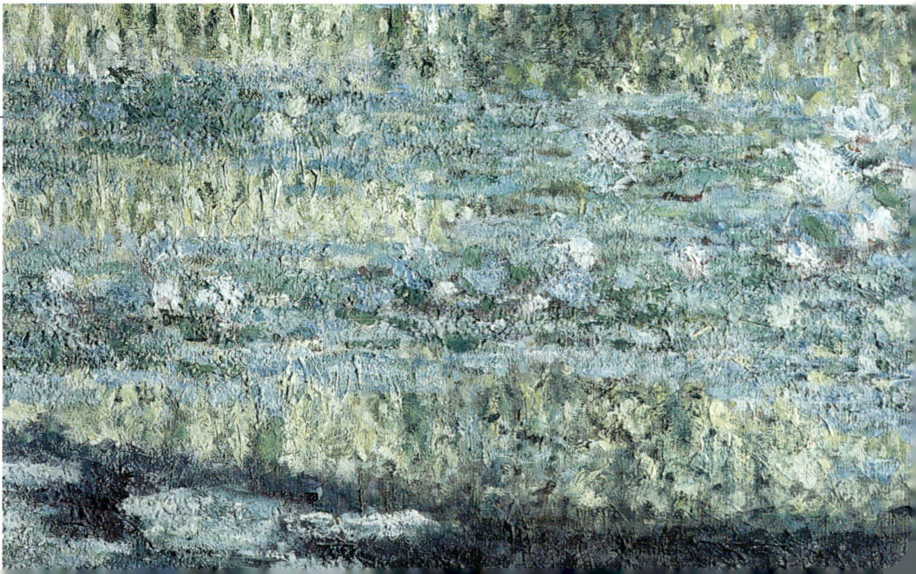

1900–1912

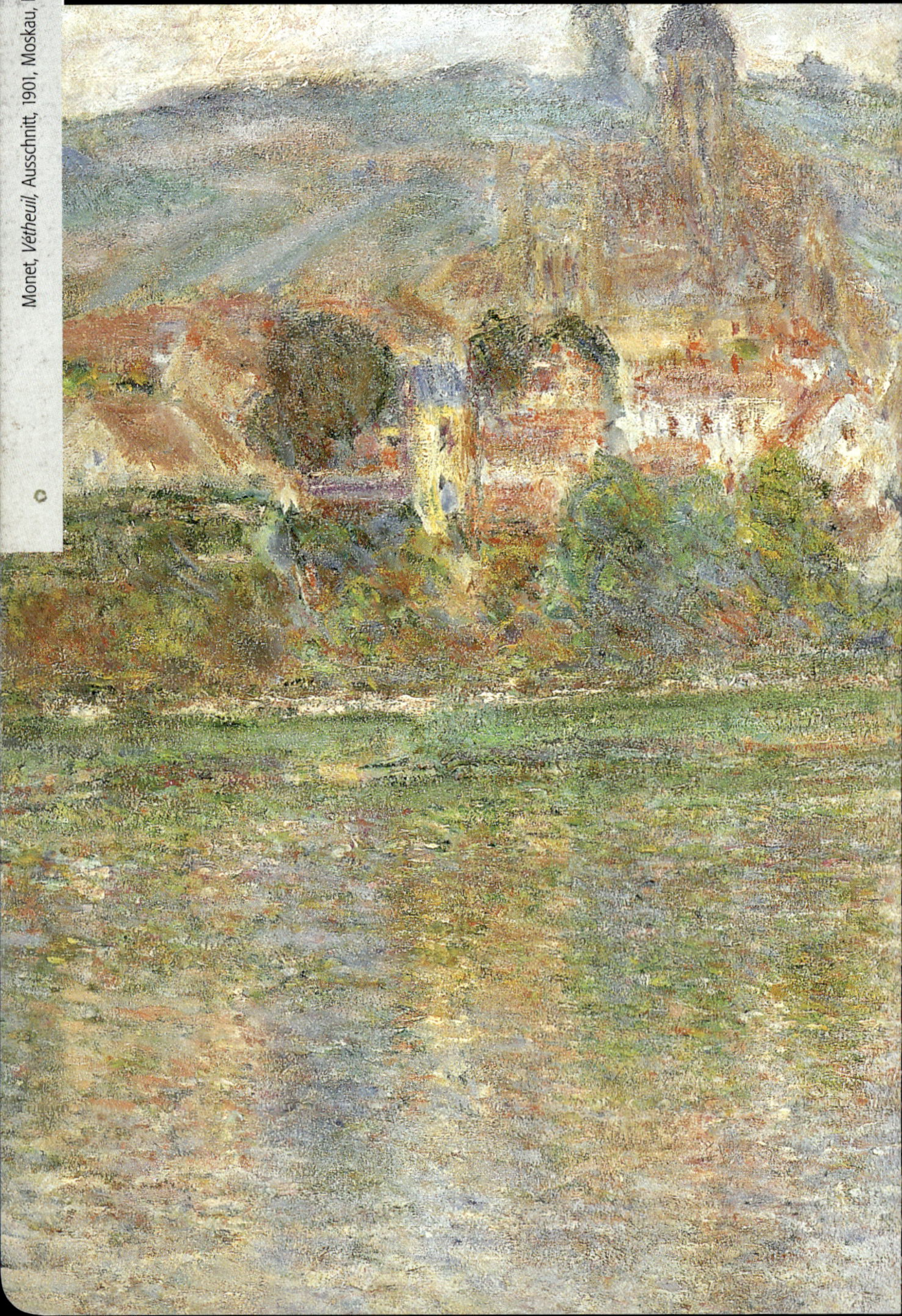

Monet, *Vétheuil*, Ausschnitt, 1901, Moskau, Puschkin-Museum

Neue Sicht auf alte Motive

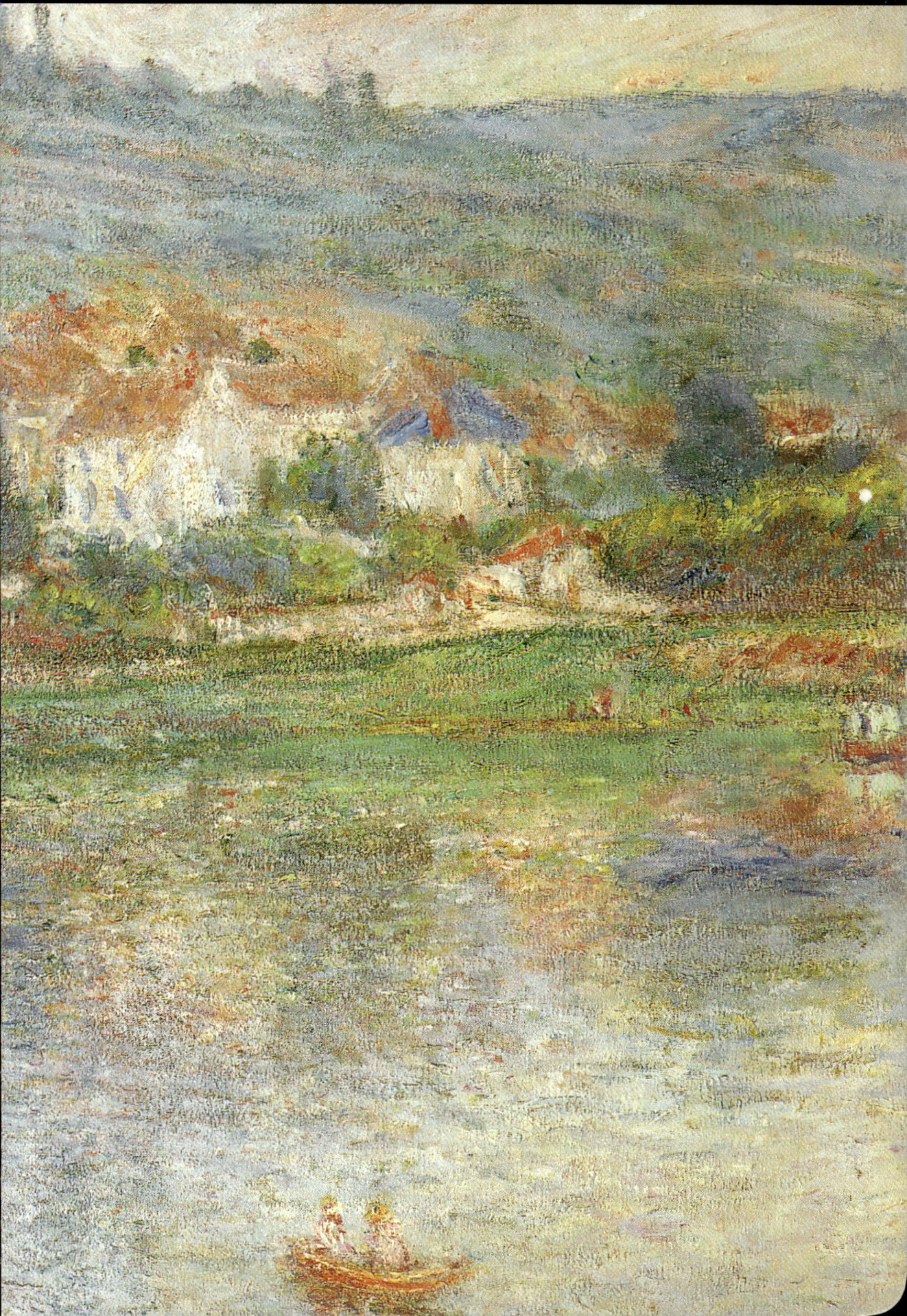

Erneut in London

Monets Berühmtheit nimmt von Tag zu Tag zu. Trotzdem verfällt er zeitweise in tiefe Resignation und verbrennt dann reihenweise Bilder; doch seine Erfolge in der Öffentlichkeit helfen ihm, die Tiefpunkte zu überwinden. Im Jahr 1900 reist er nach London, wo er im Februar und März von seinem Zimmer im Hotel Savoy aus 65 Ansichten der Themse malt. Im April zeigt Durand-Ruel 26 von Monets Werken in New York. Auf der Weltausstellung, die ab 1. Mai desselben Jahres rund um den Eiffelturm stattfindet, hat man einen Raum den Impressionisten gewidmet; Monet ist mit vierzehn Gemälden der meistvertretene Künstler. Im Januar 1901 hält er sich erneut in London auf, da er die Werke des letzten Jahres überarbeiten will. Im August erhält er die Genehmigung, die Ru auf sein Land umzuleiten, so daß der Erdaushub für den Teich beginnen und sein Garten erweitert werden kann. 1903 beteiligt er sich an der 14. Ausstellung der Wiener Sezession.

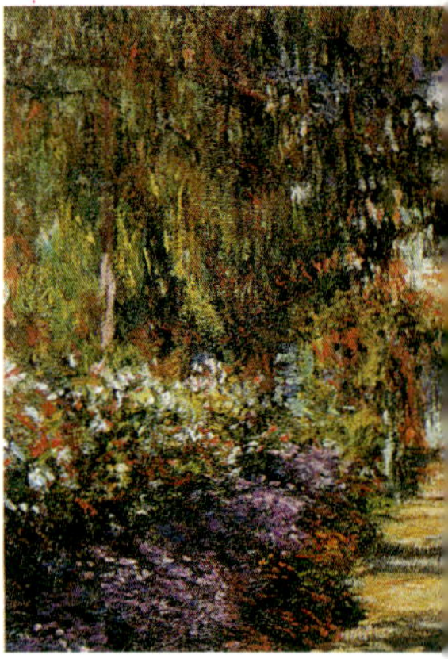

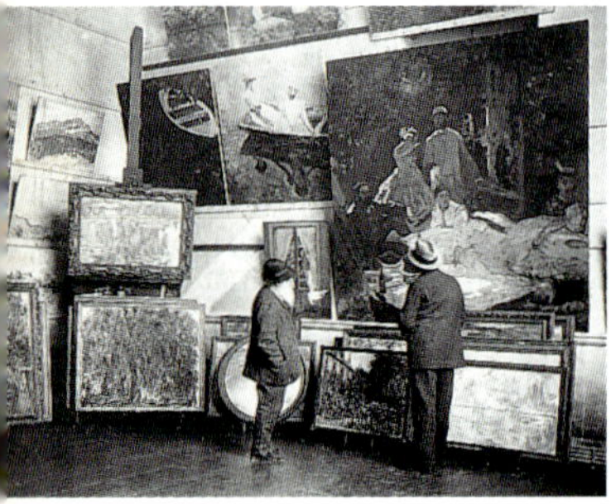

◀ Eine Fotografie von Claude Monet und dem Herzog von Trévise, der im Atelier die *Seerosen,* verschiedene Ansichten vom Garten, das größte Fragment des *Frühstücks im Grünen* und *Die Barke* bewundert.

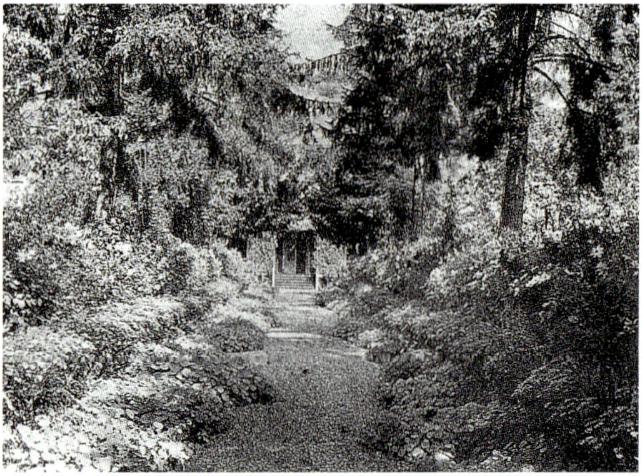

▶ Die kleine Allee im Garten von Giverny in einer Fotografie aus den zwanziger Jahren. Die Wege waren von Blumen gesäumt, Kletterrosen umrankten die Haustüre. Während der Blütezeit erstrahlte das grüne Dikkicht in einem Feuerwerk vibrierender Farben. Im Laufe der Jahre schuf Monet hier ein üppiges Pflanzen- und Blütenparadies.

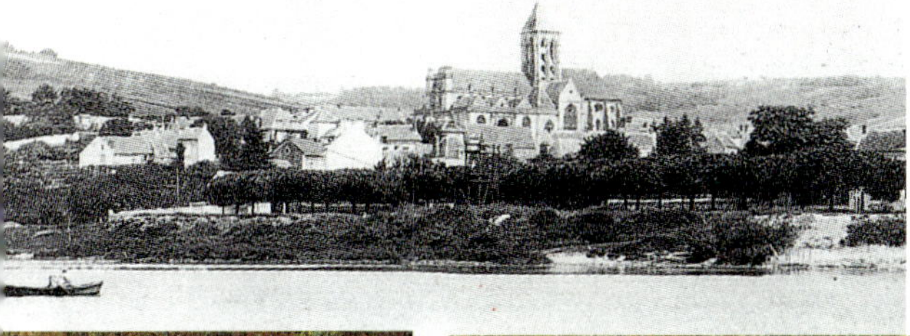

Die Nostalgie trieb Monet an Orte zurück, die eine wichtige Rolle in seinem Leben gespielt hatten. Um 1900 malte er eine Reihe beeindrukkender Ansichten von Vétheuil.

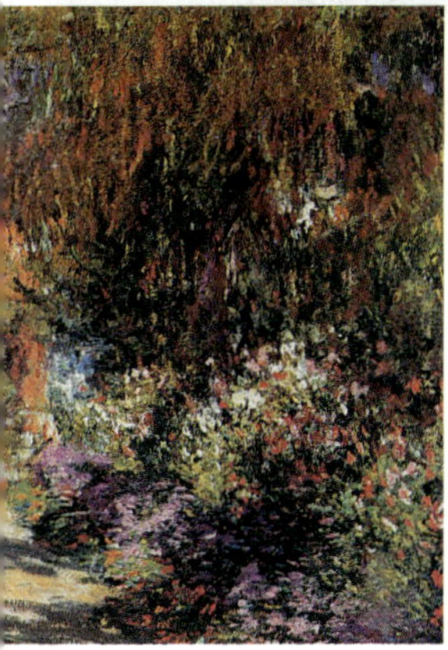

Monet, Detail des *Wegs im Garten von Giverny.* An der Sorgfalt der Ausführung erkennt man, daß Monet die Natur wichtiger war als alles andere. Die Farbe ist nicht mehr lasierend, sondern in pastosen Tupfen aufgetragen.

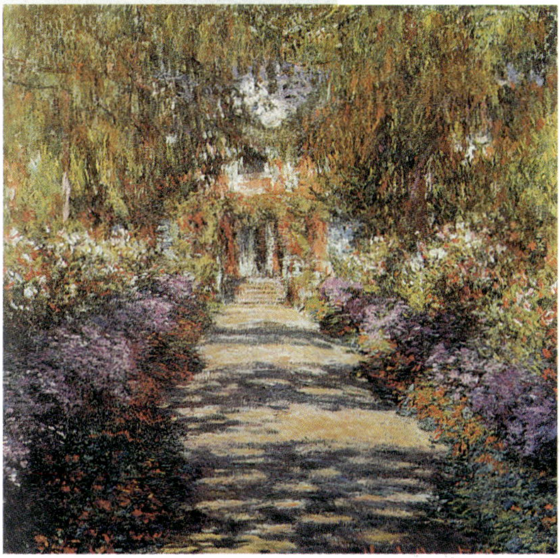

Monet, *Weg im Garten von Giverny,* 1902, Wien, Österreichische Galerie, Belvedere. Wie die Fotografie zeigt das Gemälde den Weg, der direkt auf das Haus zuführt. Durch den Vorhang aus Eibenlaub flirren die Sonnenstrahlen.

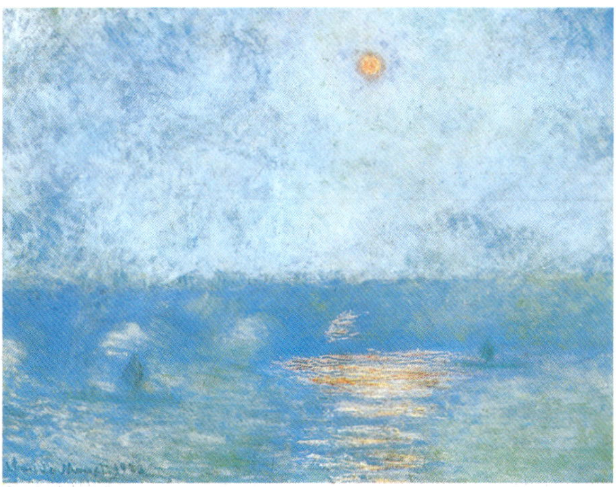

Monet, *Die Waterloobrücke. Sonne im Nebel,* 1902–04, Ottawa, National Gallery of Canada. Auch die London-Bilder entstanden im Laufe mehrerer Jahre: Monet begann sie 1899 und stellte sie bis 1904 im Atelier fertig. Es dominieren sehr helle Töne in Grün, Hellblau, Gelb und Rot in dieser Ansicht der Brücke, auf die Monet von seinem Hotel aus blickte. Die Zartheit der Farben erinnert an William Turner, den Monet ungemein schätzte.

Ein neues Jahrhundert

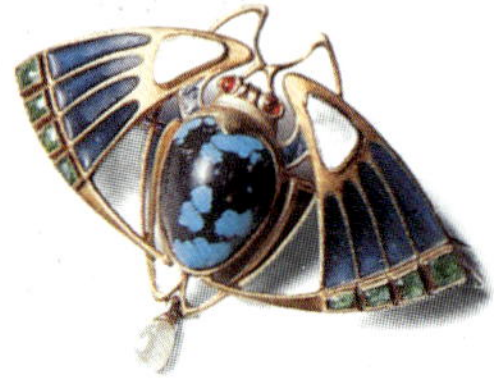

Ein Jahrhundert geht zu Ende, ein neues beginnt in Aufruhr: Während in Südafrika im Verlauf des Burenkriegs britische Truppen das Oranjegebiet sowie Transvaal besetzen und in China der Boxeraufstand blutig niedergeschlagen wird, ermordet der Anarchist Gaetano Bresci am 29. Juli 1900 in Monza den italienischen König Umberto I. Überall und vor allem in Europa macht sich ein militanter Nationalismus breit. Einige große Künstler sterben: Giuseppe Verdi, Henri de Toulouse-Lautrec, Paul Gauguin. Unterdessen entstehen neue Kunstrichtungen. 1905 wird in Dresden die expressionistische Künstlergruppe »Die Brücke« gegründet, die sich als Sammelbecken der antiakademischen Strömungen in Deutschland versteht. Die jungen Künstler stehen in der Nachfolge von Paul Gauguin und Vincent van Gogh und gelten als erste Generation der eigentlichen Avantgarde in Deutschland. Nahezu gleichzeitig formiert sich in Frankreich mit den »Fauves« um Henri Matisse eine verwandte Stilrichtung.

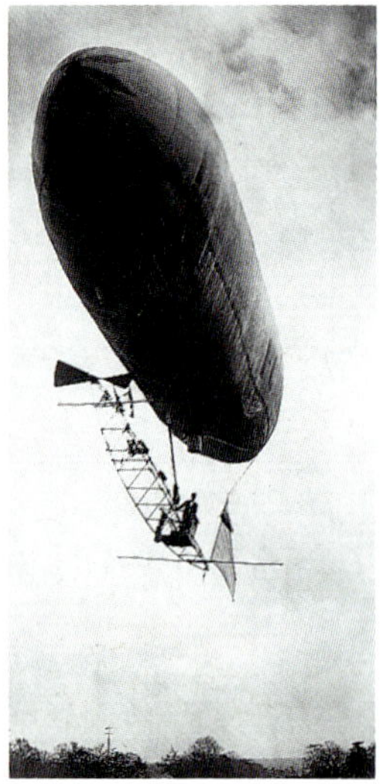

▲ Das nach seinem Konstrukteur benannte Luftschiff *Zeppelin* startete am 2. Juli 1900 zu seinem Jungfernflug.

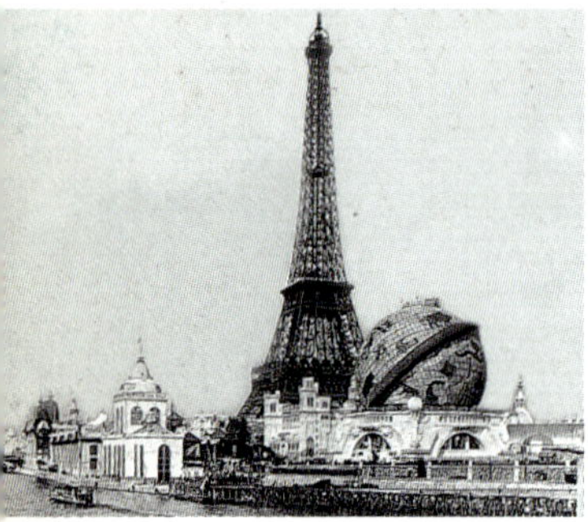

▲ Der Eiffelturm überragt die Pavillons der Weltausstellung von 1900.

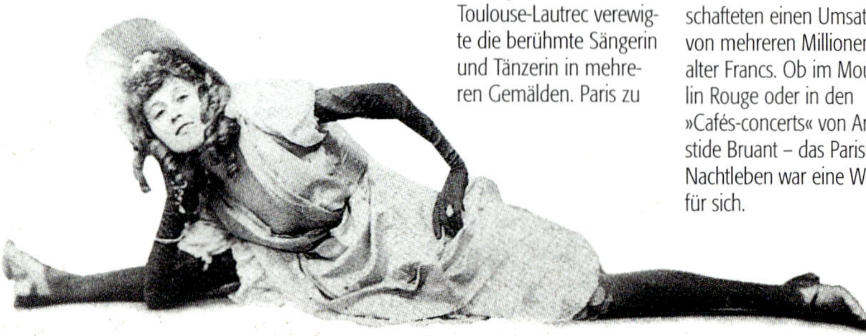

▼ Jeanne Avril war zur Jahrhundertwende einer der Stars des Pariser Cabarets. Männer jeden Alters lagen ihr zu Füßen. Toulouse-Lautrec verewigte die berühmte Sängerin und Tänzerin in mehreren Gemälden. Paris zu jener Zeit war eine Metropole der Vergnügungen. Die zahlreichen nach 1880 in der Hauptstadt eröffneten Lokale erwirtschafteten einen Umsatz von mehreren Millionen alter Francs. Ob im Moulin Rouge oder in den »Cafés-concerts« von Aristide Bruant – das Pariser Nachtleben war eine Welt für sich.

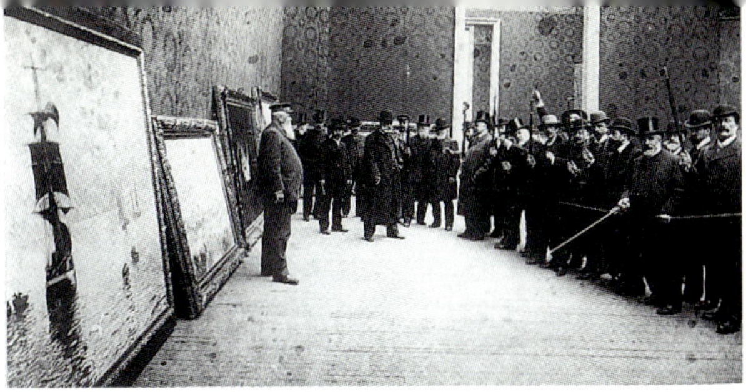

◀ Ein Ausstellungsraum des Salon d'Automne, der erstmals 1903 ausgerichtet wurde, um die neuesten Tendenzen in der Malerei aufzuzeigen. Hier fand 1905 eine große Monet-Retrospektive statt.

■ Oben links: Mit Opalen, Rubinen und Perlen besetzte Goldbrosche. 1905, Pforzheim, Schmuckmuseum.

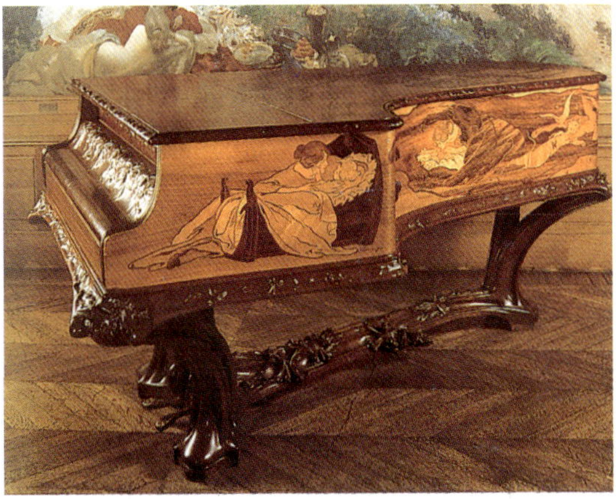

▼ Anhänger in Form eines Pfaus, Gold und Email, Opale, Diamanten, Smaragde. 1900, Pforzheim, Schmuckmuseum.

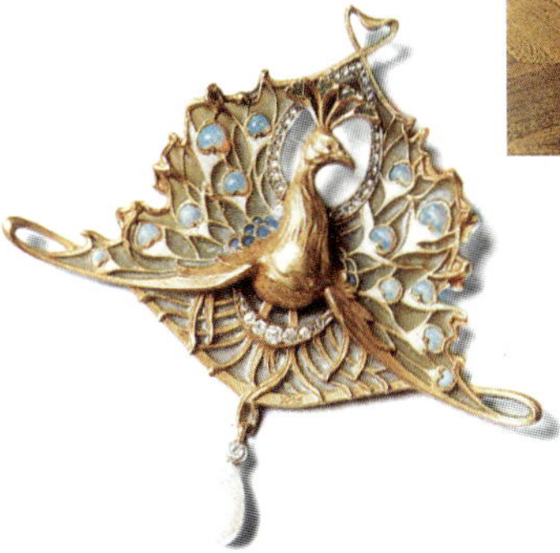

▲ Flügel aus der Werkstatt des Ebenisten Louis Majorelle, 1903, Paris, Musée des Arts Décoratifs.

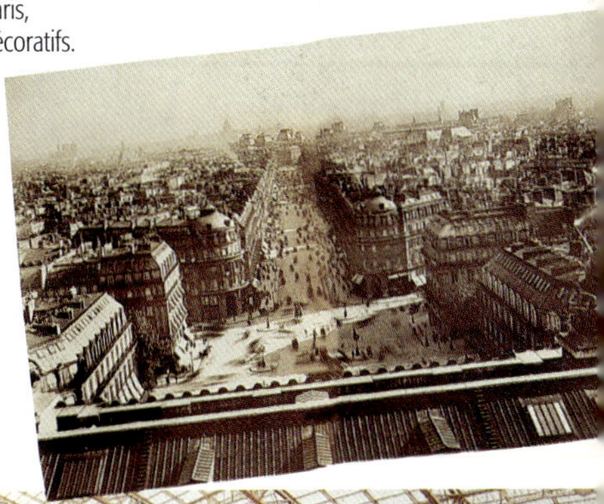

▼ Die Maschinenhalle der Weltausstellung von 1900. Die Nationen konkurrierten heftig miteinander.

▶ Wie ein niedergestreckter Riese wirkt Paris in diesem von der Südseite der Oper aus aufgenommenen Panorama.

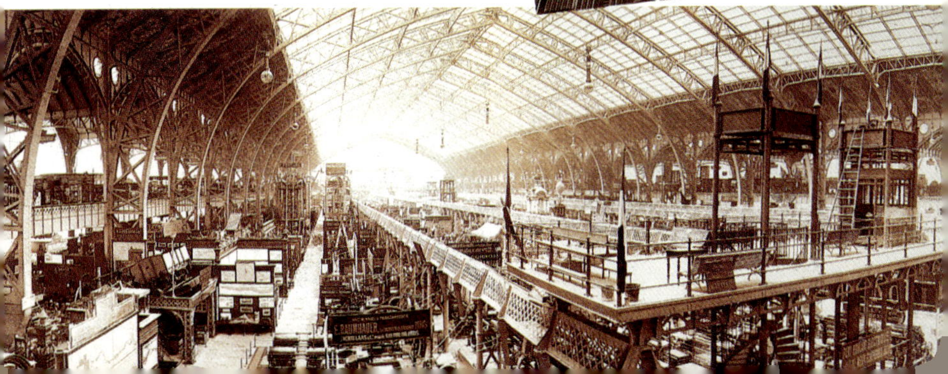

Vétheuil

Das 1901 ausgeführte Gemälde (Moskau, Puschkin-Museum) gehört zu einer Serie von Ansichten der kleine Stadt an der Seine. Wie bei manchen seiner Seerosen-Bilder hat Monet hier ein quadratisches Bildformat gewählt.

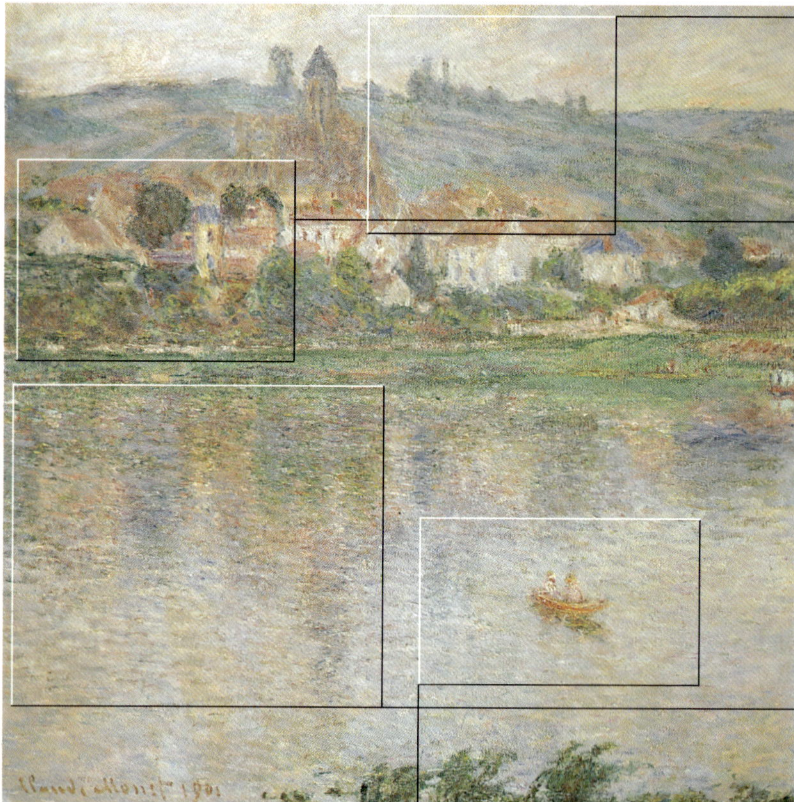

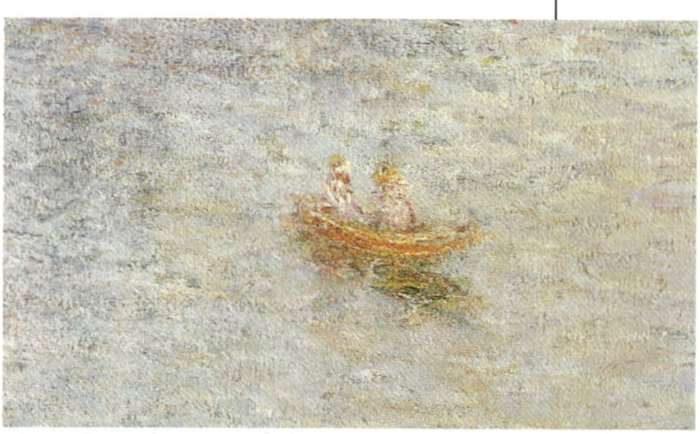

◀ Der Kahn mit den beiden Personen wirkt völlig anders als die aus dem Hafen von Le Havre ausfahrenden Boote in *Impression: Sonnenaufgang* (Seite 50–51). Die Farben sind auf kleine, pulvrig-leichte Tupfen reduziert. Kein Zweifel: Monet hatte zu dieser Zeit den Impressionismus überwunden.

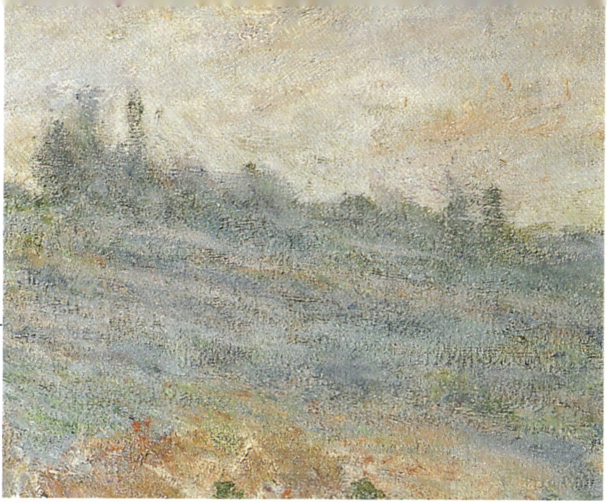

◀ Monet zeigt Häuser, Dächer, die Kathedrale und die Büsche auf seine ureigenste Weise. Er »beschreibt« das Gesehene nicht im eigentlichen Sinne. Durch kurze und kompakte Pinselstriche entsteht ein Farbenmeer aus Rot, Orange, Weiß, Grün und Blau – mit einem Feuerwerk der Pigmente ruft er einen Eindruck hervor – mehr nicht.

▶ Die Bezeichnung »Landschaftsmaler«, mit der man Monet und seine Mitstreiter nach der Impressionistenausstellung von 1874 betitelt hatte, war nicht nur unglücklich gewählt, sondern geradezu irreführend. Die Impressionisten wollten Landschaftsdarstellungen als Endprodukt einer naturalistischen Komposition gerade vermeiden. In diesem Ausschnitt lösen sich die Formen in Harmonien aus verschiedenen Grün-, Blau- und Rottönen auf und konfrontieren den Betrachter direkt mit der Flut der durch das Licht ausgelösten Farbeindrücke.

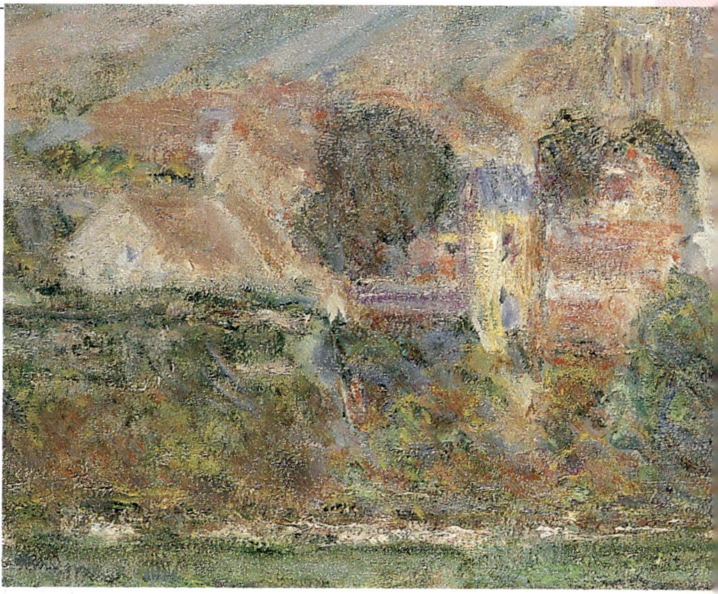

▶ Monet hatte dieses Motiv bereits in den achtziger Jahren bearbeitet. Während aber damals die Darstellung der Landschaft im Vordergrund stand, dreht sich hier alles um das Wasser – ein nur scheinbar banales, für ihn jedenfalls zentrales Thema. Das Landschaftssujet diente als Anlaß für eine noch intensivere Auseinandersetzung mit der sich stetig verändernden Fläche. Die Beschäftigung mit dem Wasser erreichte ihren Höhepunkt mit den im Garten von Giverny geschaffenen Werken. Weitab vom Grün des Ufers läßt die Fülle glitzernder Rot- und Rosatöne die Tageszeit erahnen.

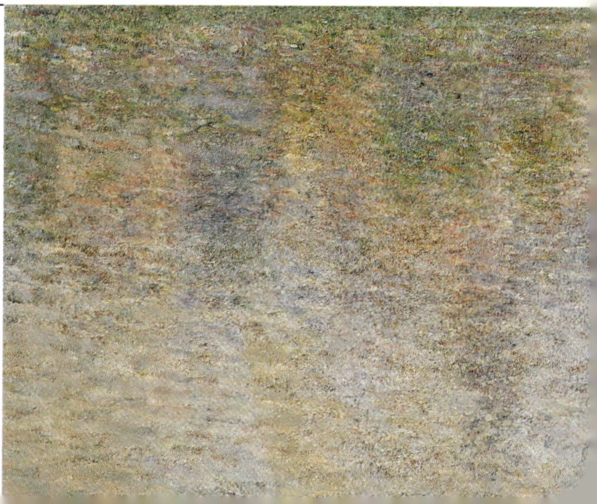

Ansichten von Venedig

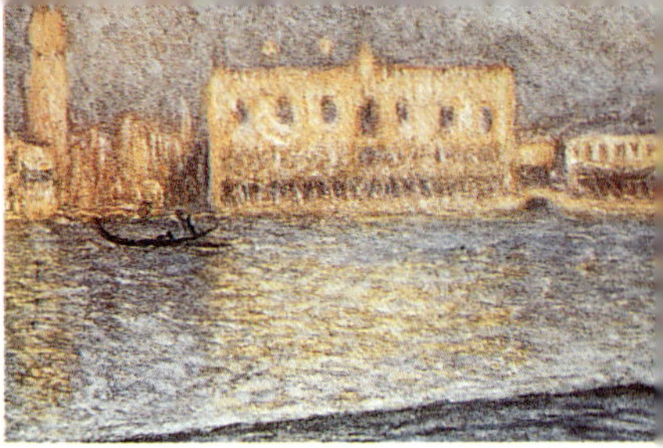

Am 13. November 1903 stirbt Camille Pissarro in Paris. Ihm zu Ehren zeigt Durand-Ruel im April 1904 eine Auswahl seiner Werke. Im Mai stellt er 57 Ansichten der Themse von Monet aus, und der Schriftsteller Octave Mirbeau übernimmt es, den einführenden Essay im Katalog zu schreiben. Die Veranstaltung wird ein Riesenerfolg. Monet arbeitet währenddessen wie besessen an den *Seerosen,* hält sie jedoch weiterhin zurück. 1905 organisiert Durand-Ruel eine weitere, diesmal ausschließlich den Impressionisten gewidmete Ausstellung in der Londoner Grafton Gallery – wiederum ein Triumph für alle beteiligten Künstler. Es folgen Ausstellungen in Toledo/Ohio, Bremen, Boston und New York. Bedeutende Museen in Europa und Übersee kaufen Monets Werke an. Der Gesundheitszustand des Malers gibt jedoch Anlaß zur Sorge. Er hat mit häufigen Schwindelanfällen und ernsthaften Sehstörungen zu kämpfen. Nicht zum ersten Mal droht ihm die Erblindung: Im Juli 1900 hätte er beim Spielen mit den Kindern beinahe ein Auge verloren. Nun wird eine Trübung der Linse diagnostiziert, ein typisches Symptom des grauen Stars. 1908 reist Monet zum ersten Mal nach Venedig, wo er stundenlang auf Motivsuche durch die Gassen wandelt, bis er sich entschließt, die Insel San Giorgio Maggiore vom Grand Hotel Britannia, und den Dogenpalast von der Insel aus zu malen.

▲ Monet, *Der Dogenpalast,* 1908, Privatsammlung. In einem Interview erklärte Monet: »Der Künstler, der diesen Palast schuf, war der erste Impressionist. Er ließ ... ihn aus dem Wasser auftauchen wie ein impressionistischer Maler seine Pinselstriche auf der Leinwand erstrahlen läßt, um die Stimmung wiederzugeben.« Auch Renoir hatte sich mit dem Sujet bereits beschäftigt; Monet griff es – nicht zuletzt als Hommage an seinen großen Malerkollegen – wieder auf.

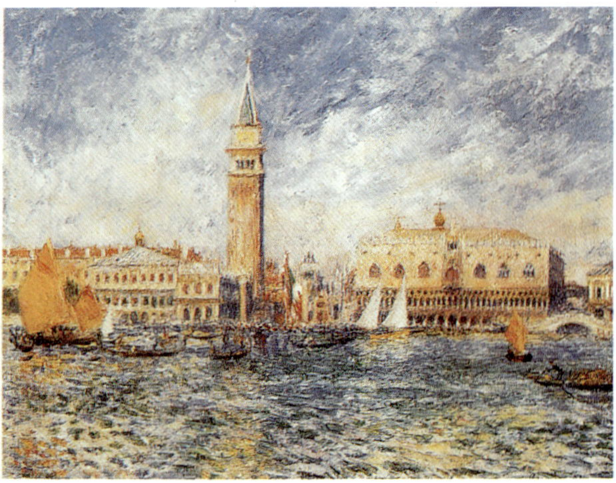

◄ Auguste Renoir, *Der Dogenpalast in Venedig,* 1881, Williamstown, Massachusetts, Sterling and Francine Clark Art Institute. Die von Renoir gemalten Venediganssichten wurden begeistert aufgenommen: Dem Maler gelang eine besonders einfühlsame Darstellung des Motivs. Er zeigte sein Werk in Paris, wo Monet es bewundern konnte.

▶ Monet, *Das Parlamentsgebäude von London im Nebel,* 1904, Paris, Musée d'Orsay. Während Monet die Darstellung der Seerosen mit wissenschaftlicher Akribie anging, spielte er in den Themse-Bildern wohl hauptsächlich mit der Unbeständigkeit der Materie. Zwischen dem Bauwerk und dem Nebel besteht eine enge Wechselwirkung: Einmal ist das Parlament kaum zu sehen, dann wieder wird es durch die den Dunst durchdringende Sonne zum Leben erweckt. Monets Arbeitsrhythmus richtete sich nach wechselnden Lichtverhältnissen.

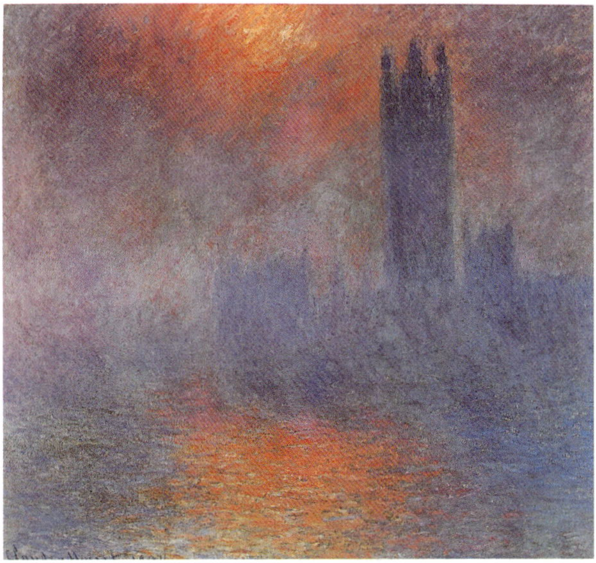

▼ Monet, *Seerosen,* 1907, Privatsammlung. Monet identifizierte sich absolut mit der Serie der Seerosen. Diese Arbeit bereitete ihm große Freude, oft war er aber auch in Sorge über den Erfolg, deswegen zögerte er die von Durand-Ruel für 1907 geplante Ausstellung der neuesten Seerosen-Bilder bis zum Mai 1909 hinaus.

▼ Monet, *Seerosen,* 1907, Privatsammlung. Der Journalist Lucien Descaves schrieb zur Ausstellung: »Ich habe in diesen Gemälden lebendiges Wasser gesehen, beweglich wie das Gesicht einer glücklichen jungen Frau, deren Geheimnisse sich mir eröffnen, Wasser, das durch den Schatten bekleidet und durch die Sonne entkleidet wird ...«

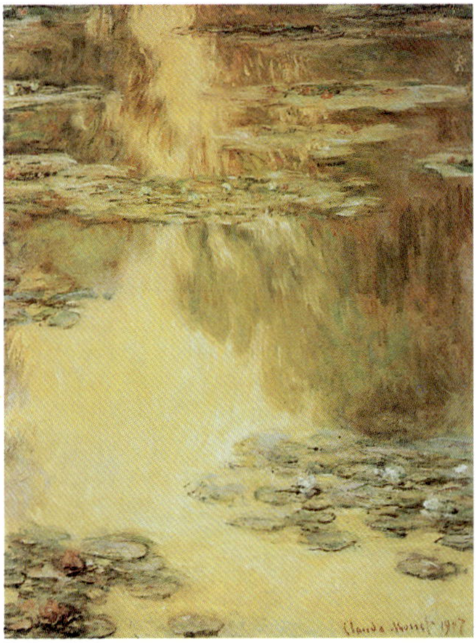

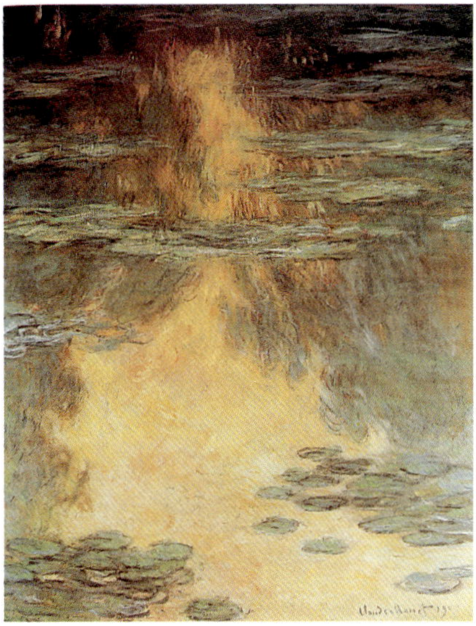

Die Avantgarde steht vor der Tür

In der Tradition des Salons des Indépendants, der 1884 in Paris einen grandiosen Erfolg gefeiert hatte, wird ab 1903 in den folgenden zwanzig Jahren der Salon d'Automne veranstaltet. Auf ihm debütieren viele künftige Größen der Kunstszene; ferner gibt er den Rahmen für aufsehenerregende Retrospektiven ab – etwa die Cézanne gewidmete Ausstellung im Jahr 1906. Auch in der Wissenschaft herrscht Aufbruchstimmung: Anfang des Jahrhunderts erscheinen die Arbeiten von Sigmund Freud über Traum und Sexualität sowie Henri Bergsons Abhandlungen über das Prinzip der schöpferischen Entwicklung. 1903 erhalten Marie und Pierre Curie den Nobelpreis für Physik. In das Jahr 1906 fällt die Eröffnung des Simplon-Tunnels, der zu den wichtigsten Ingenieurleistungen aller Zeiten zählt. Und auch in der Chemie wird die Forschung vorangetrieben, etwa bei der Untersuchung der Bedeutung der Proteine für die Ernährung.

▶ Gustav Klimt, *Die Umarmung,* 1905–09, Wien, MAK, Österreichisches Museum für Angewandte Kunst. Klimt, der Sohn eines Goldschmieds, war die Hauptfigur der Wiener Sezession. Seine Werke sind vom Symbolismus und von einer höchst preziösen Materialbehandlung geprägt.

▼ Wassily Kandinsky, *Improvisation XIV,* 1910, Paris, Centre Pompidou. Hier thematisiert der Maler seine Reflexionen über die Auflösung der natürlichen Formen.

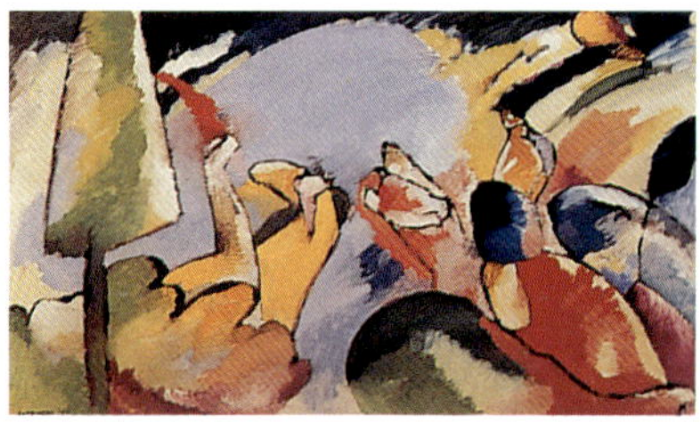

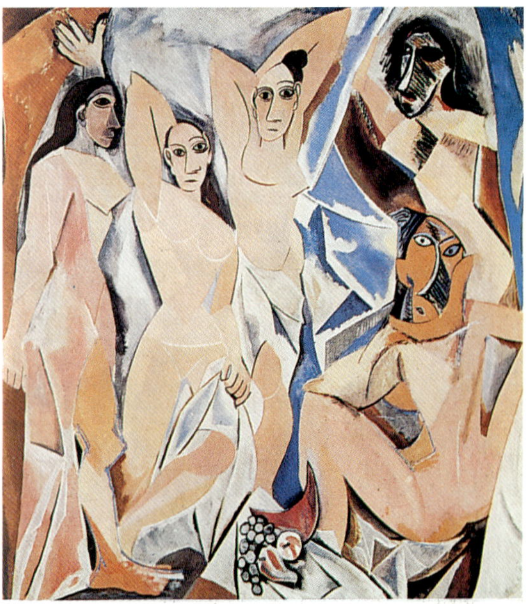

Picasso und die Geburt des Kubismus

Pablo Picasso, *Les Demoiselles d'Avignon,* 1907, New York, The Museum of Modern Art. Dieses Gemälde ist richtungweisend für die Kunst des 20. Jahrhunderts. Unter dem Einfluß afrikanischer Plastiken wendet sich Picasso vom realistischen Stil seiner Frühzeit ab und widmet sich einer Ästhetik, die jeden Gegenstand auf die Struktur geometrischer Formen zurückführt. Die Gesichter der beiden Mädchen rechts zeigen bereits die eckigen Konturen des frühen Kubismus, die in der Folgezeit auf reine geometrische Linien und Körper reduziert werden.

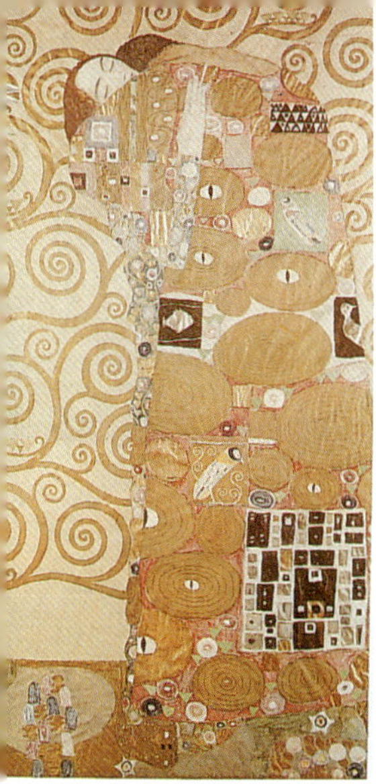

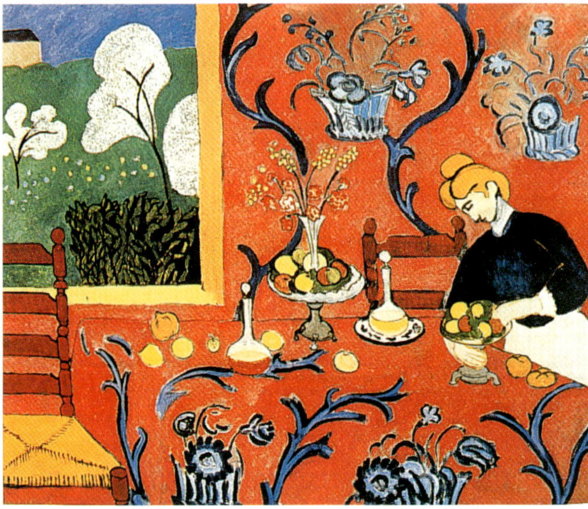

▲ Henri Matisse, *Das rote Zimmer,* 1908–09, St. Petersburg, Eremitage. Eines der Hauptwerke des Fauvismus.

■ Unten Mitte: Das von Leopold Metlicovitz gestaltete Plakat der Weltausstellung in Mailand. Die strahlende, in Veränderung und Wachstum begriffene Stadt, richtete rund um das Castello Sforzesco die Ausstellung des Jahres 1906 aus und präsentierte sich als Erfolgsschauplatz und Zukunftswerkstatt.

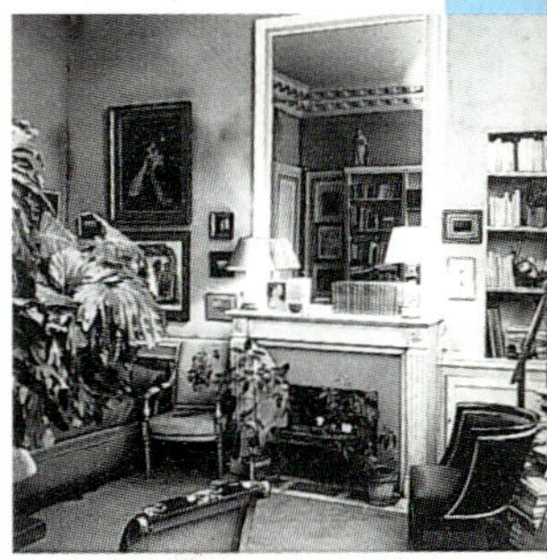

► Die Wohnung von Colette im Palais Royal um 1918. Die französische Schriftstellerin wurde vor allem durch ihre *Claudine*-Romane bekannt.

▼ André Derain, *Die Waterloobrücke,* 1906, Madrid, Sammlung Thyssen-Bornemisza. Der Aufbruch zu einer neuen Wirklichkeit jenseits des Neoimpressionismus.

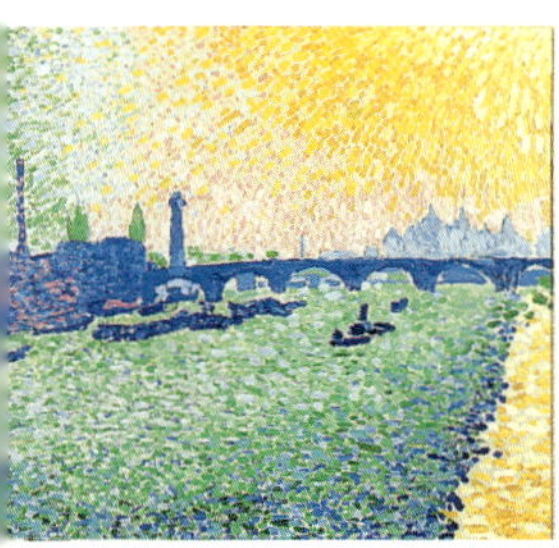

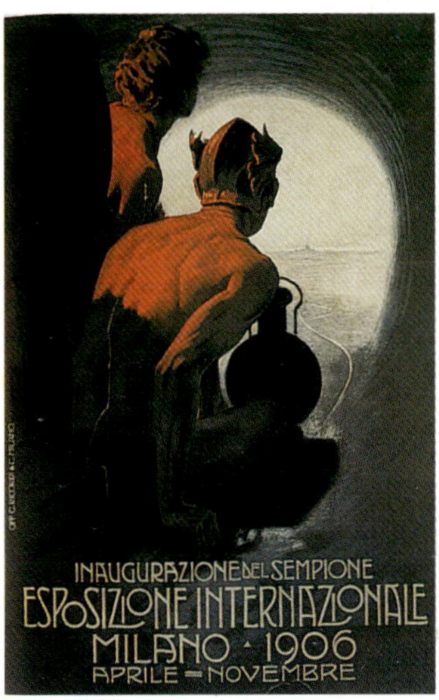

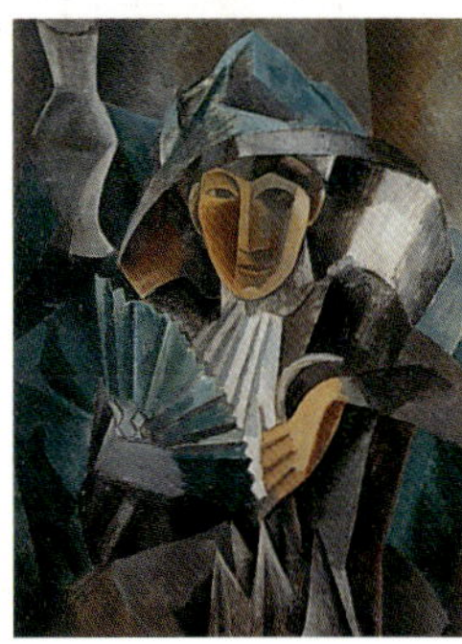

▲ Pablo Picasso, *Frau mit Fächer,* 1909, Moskau, Puschkin-Museum. In der reifen Phase des Kubismus erscheint die Farbskala stark reduziert.

Seerosen

Das 1904 entstandene Gemälde befindet sich heute im Besitz des Musée d'Orsay in Paris. Es zählt zu den schönsten Werken des ersten Seerosen-Zyklus; trotz ihrer festen Konsistenz strahlen die Farben eine große Zartheit aus.

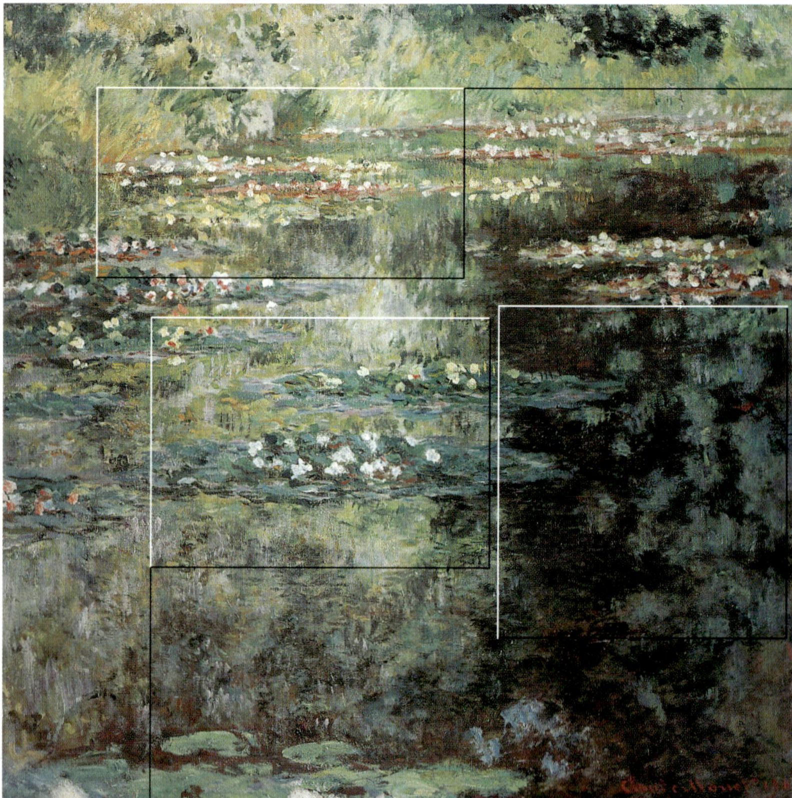

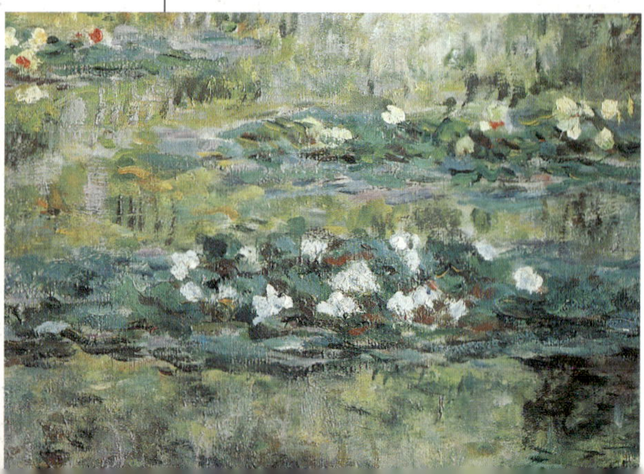

Wie eine offene Hand halten schwimmende Blätter die Blüten, deren strahlendes Weiß sich vom dunklen Grün abhebt. Sie ziehen das gedämpfte Licht auf sich und treten in Kontrast zu der hellen Wasserspiegelung, die einen Eindruck von der Tiefe des Teiches vermittelt.

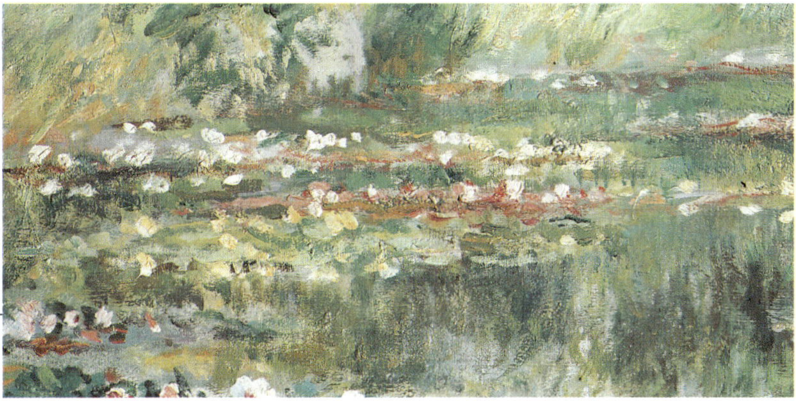

▲ Die Besessenheit, mit der Monet seit 1890 an den *Seerosen* arbeitete, führte ihn an die Grenzen seiner künstlerischen Schaffenskraft. Bereits 1902 hatte er 48 Wasserlandschaften gemalt, die sein Freund aus Jugendjahren, der Politiker Georges Clemenceau, später so beschrieb: »Eine mit Blumen und Blättern übersäte Wasserwiese, entzündet durch die Sonnenfackel mit den Wechselwirkungen der Himmelsfläche und des Wasserspiegels.« Träumen wir mit Proust: »Die Blüten waren vom Zufall in so anmutigen Schnörkeln angeordnet, daß es aussah, als ob nach dem melancholischen Ende eines Liebesfests die Reste einer Rosengirlande langsam davontrieben.«

▶ Wie in den folgenden Jahren konzentrierte sich Monet auch hier bereits auf das Verhältnis zwischen der Oberfläche, dem Sichtbaren, und der Tiefe, dem Verborgenen: Die dunkelgrüne Masse des Baumes nimmt den rechten Teil des Wasserspiegels ein und verdunkelt an dieser Stelle den Teich, der dadurch sehr tief wirkt. Die Grün- und Schwarztöne sind so angeordnet, daß sie aus der Entfernung einen kohärenten Eindruck vermitteln. 1907 und 1908 wählte Monet auch Rundformate, die den Blick wie das quadratische Format auf die Mitte der Komposition lenken, wo der Betrachter in das Farbenspiel eintauchen kann.

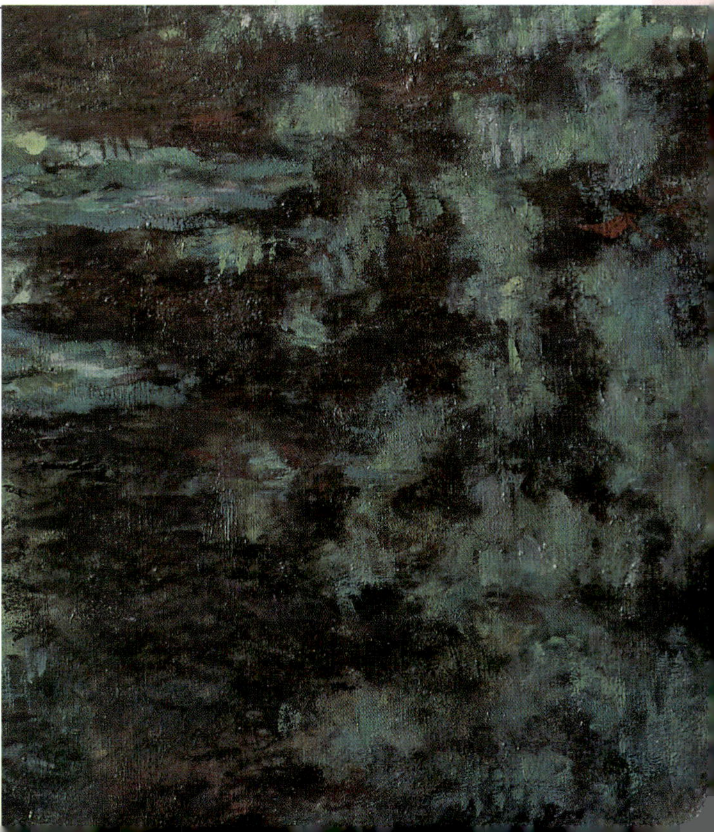

Neue Erfolge, neue Leiden

Mit den beiden Reisen nach Venedig entfernt sich der große Maler zum letzten Mal aus Giverny. Sein Augenleiden quält ihn sehr. In Venedig ist seine innere Stärke jedoch noch ungebrochen, begeistert genießt er das Flair der Lagunenstadt. Zum Dogenpalast bemerkt er: »Der Palast, der in meinem Bild erscheint, war nur ein Ausdrucksmittel für die vorherrschende Atmosphäre. Ganz Venedig ist in sie gebadet. Es schwimmt in dieser Atmosphäre.« An den 1909 in Venedig begonnenen Ansichten arbeitet er drei Jahre lang: Erst 1912 werden 29 seiner venezianischen Impressionen, von den wunderbaren Erläuterungen seines Freundes Mirbeau begleitet, in der Galerie Bernheim-Jeune ausgestellt. Doch alles in allem ist dies eine schwierige Zeit für den alternden Meister. Alice, seine zweite Frau, stirbt 1911. Drei Jahre später erliegt der ältere Sohn Jean einer schweren Krankheit. Um Monet zu trösten, erinnert Clemenceau ihn an Rembrandt, der trotz aller Schicksalsschläge seinen Lebenswillen nie verlor. Doch auch der Gesundheitszustand des Künstlers läßt zu wünschen übrig. Im Juni 1910 muß er wegen häufiger starker Kopfschmerzen in Behandlung. Seine Freunde geben ihm Trost und Halt und besuchen ihn oft in Giverny, Museen und Sammler reißen sich um ihn. Die Malerei ist es, die ihn noch aufrecht hält.

▼ Paul Durand-Ruels Arbeitszimmer in seinem New Yorker Haus. Der seit 1865 aktive Sammler hatte schon 1870 eine Galerie in London eröffnet. Um dem Impressionismus zum Erfolg zu verhelfen, organisierte er viele Ausstellungen, unter anderem in New York. Dort wurde der Stil vor allem auch durch Künstler wie James Abbott McNeill Whistler, John Singer Sargent und Mary Cassatt verbreitet, die den Impressionisten nahestanden. Durand-Ruels Galerie in der Fifth Avenue Nr. 389 wurde 1889 eingeweiht.

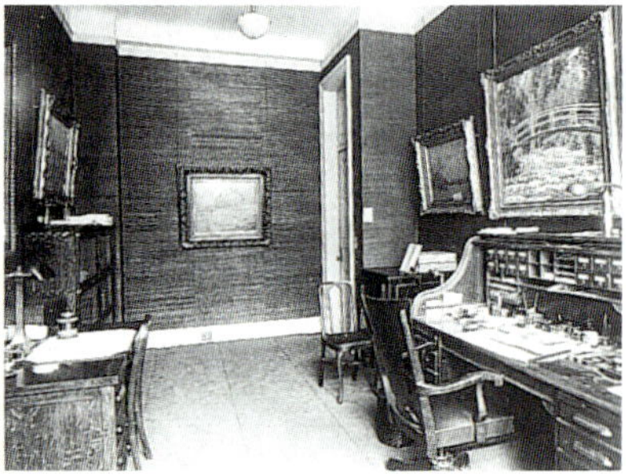

▶ Monet, *Seerosen*, um 1910–15, Zürich, Kunsthaus. Es wäre falsch, die letzten *Seerosen* Monets als abstrakte oder, schlimmer noch, als Konzeptkunst zu bezeichnen. Der Maler verlor nie den Bezug zur Natur, auch wenn er mit seiner Technik den Rahmen des eindeutig Wahrnehmbaren sprengte. Monet war von der Idee besessen, »alles ohne Ende« darzustellen.

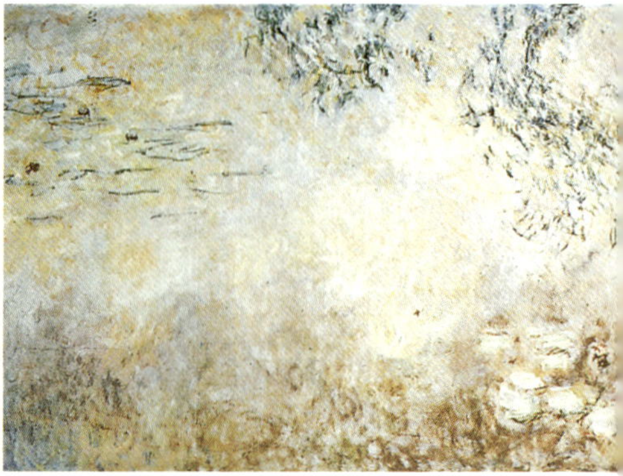

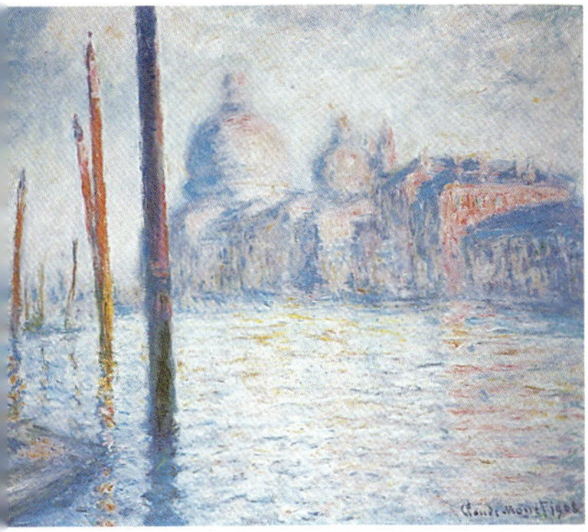

◀ Monet, *Der Canal Grande,* 1908, Privatsammlung. Monet ordnete die genaue Wiedergabe der Architektur der Darstellung der Lichtverhältnisse unter. Dennoch beweist das Bild das außerordentliche Raumempfinden des Malers. Auch von diesem Motiv malte er eine ganze Serie.

▼ Monet, *Der Canal Grande,* 1908, Boston, Museum of Fine Arts. Signac schrieb 1912 an Monet, gerade von diesen, ihm bestens bekannten Motiven sei er besonders beeindruckt und könne dieses Erlebnis nur noch mit jenem vergleichen, als seine Karriere 1878 angesichts der Bilder des Bahnhofs Saint-Lazare eine Wendung genommen habe.

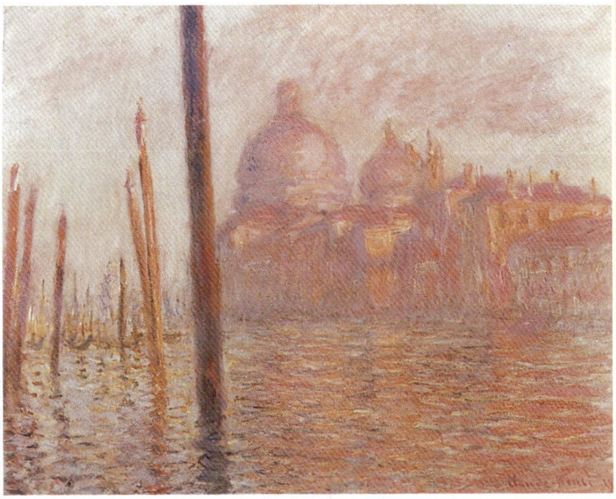

▼ Der Künstler in seinem Atelier in Giverny auf einer um 1923 entstandenen Fotografie. Die Ateliers des eigensinnigen, pedantischen Malers waren hocheffiziente Arbeitsräume, in denen er nur höchst selten Gäste empfing.

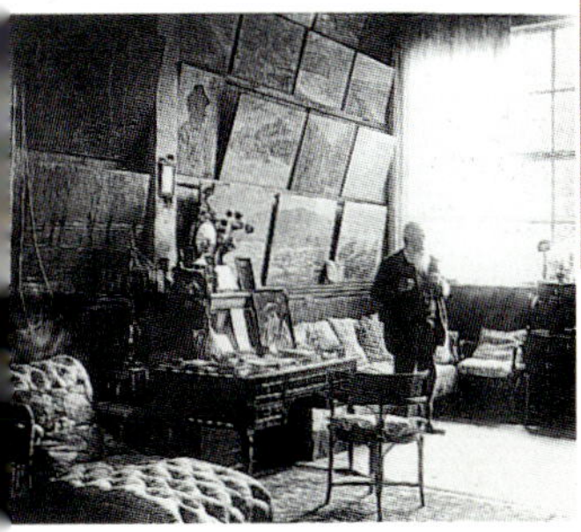

▶ Die gelungene Porträtfotografie aus der gleichen Zeit zeigt einen eleganten älteren Herrn, einen von allen verehrten Meister – und einen leidenschaftlichen Raucher.

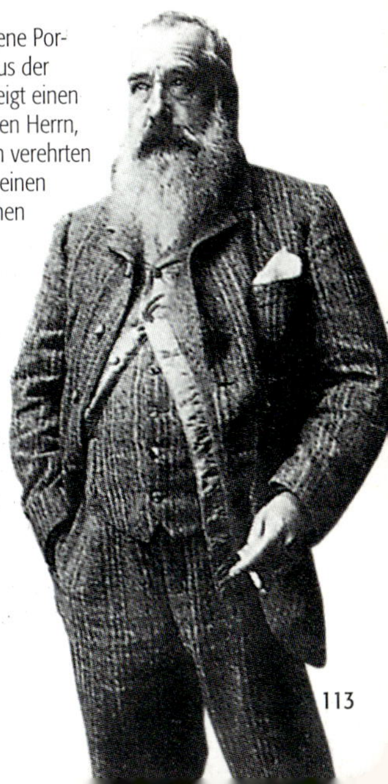

Ein bewegtes Jahrhundert

Während Monet Höhen und Tiefen erlebt, dreht sich das Rad der Geschichte mit großer Geschwindigkeit weiter. Das Attentat auf den König von Portugal, der Aufstand gegen die Griechen auf Kreta, die Unabhängigkeit Bulgariens, die Entstehung der Südafrikanischen Union, die italienischen Eroberungen in Afrika, die Abspaltung der Mongolei und Tibets von China – das alles sind nur einige spektakuläre Ereignisse jener bewegten Zeit. Am 8. März 1908 kommen in New York 129 Arbeiterinnen bei einem Brand der Textilfabrik »Cotton« ums Leben. Dieses Unglück geht als einer der tragischsten Massenunfälle des Industriezeitalters in die Geschichte ein. Arnold Schönberg entwickelt in seiner *Harmonielehre* die Prinzipien der Atonalität, die die zeitgenössische Musik entscheidend prägen. Benedetto Croce veröffentlicht seine Ästhetik, und Rudolf Steiner gründet die Anthroposophische Gesellschaft, die so namhafte Künstler wie Kandinsky in ihrer Entwicklung entscheidend beeinflußt. Während eine Expedition den Südpol erreicht, erscheint 1912 in Rußland erstmals die »Prawda«. Im gleichen Jahr verläßt ein Dekorateur den Louvre mit Leonardo da Vincis *Mona Lisa* unter dem Arm. Am 21. Dezember kehrt das Gemälde in das Museum zurück.

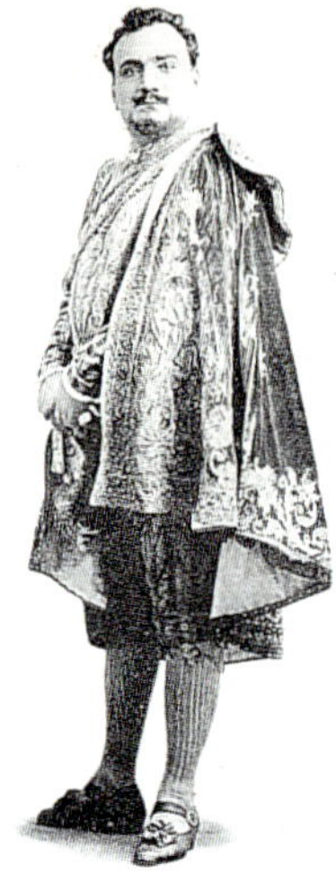

Enrico Caruso (1873–1921), der größte Tenor aller Zeiten.

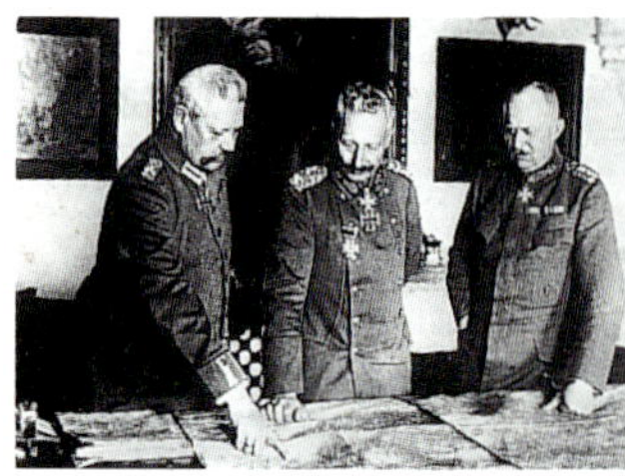

Kaiser Wilhelm II., mit den Generälen Ludendorff und Hindenburg.

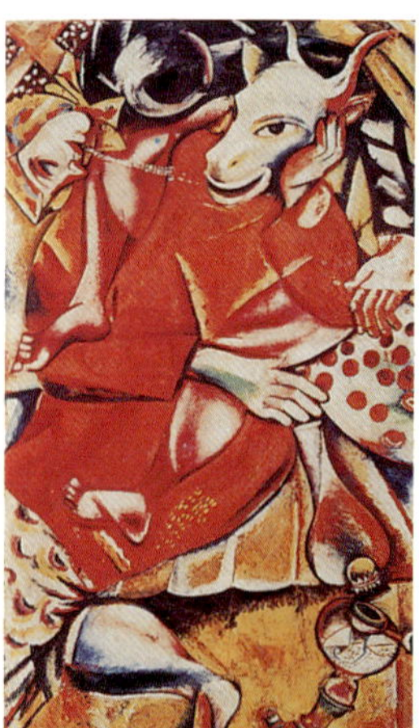

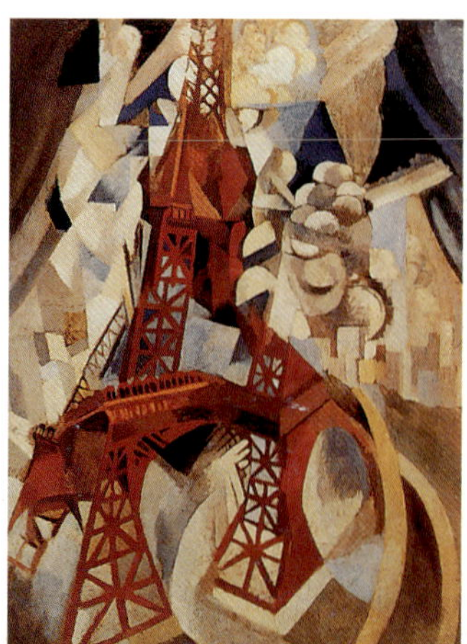

Ganz links: Marc Chagall, *Meiner Braut gewidmet,* 1911, Bern, Kunstmuseum. Der russische Maler, der keiner Strömung zugeordnet werden kann, war einer der bedeutendsten ausländischen Künstler im Paris jener Jahre.

Robert Delaunay, *Der rote Turm,* 1911, New York, The Solomon R. Guggenheim Collection. Der von Cézanne beeinflußte Maler gilt als Begründer des Orphismus.

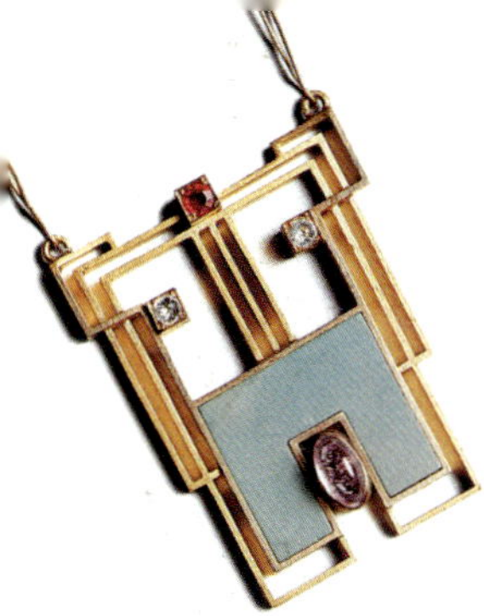

▲ Anhänger in Gold, Achat, Rubin, Korund und Glasfluß. 1902, Pforzheim, Schmuckmuseum.

▼ Das riesige Kreuzfahrtschiff Titanic stieß in der Nacht des 14. Aprils 1912 mit einem Eisberg zusammen und sank: eine der größten Katastrophen in der Geschichte der Schiffahrt.

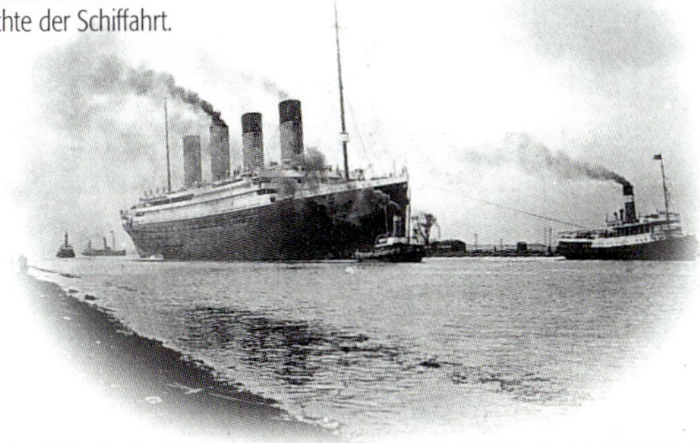

Der Futurismus, die erste italienische Avantgarde-Bewegung

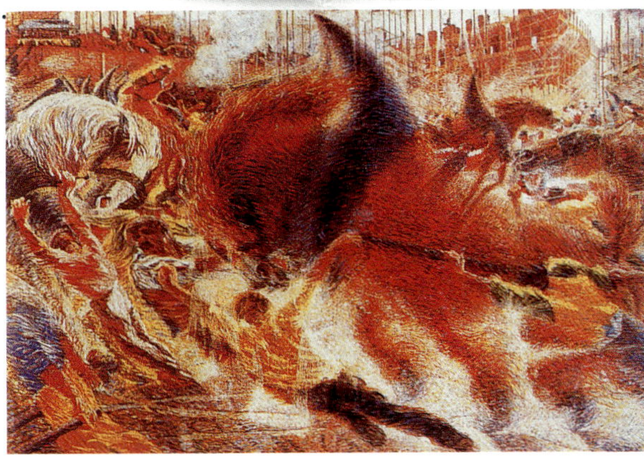

Ein Jahr nachdem der Dichter Filippo Tommaso Marinetti alle mutigen italienischen Künstler zum Kampf gegen die Akademie aufgerufen hatte, werden 1910 fünf junge Männer bei ihm vorstellig – zusammen heben sie den Futurismus aus der Taufe, die erste Avantgarde-Bewegung Italiens. Umberto Boccionis Gemälde *Die Stadt erhebt sich* (1910–11, New York, The Museum of Modern Art) ist ein programmatisches Werk der neuen Stilrichtung. Es enthält alles, was den Futuristen wichtig ist: eine expandierende Stadt voller Fabriken und rauchender Schornsteine, den ewigen Kampf zwischen dem Menschen und der Natur, dargestellt durch das Pferd, Boccionis Lieblingstier (man fühlt sich an Géricaults Pferde erinnert), und reine Farben, die in parallelen Strichen aufgetragen sind, um die Dynamik zu veranschaulichen.

▶ Antoní Gaudí, *La Sagrada Familia.* Der Kirchenbau in Barcelona gilt als Meisterwerk eines der genialsten Architekten der Neuzeit. Der Hauptvertreter der modernen katalanischen Kunst orientierte sich an den phantasievollen Formen der Gotik.

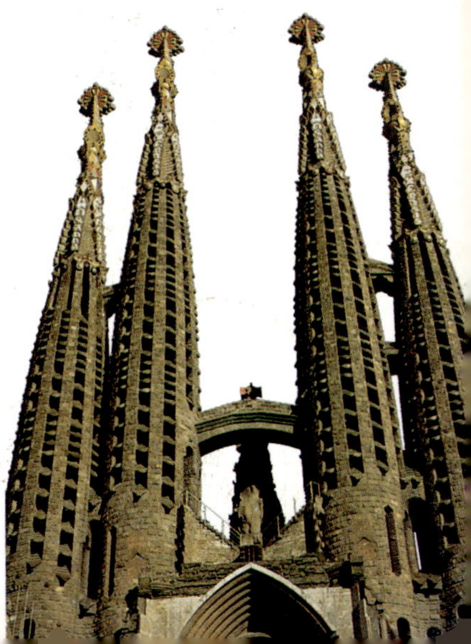

1913 – 1926

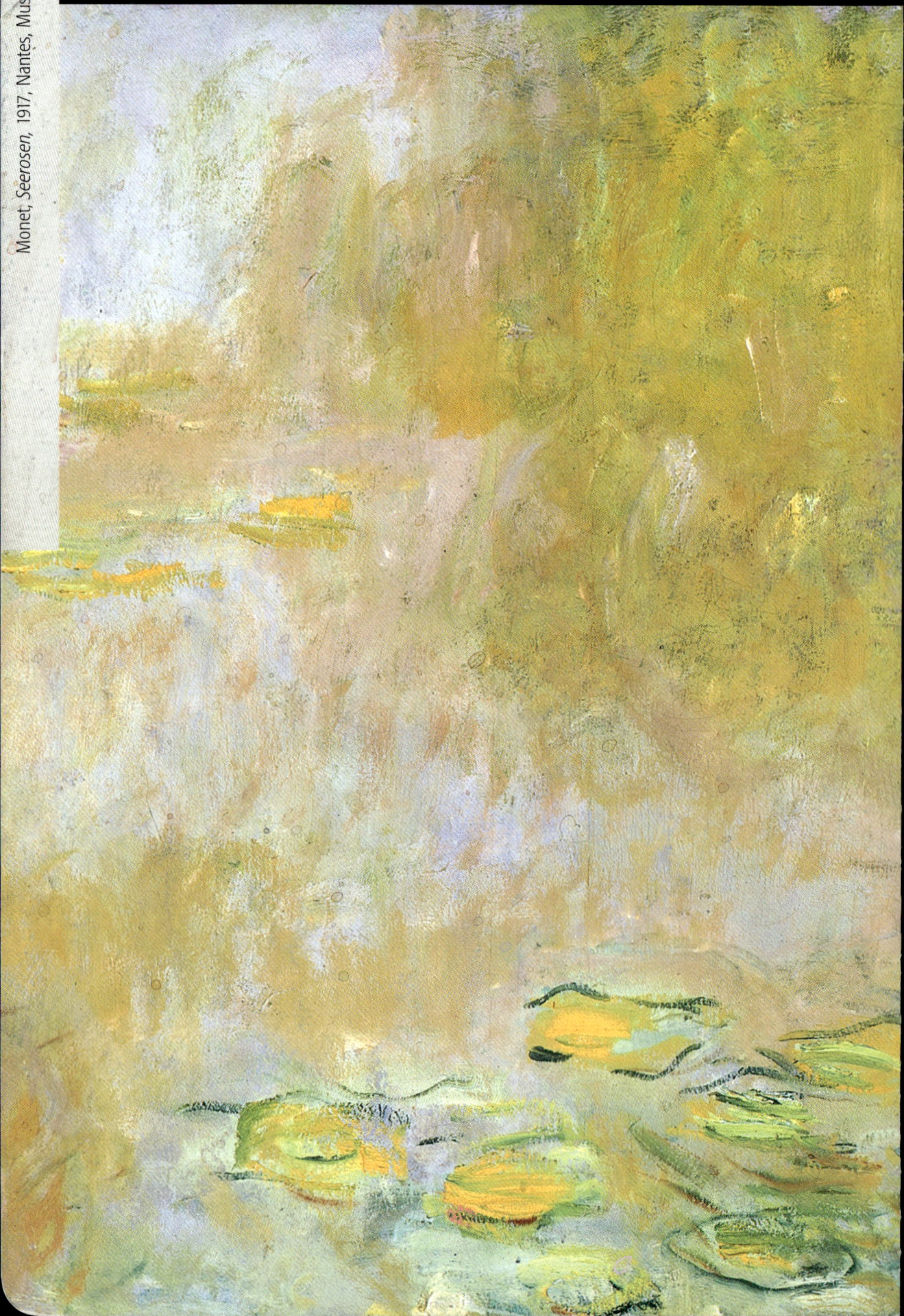

Monet, *Seerosen*, 1917, Nantes, Musée des Beaux-Arts

Seerosen

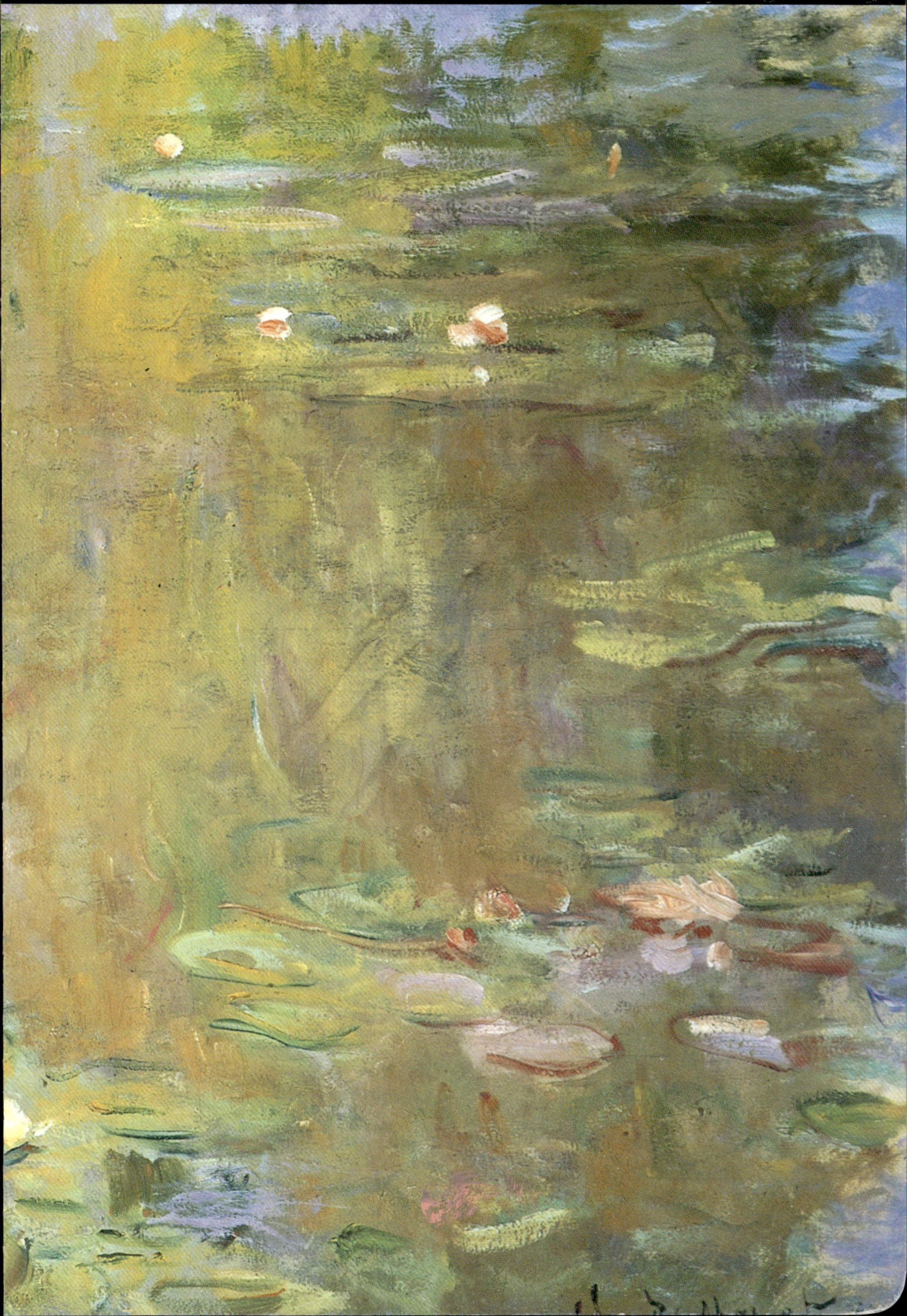

Unerschöpfliche Energie

Monet steht bei den Kritikern nun in höchstem Ansehen. Besonders beliebt ist er in den Vereinigten Staaten. 1913 beteiligt er sich an der umstrittenen Internationalen Ausstellung moderner Kunst, der berühmten »Armory Show«, so benannt nach dem Armee-Arsenal, in dem sie stattfindet. Fünf seiner Gemälde werden daraufhin zu Ausstellungen nach Boston und Chicago geschickt. 1914 beginnt Monet mit der Einrichtung eines dritten Ateliers, wo er an seinen breitformatigen Bildern arbeitet, die später im Musée de l'Orangerie installiert werden (siehe Seite 126). Das Atelier mißt 25x12 Meter und ist bis zu 15 Meter hoch. Nach dem Tod von Jean verläßt ihn nun auch sein zweiter Sohn Michel, der als Freiwilliger in ein Infanterieregiment eintritt. Einzig Blanche Hoschedé bleibt in seiner Nähe, sie ist die liebevolle Gefährtin seiner letzten Jahre. Er unterstützt seine Landsleute mit wiederholten Spenden an die Kriegsgefangenenorganisationen. Im November 1916 besucht ihn Pierre Bonnard, der ehemals zur Gruppe der »Nabis« gehört hatte. Ihm zeigt Monet seine Seerosen-Bilder.

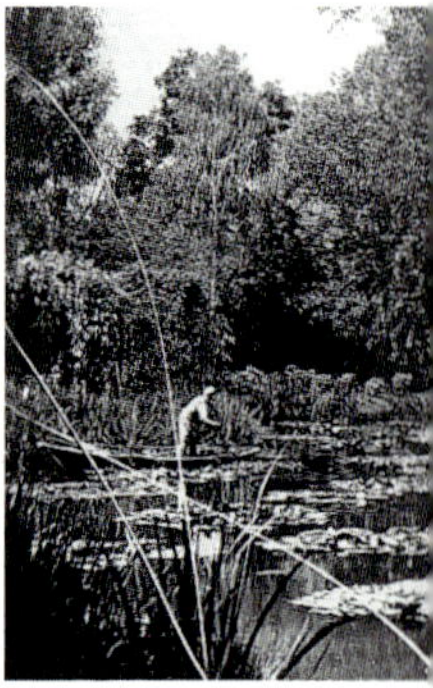

Ein grandioses Bild vom großen Seerosenteich. Die Schaffung dieses kleinen Paradieses aus dem Nichts wurde von den Nachbarn mit Besorgnis verfolgt, weil sie fürchteten, die Pflanzen könnten das Wasser verunreinigen.

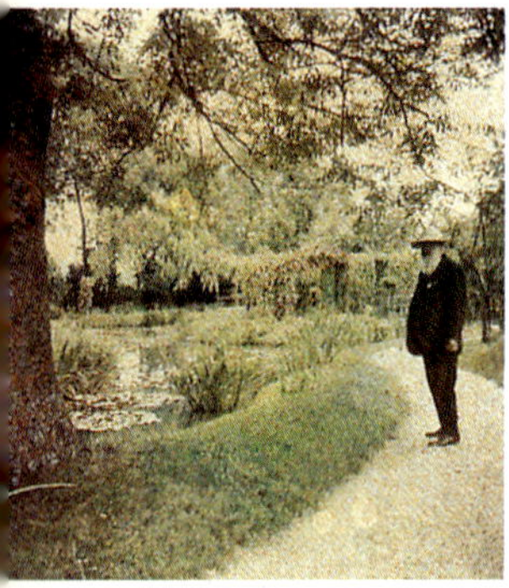

Diese Fotografie von Claude Monet in seinem geliebten Garten wurde um 1917 aufgenommen.

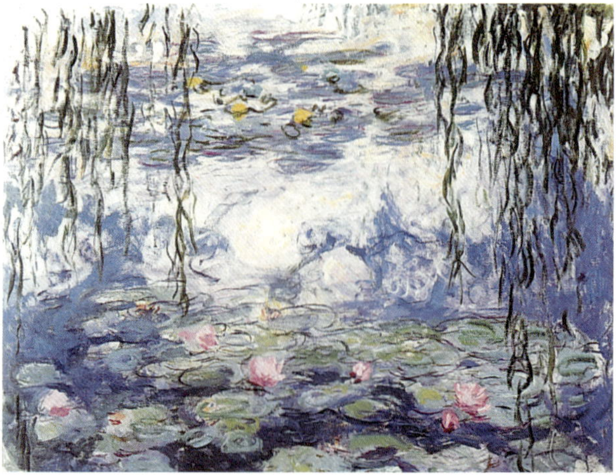

Monet, *Seerosen*, 1916–19, Paris, Musée Marmottan. Die Technik ist hier durch größere, kompaktere Pinselstriche gekennzeichnet. An die Stelle kleiner Tupfen treten größere, zumeist runde Farbflächen, die die Formen der Blumen nachzeichnen.

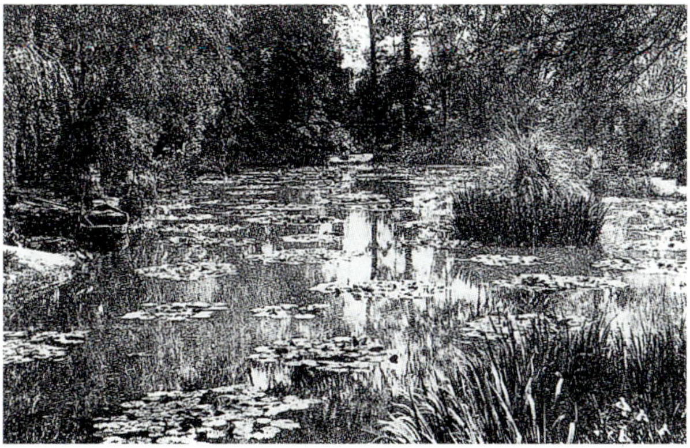

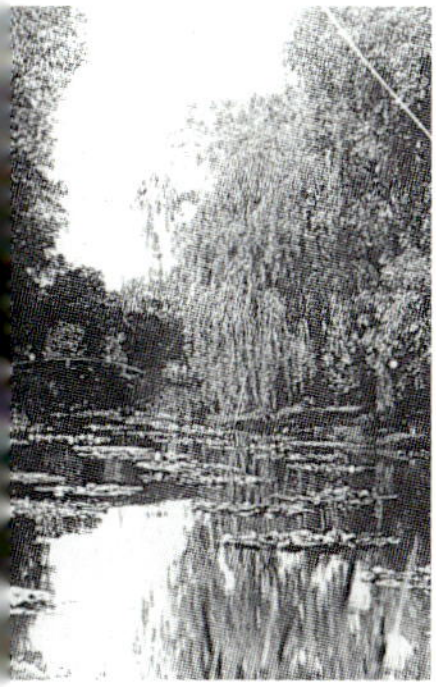

▶ Diese Ansichtskarte aus der Zeit um 1920 zeigt den berühmten Seerosengarten. Gut zu erkennen sind die Lichtreflexe auf dem Wasser, die Monet mit seinen Farben einzufangen suchte.

▼ Monet, *Seerosen,* 1916–19, Paris, Musée Marmottan. Das Publikum bekam bereits 1900 und 1909 auf den beiden Ausstellungen bei Durand-Ruel einen Vorgeschmack auf dieses Motiv. Monet war so auf seine Seerosen fixiert, daß er sich mit dem Gedanken trug, einen runden Raum vollständig mit diesen Bildern auszustatten, der den Eindruck hervorrufen sollte, als befinde man sich im Zentrum eines Weihers mit Seerosen.

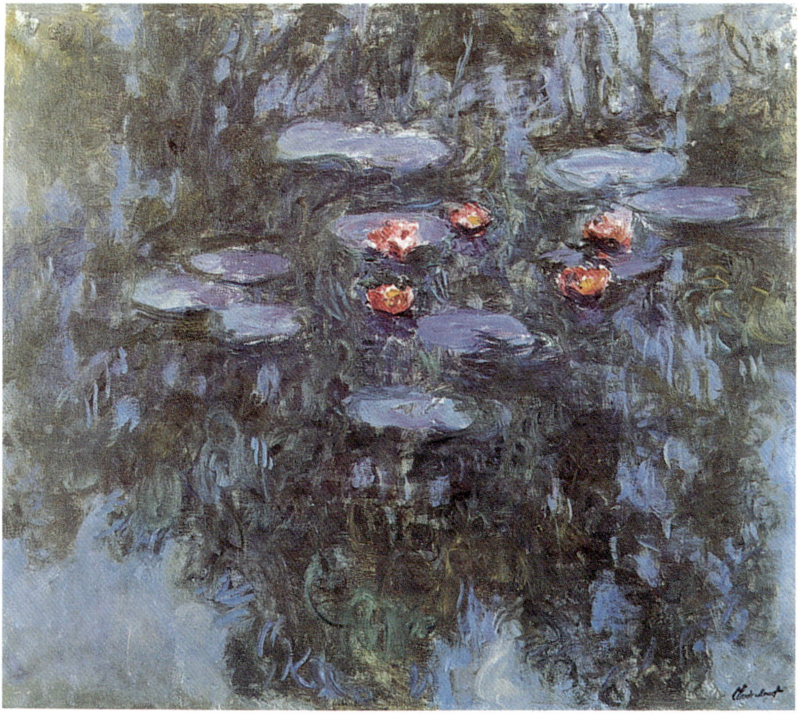

Die Kunst in der Zeit des Ersten Weltkriegs

Europa ist 1914 in zwei große Blöcke gespalten: die Mittelmächte Deutschland und Österreich-Ungarn mit den Verbündeten Italien, Bulgarien und der Türkei auf der einen und die Staaten der Entente – Frankreich, Großbritannien und Rußland – auf der anderen Seite. Doch auch innerhalb der Bündnisse streitet man sich – die Konflikte des vergangenen Jahrhunderts sind nicht spurlos vorübergegangen. Die Annexion Bosnien-Herzegowinas durch Österreich bringt die serbischen Nationalisten gegen die Donaumonarchie auf. Am 18. Juni 1914 wird der österreichische Thronfolger in Sarajewo ermordet. Wien macht die serbische Regierung für den Anschlag verantwortlich und erklärt ihr den Krieg. Wenige Tage später greifen in der sogenannten schwarzen Woche die übrigen Staaten in das Geschehen ein. Der zermürbende Krieg führt Ende 1918 zum Zusammenbruch und zur Aufsplitterung der mitteleuropäischen Reiche. Im April 1919 entsteht auf Initiative des amerikanischen Präsidenten Wilson der Völkerbund, der Konflikte künftig auf friedliche Weise lösen soll. In der europäischen Kunst bricht eine Epoche revolutionärer Neuerungen an.

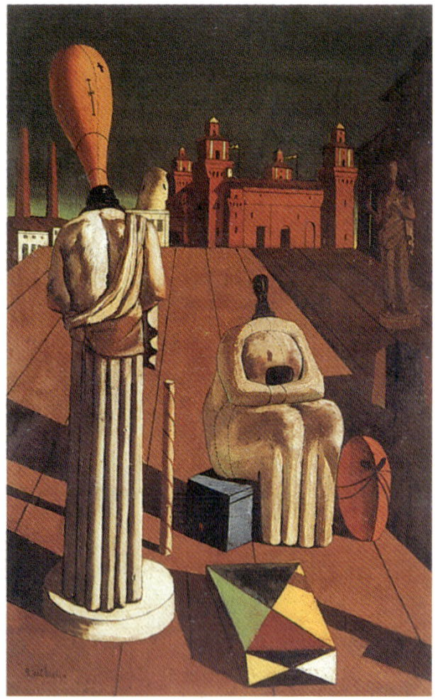

Giorgio de Chirico, *Die beunruhigenden Musen,* 1916, Mailand, Privatsammlung. De Chirico war Mitbegründer einer avantgardistischen Strömung, die »Pittura metafisica« genannt wurde. Nach der explosiven Phase des Futurismus wandten sich die Vertreter dieser Malerei nach dem Krieg wieder klassischen Traditionen zu.

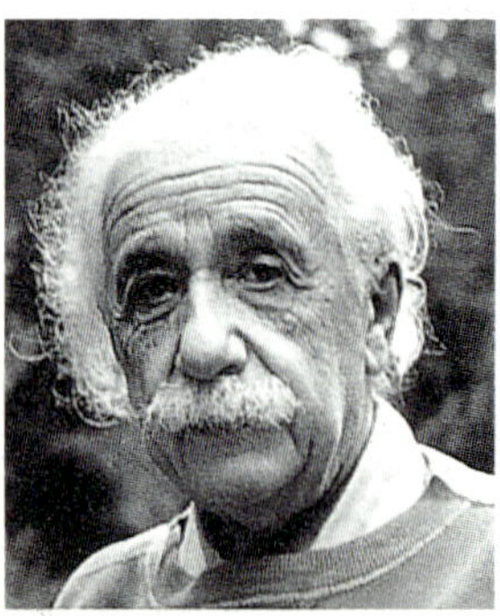

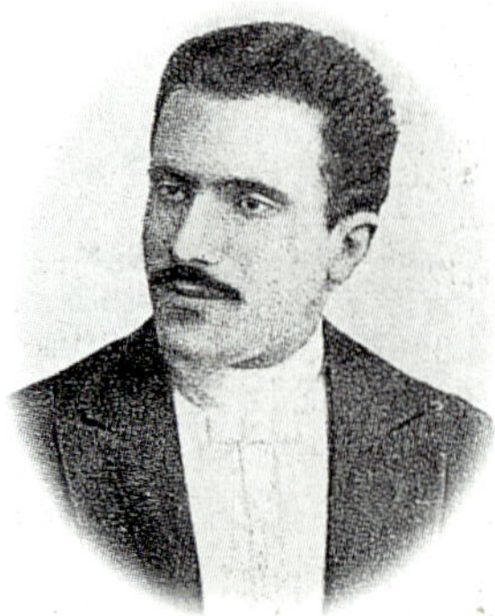

Ganz links: Albert Einstein wurde 1879 in Ulm geboren. 1916 formulierte er die allgemeine Relativitätstheorie, 1929 folgte die einheitliche Feldtheorie.

Giacomo Puccini (1858–1924) gilt neben Giuseppe Verdi als einer der größten Opernkomponisten Italiens.

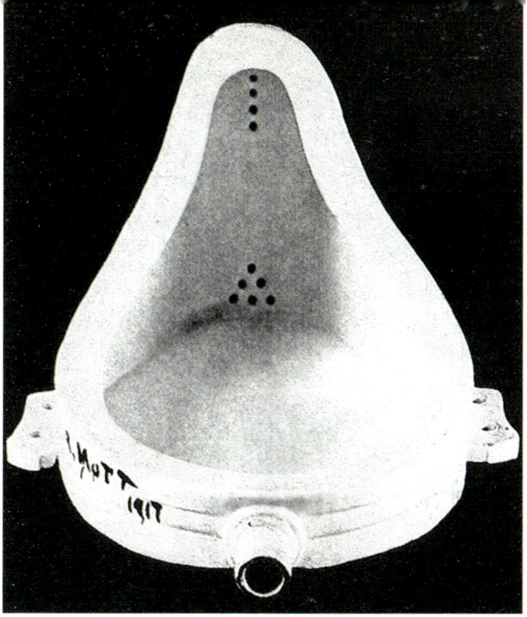

◀ Marcel Duchamp, *Fontaine,* 1917 (Original verschollen), Mailand, Studio Schwarz. Duchamp stellte alle Konventionen der Kunst radikal in Frage. Zunächst setzte er sich zwar mit der zeitgenössischen Malerei auseinander, dann aber ging er dazu über, vorgefertigte Industrieprodukte wie dieses Urinoir in einen anderen Kontext zu stellen – den einer Ausstellung – und sie damit zu Kunstwerken zu deklarieren. Das Werk wurde 1913 in New York ausgestellt und provozierte einen Skandal.

▶ Amedeo Modigliani, *Großer Akt,* 1917, New York, The Museum of Modern Art. Der begabte, aber glücklose Maler aus Livorno kam voller Hoffnungen nach Paris, um seine anspruchsvolle, von der linienbetonten Reinheit des Mittelalters durchdrungene Kunst bekannt zu machen. Er starb 1920 unbeachtet mit nur 36 Jahren.

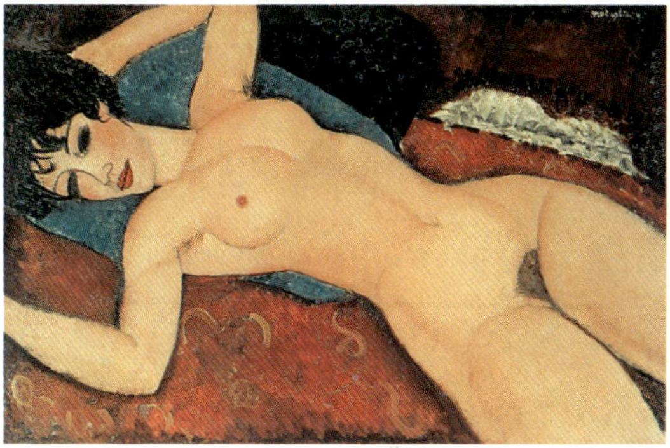

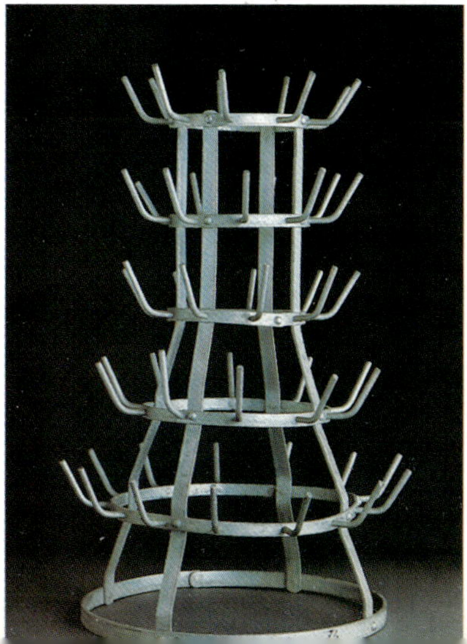

▶ Amedeo Modigliani, *Karyatide,* 1913–1914, New York, The Museum of Modern Art. Modigliani schuf etliche Skulpturen nach dem Vorbild der afrikanischen Kunst.

◀ Marcel Duchamp, *Flaschentrockner,* 1914 (Original verschollen). Duchamp stellte gewöhnliche Industrieerzeugnisse *(readymades)* aus, ohne sie mit den Methoden konventioneller Kunst zu bearbeiten.

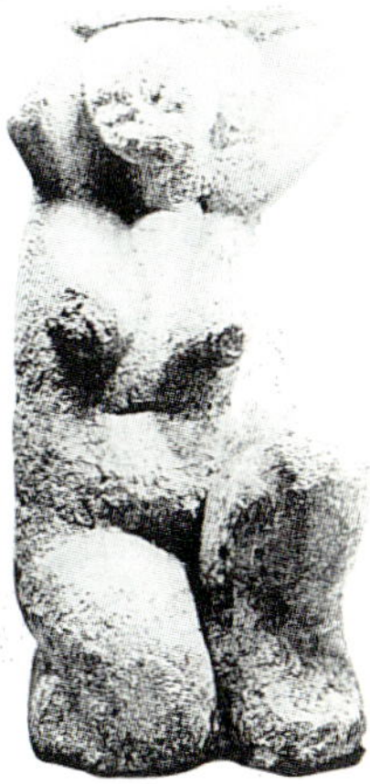

Ein starrköpfiger alter Mann

Auf die Frage nach Fotografien der in Arbeit befindlichen *Seerosen* antwortet Monet trocken, daß diese Gemälde nicht abgelichtet werden können, eben weil sie sich noch in Arbeit befinden. Er ist ein unverbesserlicher Perfektionist. Ein weiterer Trauerfall ist zu beklagen: Am 16. Februar 1917 stirbt in Paris Octave Mirbeau, der seit den schwierigen Anfängen Monets treuer Freund und Begleiter gewesen war. Der Maler fühlt sich einsam und verlassen. Von den offiziellen Stellen, die ihn in seinen frühen Jahren beharrlich ignoriert hatten, wird er nun mehr denn je hofiert. Im April spricht der Industrie- und Handelsminister Etienne Clémentel mit ihm über die Möglichkeit, eine Tapisserie für die Kathedrale von Reims zu entwerfen. Man bietet ihm Kohle zum Heizen und Benzin für das kurz zuvor gekaufte Automobil, mit dem er nach Südfrankreich reisen wollte – doch das Projekt verläuft im Sande. Ein alter Freund macht unterdessen Karriere: Im November 1917 wird Clemenceau Premierminister. Im Lauf des Jahres 1918 läßt Monets Sehvermögen immer mehr nach. Er muß die Farben anhand der Etiketten auf den Tuben auswählen. Nach Kriegsende schlägt er Clemenceau vor, dem französischen Staat ein Trauerweiden- und ein Seerosengemälde zur Feier des Sieges als Schenkung zu überlassen. Doch auch dieser Plan wird aufgegeben, denn zum einen ist die politische Situation zu verworren, und zum anderen scheitert Clemenceau 1920 bei den Präsidentschaftswahlen. Im Januar 1923 willigt Monet in eine Operation am rechten Auge ein.

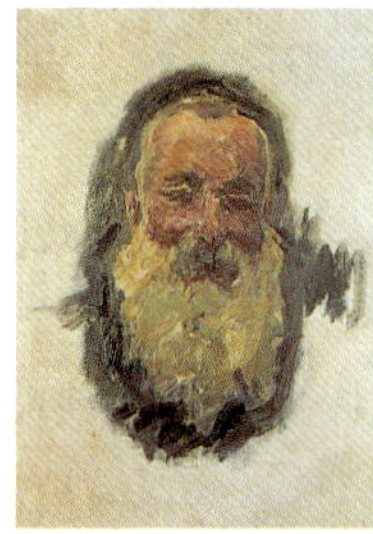

▲ Monet, *Selbstbildnis,* 1917, Musée d'Orsay. Im Sommer des Jahres 1917 arbeitete der Maler fast ständig im Freien. Oft überkamen ihn Traurigkeit und Verzweiflung.

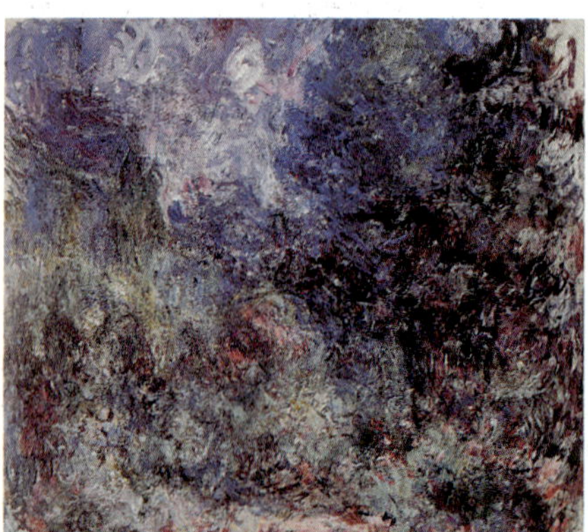

■ Unten links: Monet, *Blick vom Rosengarten,* 1922–24, Paris, Musée Marmottan.

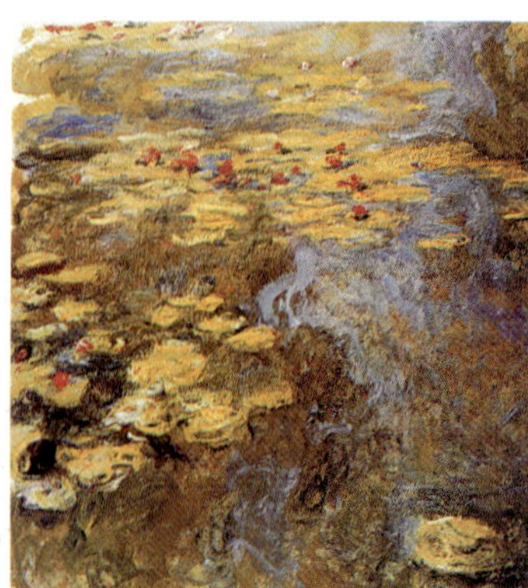

▼ Monet, *Seerosenteich,* 1917–19, Paris, Musée Marmottan.

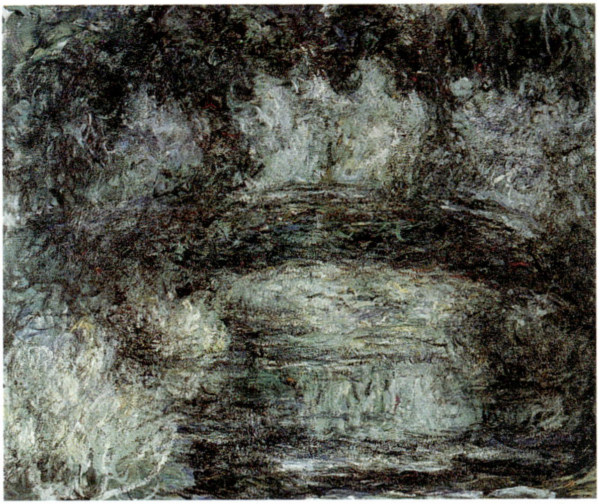

◀ Monet, *Die japanische Brücke,* 1922–24, Paris, Musée Marmottan. Das Gemälde gehört zu der bemerkenswerten Serie mit diesem Motiv der Brücke über den Teich, die Monet in seinen letzten Jahren malte. Kennzeichnend für diese Arbeiten sind kräftige Farben und eine bewegte, kompakte Pinselführung – Ausdruck einer starken inneren Unruhe.

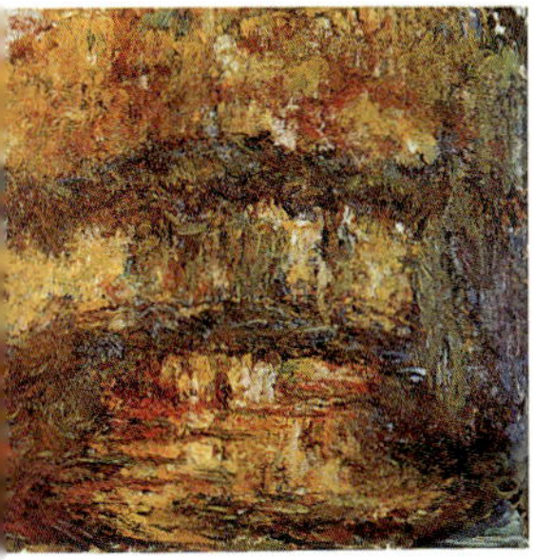

▲ Monet, *Die japanische Brücke,* 1918–24, Paris, Musée Marmottan.

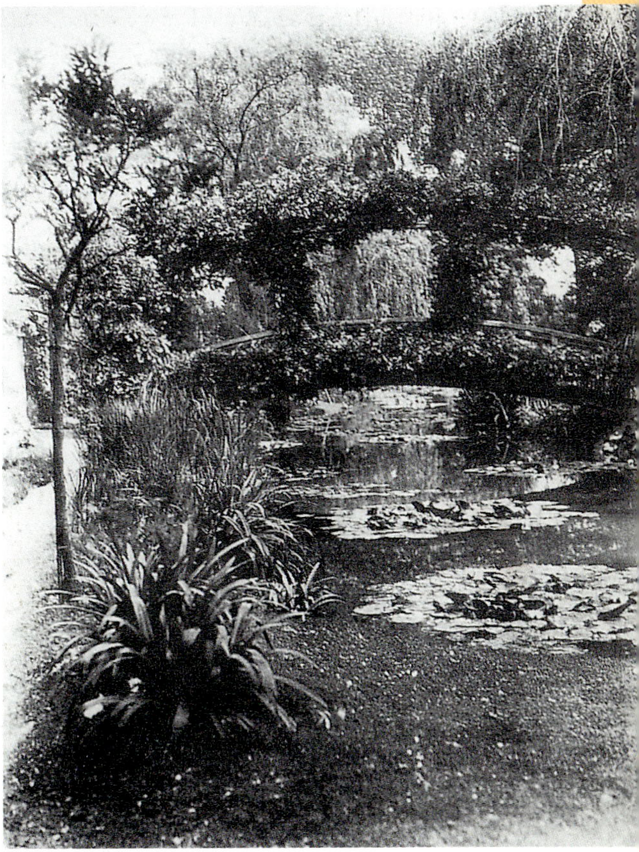

▶ Die um 1926 entstandene Fotografie zeigt die Westseite der Brücke. Der kleine Steg im japanischen Stil – ein Zeichen für Monets Interesse an der fernöstlichen Kultur – ist das zweite wichtige Motiv der langen und produktiven Schaffensperiode in Giverny. Das Brücklein wird von Schlingpflanzen überwuchert und von einem Vorhang aus Glyzinien überschattet – ein unwiderstehliches Motiv.

Bauhaus und Art déco

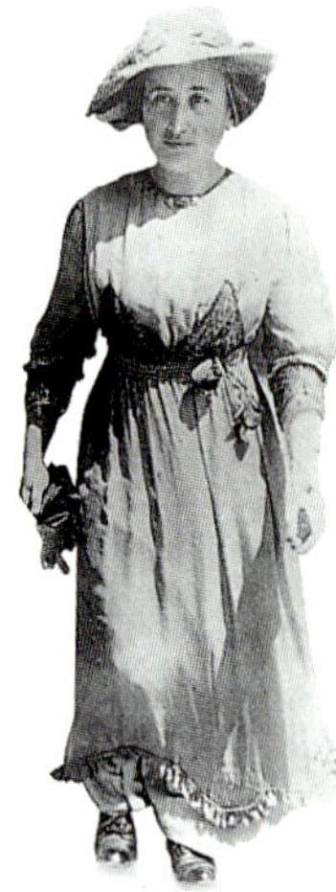

Nach dem Weltkrieg zeigt sich die europäische Landkarte völlig verändert: Neue Grenzen und Machtkonstellationen haben sich ergeben. Doch die Völker Europas kommen nicht zur Ruhe. In den zwanziger und dreißiger Jahren beginnen die Faschisten in Italien und die Nationalsozialisten in Deutschland ihr brutales, diktatorisches Regime. Während die letzten Strahlen einer von der Ästhetik des Art nouveau bestimmten glanzvollen Epoche verlöschen, setzen erstmals Prinzipien aus der industriellen Produktion Maßstäbe auch im Bereich der Kunst: Als Gegenpol zur Vorstellung von Kunst als reinem Ausdruck der Schönheit etabliert sich das Ideal der schmucklosen Funktionalität, der puren Geometrie, der Rationalität, die alles Überflüssige eliminiert. Diese Sichtweise setzt sich in kurzer Zeit allgemein durch und bleibt lange unangefochten. Im Bereich der Musik macht nach Richard Wagner nun Igor Strawinski Geschichte. Die Literatur bringt so unterschiedliche Charaktere hervor wie D'Annunzio auf der einen und Kafka auf der anderen Seite. Die Philosophie dieser Zeit wird maßgeblich von Bertrand Russel mitgeprägt.

▲ Rosa Luxemburg, Mitbegründerin des Spartakusbundes, wurde 1919 in Berlin ermordet.

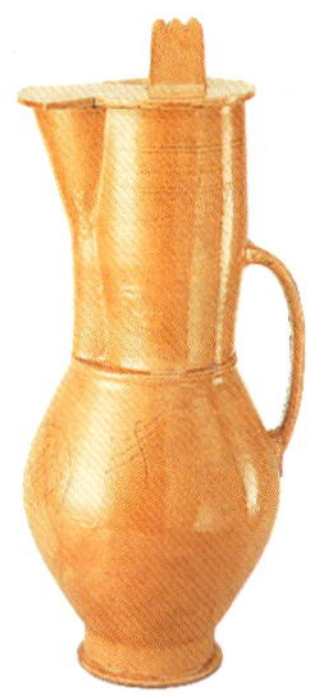

◄ Diese Kaffeekanne entstand 1923 in der Keramikwerkstatt des Bauhauses und befindet sich heute im Besitz der Kunstsammlungen zu Weimar.

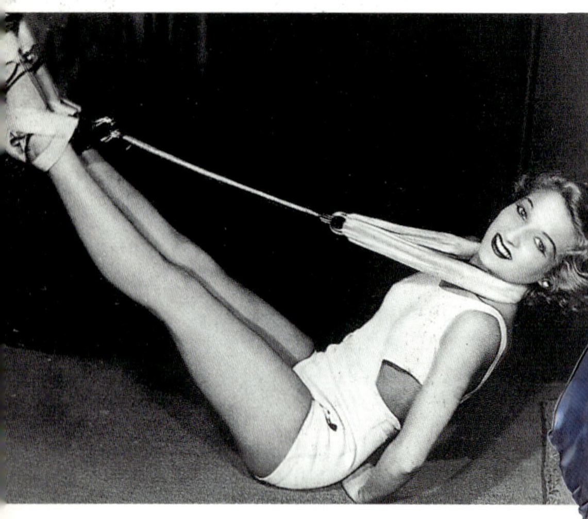

◄ Ein lächelndes amerikanisches Pin-up-Girl beim Bauchmuskeltraining: Gesundheit und Schönheit galten als neue Ideale der Weiblichkeit.

▼ *Harlekin,* um 1924, glasiertes und mit Kobaltblau bemaltes Porzellan, Prag, Kunstgewerbemuseum.

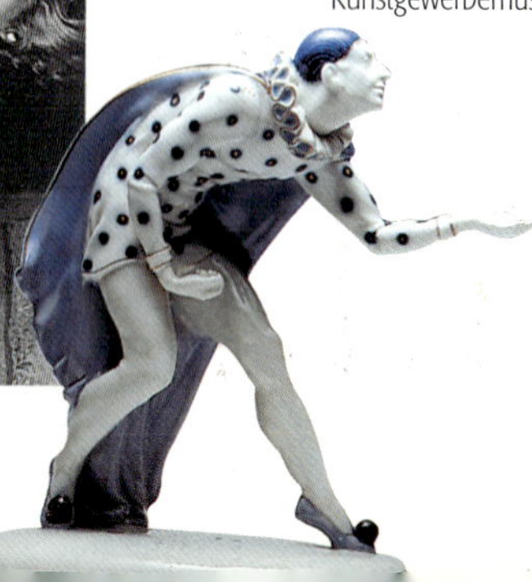

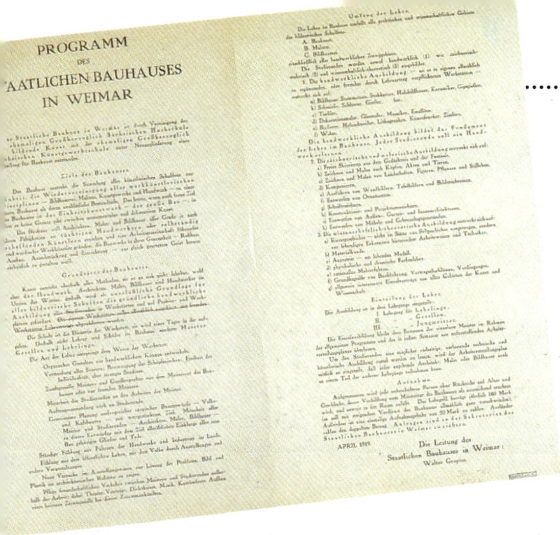
PROGRAMM
DES
[ST]AATLICHEN BAUHAUSES
IN WEIMAR

Ziele des Bauhauses

Grundsätze des Bauhauses

Umfang der Lehre

A. Baukunst,
B. Malerei,
C. Bildhauerei

Einteilung der Lehre

I. Lehrgang für Lehrlinge.
II. " " Gesellen.
III. " " Jungmeister.

Aufnahme

APRIL 1919.

Die Leitung des
Staatlichen Bauhauses in Weimar:
Walter Gropius.

Das Bauhaus

Das Programm des Bauhauses, der 1919 von Walter Gropius in Weimar gegründeten Hochschule für Gestaltung. Gropius, der die Einheit aller bildenden Künste unter der Führung der Baukunst forderte, holte namhafte Künstler wie Wassily Kandinsky, Paul Klee, Oskar Schlemmer, Johannes Itten und Adolf Meyer als Dozenten ans Bauhaus. Die Hochschule wurde 1933 von den Nationalsozialisten geschlossen.

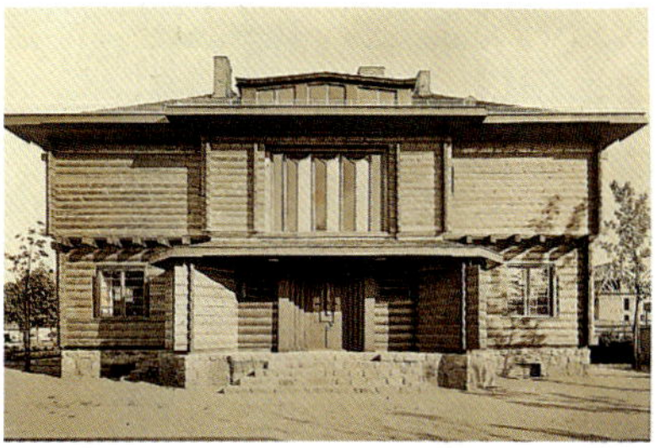

◀ Die Fassade des 1921 von Walter Gropius und Adolf Meyer in Berlin errichteten Hauses Sommerfeld. Meyer war Lehrer für Architektur am Bauhaus und entwickelte für den Unterricht völlig neue Methoden.

▼ Die Hängung der Bilder in der aufsehenerregenden Ausstellung, die Durand-Ruel 1905 in London organisierte: Zu sehen sind mehrere Gemälde von Monet und Renoir.

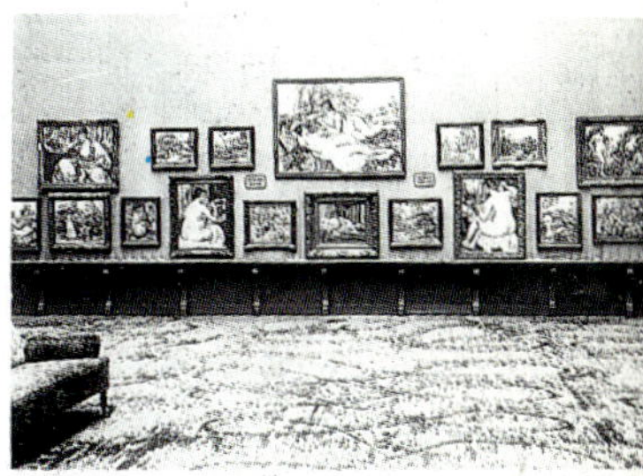

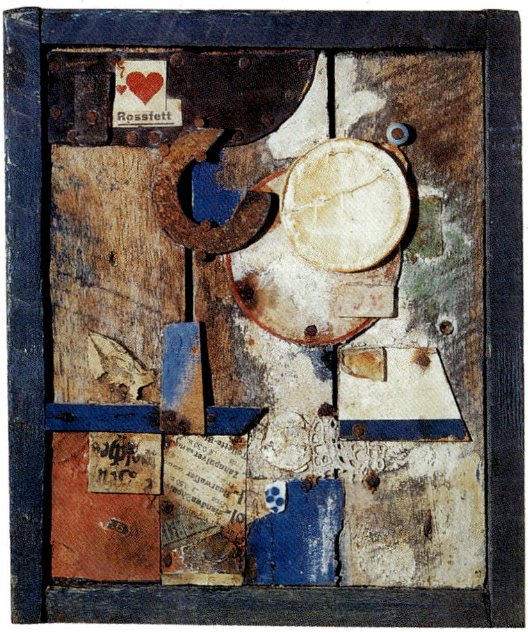

◀ Kurt Schwitters, *Merzbild Rossfett*, 1918–19, Genf, Musée d'Art et d'Histoire. Schwitters war der Hauptvertreter des Dadaismus in Hannover. Er schuf vornehmlich Assemblagen aus verschiedenen, für das Industriezeitalter typischen Materialien.

Ein letztes Aufflackern

Monet unterzieht sich 1923 zwei weiteren Augenoperationen. Danach muß er eine Brille tragen, mit der er jedoch alles gelb sieht, so daß man ihm zur Korrektur der Farbverschiebung gefärbte Gläser verordnet. Dieser Trick wirkt Wunder, der Maler ist überglücklich und kann mit neuer Kraft seine Arbeit wiederaufnehmen. Im Frühjahr vollendet er die letzten *Seerosen.* Doch er ist so unzufrieden mit sich selbst, daß Blanche einige Dutzend Werke verbrennen muß – und zwar vor seinen Augen, damit auch sicher keines übrigbleibt. Ende August entdecken die Ärzte einen unheilbaren Tumor am linken Auge. Clemenceau ist an seiner Seite, als Monet am 5. Dezember 1926 stirbt. Das Begräbnis, das nach seinem Willen im engsten Familienkreis hätte stattfinden sollen, zieht eine Menge Leute an und wird auch von der internationalen Presse verfolgt. Claude Monet hat endgültig seinen Platz im Olymp der Malerei gefunden.

■ Unten: Der Maler in seinem dritten Atelier auf einer Fotografie aus den zwanziger Jahren.

■ Ganz Unten: Die 1926 vollendeten *Seerosen* im ovalen Saal des Musée de l'Orangerie in Paris. Ein Meer aus Farben, in das man eintauchen, in dem man untergehen kann.

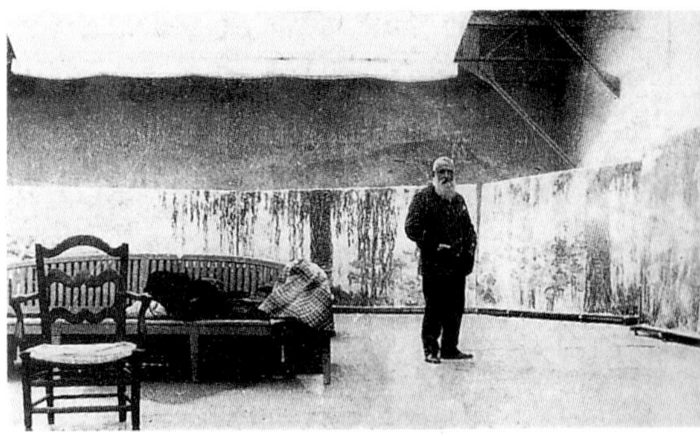

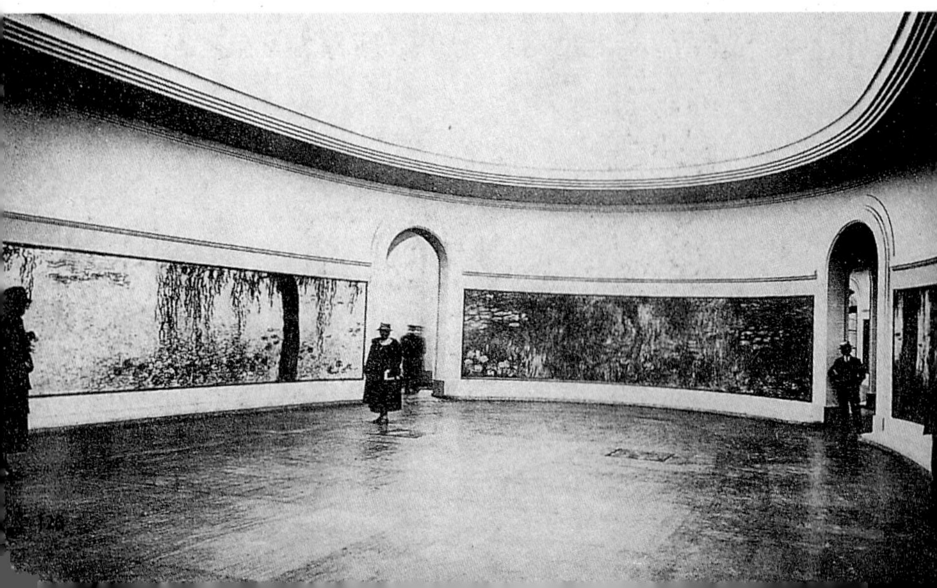

▶ Monet, *Das Haus des Künstlers. Blick vom Rosengarten,* 1922–24, Paris, Musée Marmottan. Auch am Ende seines Lebens waren Monets Werke immer noch durch einen kraftvollen Stil gekennzeichnet. Louis Gillet bemerkte: »Monet wird nicht müde, ... über die reale Form den Zauber des Unwirklichen zu breiten.«

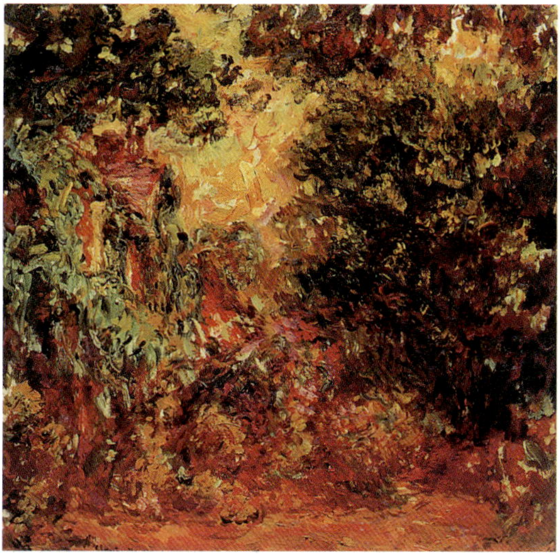

▼ Claude Monet mit Georges Clemenceau und Lily Butler auf der Brücke auf einer Fotografie aus dem Jahr 1921. Mit Clemenceau verband den Maler eine lebenslange Freundschaft.

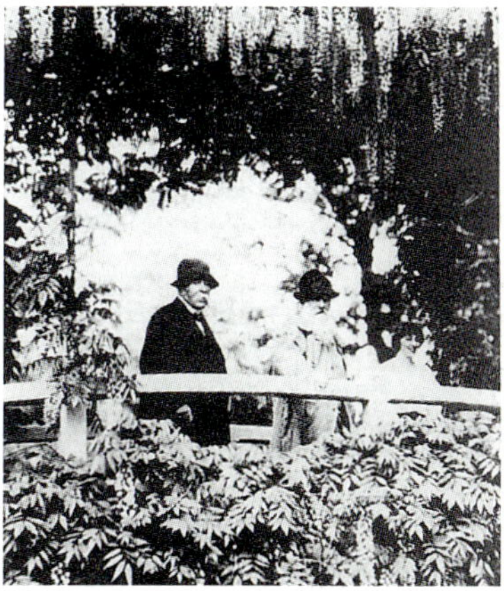

▼ Monet, *Der Rosenstrauch,* 1925–26, Paris, Musée d'Orsay. Eine faszinierende, flüchtig-leichte Harmonie aus kühlen Farben.

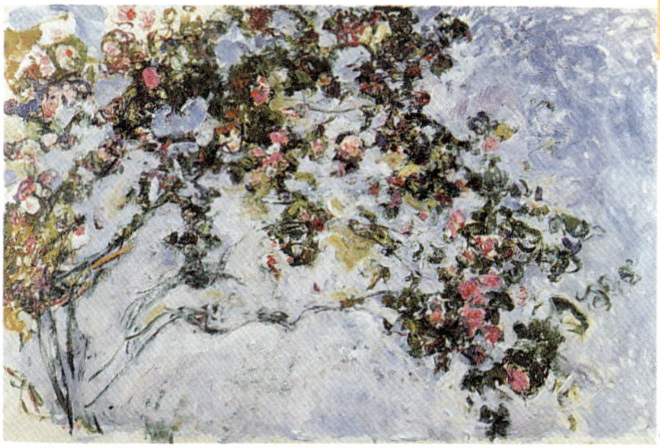

▶ Der Sarg mit Monets sterblichen Überresten wurde am 8. Dezember 1926 auf den Friedhof von Giverny gebracht. Monet war nicht religiös, vermutlich nicht einmal gläubig. Seine Einstellung als überzeugter Anhänger des Positivismus wurde bei seinem schmucklosen Begräbnis noch einmal deutlich.

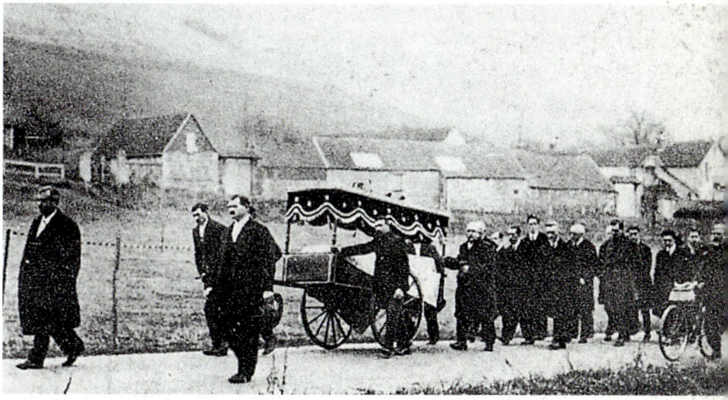

Tragische Geschichte, frivole Kunst

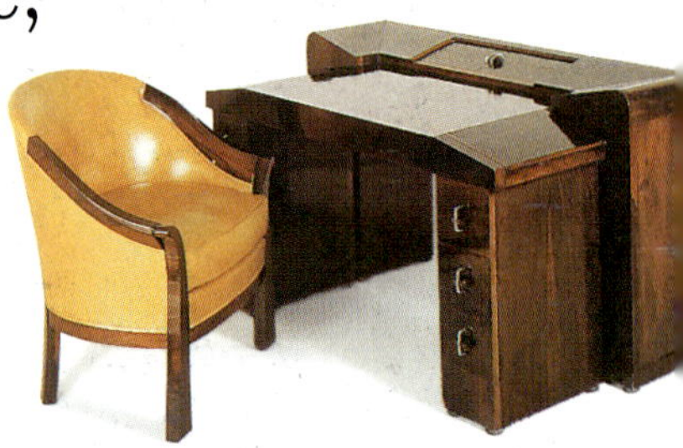

In der Politik sind die Nachkriegsjahre voller weitreichender Ereignisse. Auch die Wirtschaft bleibt von Problemen nicht verschont: 1929 bricht die New Yorker Börse zusammen – der frivolen Leichtlebigkeit der zwanziger Jahre wird ein abruptes Ende gesetzt. In der Kunst steuert der Kampf gegen die Tradition seinem Höhepunkt zu: Der Dadaismus setzt seine Vorstellung von Anti-Kunst mit Provokationen des Publikums, Materialmontagen und Grenzüberschreitungen aller Art durch. Ebenso sind die Surrealisten angetreten, die herkömmlichen Sehgewohnheiten zu erschüttern. Es gibt jedoch durchaus auch Künstler, die weiterhin die Wirklichkeit als wichtigstes inhaltliches und stilistisches Prinzip betrachten. Sie bereiten das Terrain für diejenigen vor, die in den dreißiger Jahren der Destruktion des Kunstbegriffs soziales Engagement entgegensetzen. Für sie ist der Mensch ein Individuum, das auf ein neues, erfülltes Leben hofft und sich beständig selbst zu verwirklichen sucht – wie Claude Monet.

▲ Der Sessel, *Bergère* genannt, und der Schreibtisch von 1925 sind typische Beispiele für den Geschmack der zwanziger Jahre. Die Bibliotheksmöbel aus Palisanderholz und Leder wurden für die französische Diplomatie hergestellt und befinden sich im Pariser Musée des Arts Décoratifs.

▼ Gio Ponti und Libero Andreotti, *Die Sirenen,* 1928, Mailand, Castello Sforzesco. Der geniale Architekt Ponti schuf auch kunsthandwerkliche Gegenstände. Hier setzte er seine Vorstellungen von einer an eine antike Urne erinnernden Vase spielerisch um.

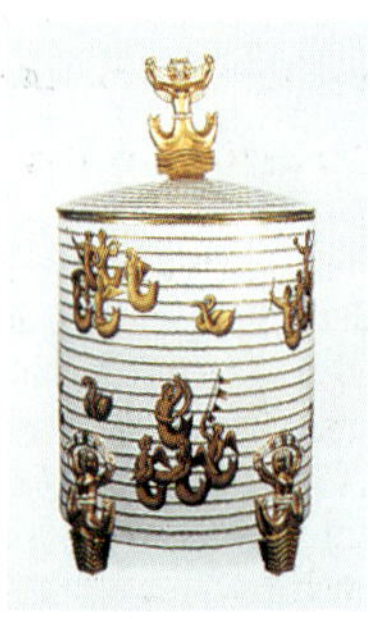

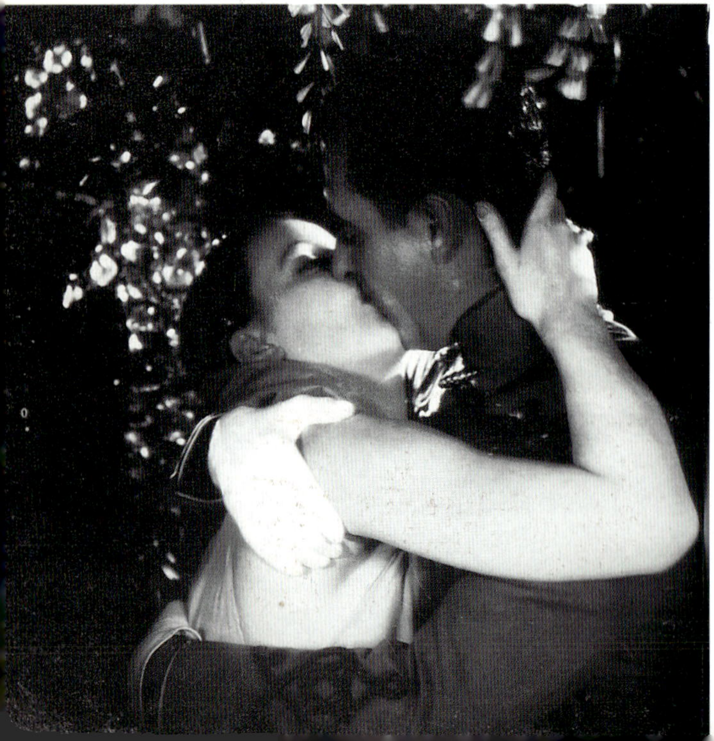

◀ Die »göttliche« Greta Garbo in einem Szenenfoto aus dem Film *Flesh and the Devil* von 1926.

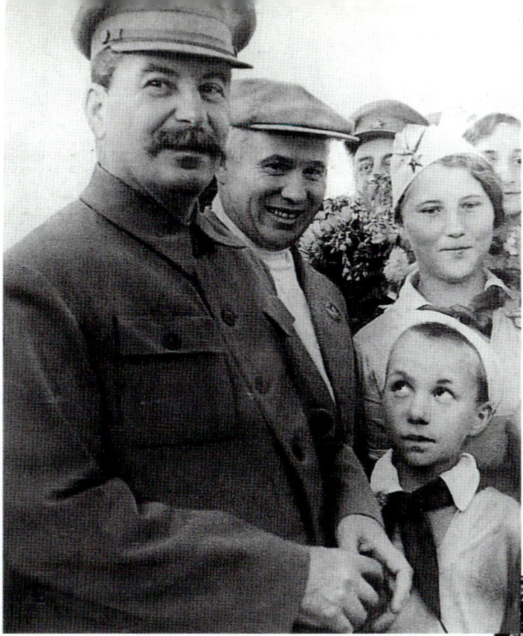

Josef Wissarionowitsch Dschugaschwili, genannt Stalin (1879 – 1953). Der gleichermaßen zielstrebige wie grausame Machtmensch stieg an die Spitze der bolschewistischen Partei auf, als der kranke Lenin ihn zu seinem Stellvertreter ernannte. 1924 übernahm Stalin die Parteileitung und führte die Sowjetunion in die Tyrannei.

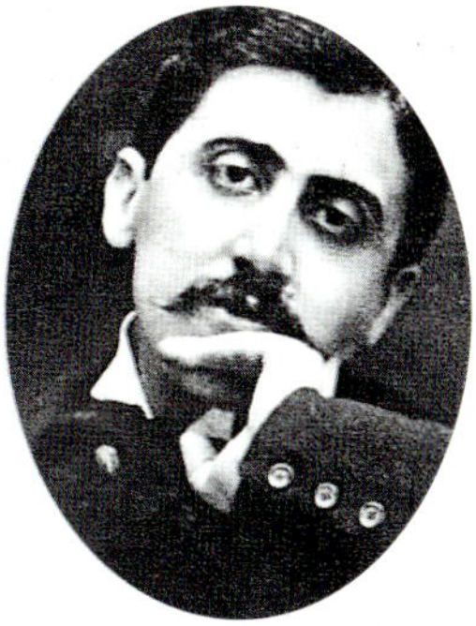

1927 erschien der letzte Band von Marcel Prousts berühmten Romanwerk *Auf der Suche nach der verlorenen Zeit.*

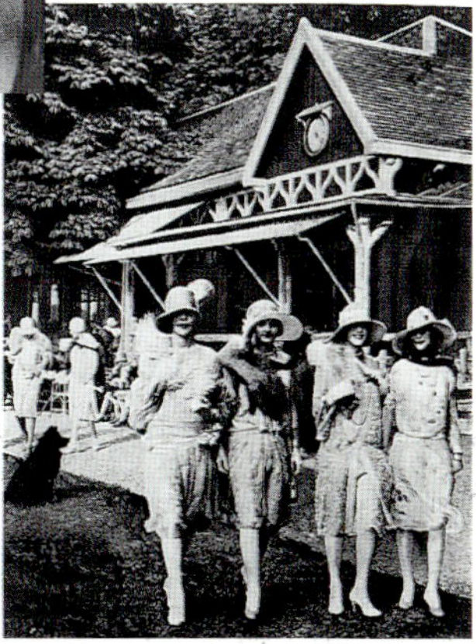

Auf der Weltausstellung 1925 in Paris erlebten die angewandten und dekorativen Künste einen triumphalen Erfolg. Nicht umsonst bezeichnet man die Kunst dieser Epoche als »Art déco«: Dekoration als Selbstzweck und Qualität des Materials waren die obersten Gebote in einer Zeit, die auch den Funktionalismus hervorbrachte.

Der Surrealismus in Paris

Der 1924 durch den Dichter André Breton in Paris begründete Surrealismus zeigt sich in Europa in ganz verschiedenen Ausprägungen. Obwohl die surrealistische Malerei mit de Chiricos »Pittura metafisica« eine gemeinsame Ausgangsbasis hat, setzt jeder Künstler sie auf seine Weise um – der Spanier Joan Miró zum Beispiel in *Karneval des Harlekins*, um 1925, Buffalo, Albright Knox Art Gallery.

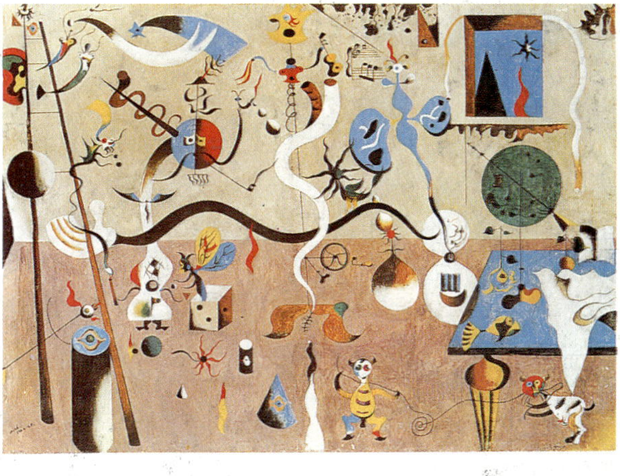

Monets Erbe

Monets Kunst veränderte sich im Laufe seines Lebens, vor allem von der Zeit an, als er sich mit Leidenschaft und Verbissenheit dem Malen von Motivserien widmete. Schon Mitte der achtziger Jahre konnte der Stil des Malers, der gemeinsam mit Renoir den Impressionismus begründet hatte, nicht mehr dieser Richtung zugeordnet werden. Den avantgardistischen Bewegungen des 20. Jahrhunderts hat Monet ohne Zweifel den Weg geebnet. Doch während er sich noch damit beschäftigte, die Wirklichkeit zu erfassen, war diese ihm schon entglitten und hatte sich in »etwas anderes« verwandelt. Vor allem mit den Serienarbeiten machte er die Erfahrung, daß die Wirklichkeit ihm jedesmal, wenn er sie wahrnahm, neu, vollkommener und anders erschien. Man kann Monet nicht als abstrakten Maler bezeichnen, obwohl es um 1910 bereits abstrakte Kunst gab. Sein unverbesserlicher Perfektionismus, das ständige Bemühen um eine möglichst wesenstreue Wiedergabe dessen, was er sah, sind ein klarer Beweis für seine Rolle als Vorläufer der modernen Kunst. Monets Bedeutung liegt vor allem in seiner Motivwahl, in seiner Ablehnung des Anekdotischen, in seinen technischen Neuerungen und in der Ausführung von Bilderserien.

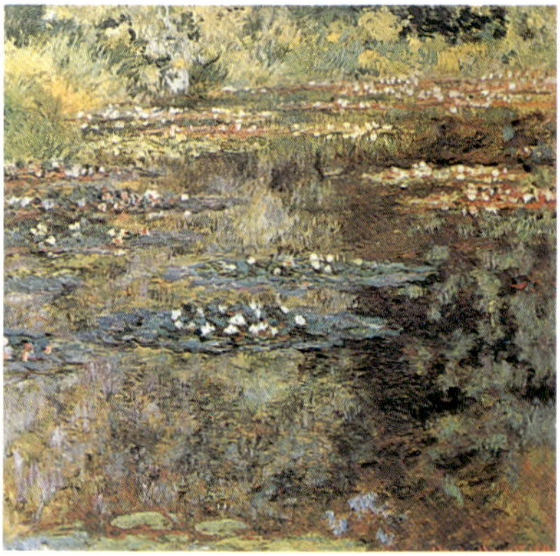

Monet, *Blaue Seerosen,* 1916–19, Paris, Musée d'Orsay.

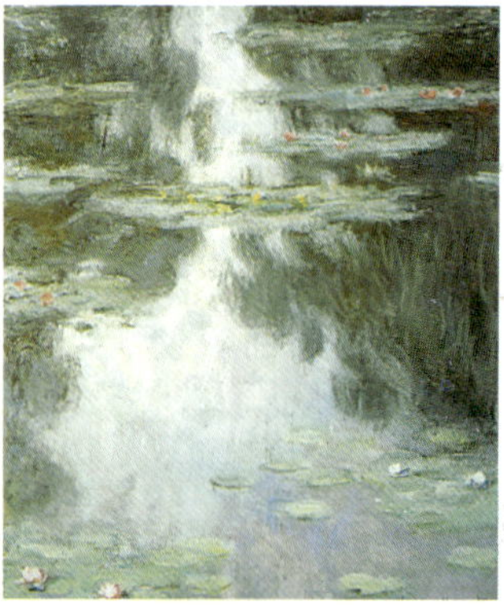

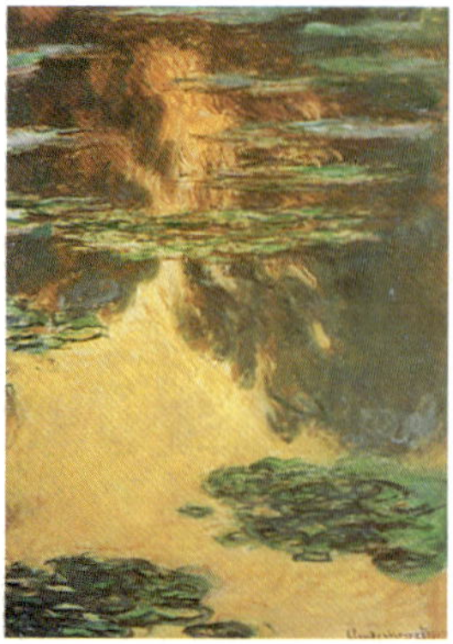

Ganz links: Monet, *Seerosen,* 1907, Houston, Texas, Museum of Fine Arts.

Monet, *Seerosen,* 1907, Paris, Musée Marmottan. Sehr stark von Monet beeinflußt war Pierre Bonnard, der eine Fotografie der Seerosen in seinem Atelier hatte. Dieser Ausschnitt ist bezeichnend für den meisterhaften Umgang des Malers mit der Farbe.

▶ Monet, *Seerosen,* 1914–26, Paris, Musée de l'Orangerie. In dem Bewußtsein ihres enormen Wirkungspotentials verlieh Monet der Farbe eine von der Form unabhängige Ausdruckskraft – ein typisches Merkmal der modernen Kunst.

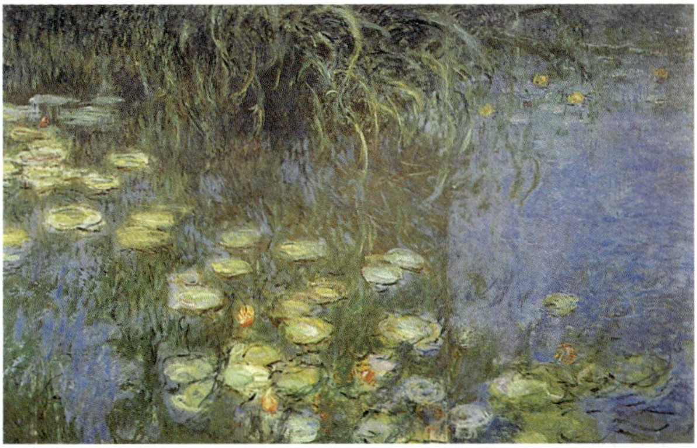

▶ Monet, *Seerosen,* 1915 oder 1917, Paris, Musée d'Orsay. Den *Seerosen* wohnt etwas Sphärisches inne; sie bewegen sich auf einem künstlerischen Niveau, das nur wenige Werke dieser Zeit erreichen. Auf den Ausstellungen, die seit Anfang des Jahrhunderts immer wieder in Frankreich, im übrigen Europa und in den Vereinigten Staaten stattfanden, waren die Besucher vor allem von der grandiosen Farbigkeit beeindruckt. Maler und Kritiker bewunderten besonders die Auflösung des Räumlichen. Jenseits der simplen Darstellung eines Gegenstands werden in diesen magischen Bildern Erkenntnisse der zeitgenössischen Philosophie, wie die absolute Subjektivität der Wahrnehmung, umgesetzt.

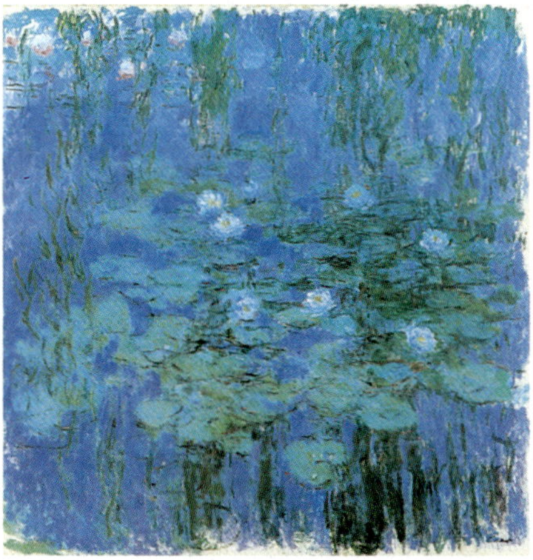

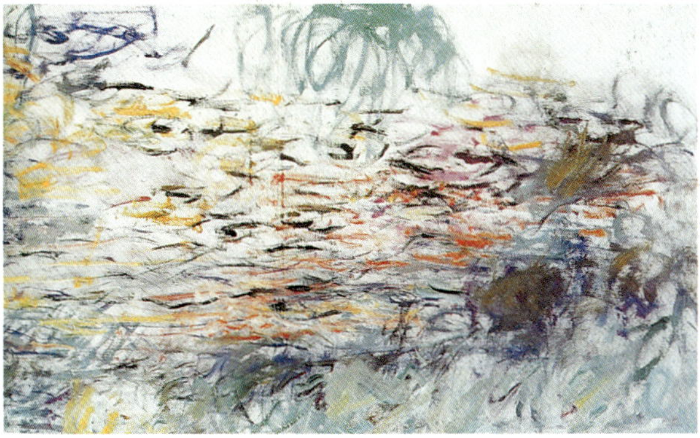

◀ Monet, *Seerosen,* 1917–19, Paris, Musée Marmottan. Fast scheint es, als habe Monet die Blumen absichtlich verfremdet. Doch wahrscheinlicher ist, daß er aufgrund seiner Augenkrankheit Farbtöne und Formdetails nicht mehr richtig wahrnehmen konnte. Die Pinselstriche wirken sehr zerfasert – sie sind das Werk eines »Blinden, der sehen kann«.

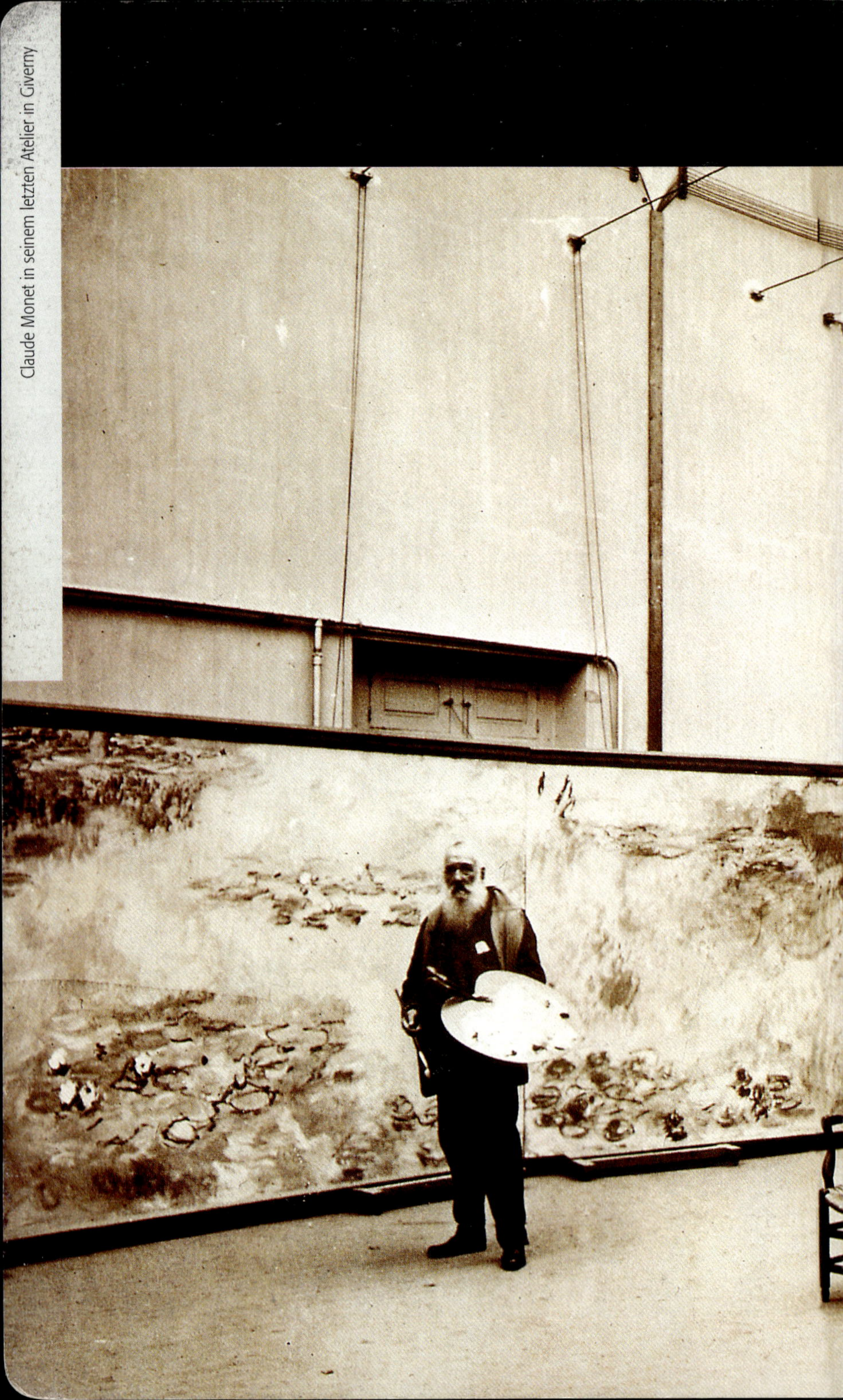

Claude Monet in seinem letzten Atelier in Giverny

Anhang

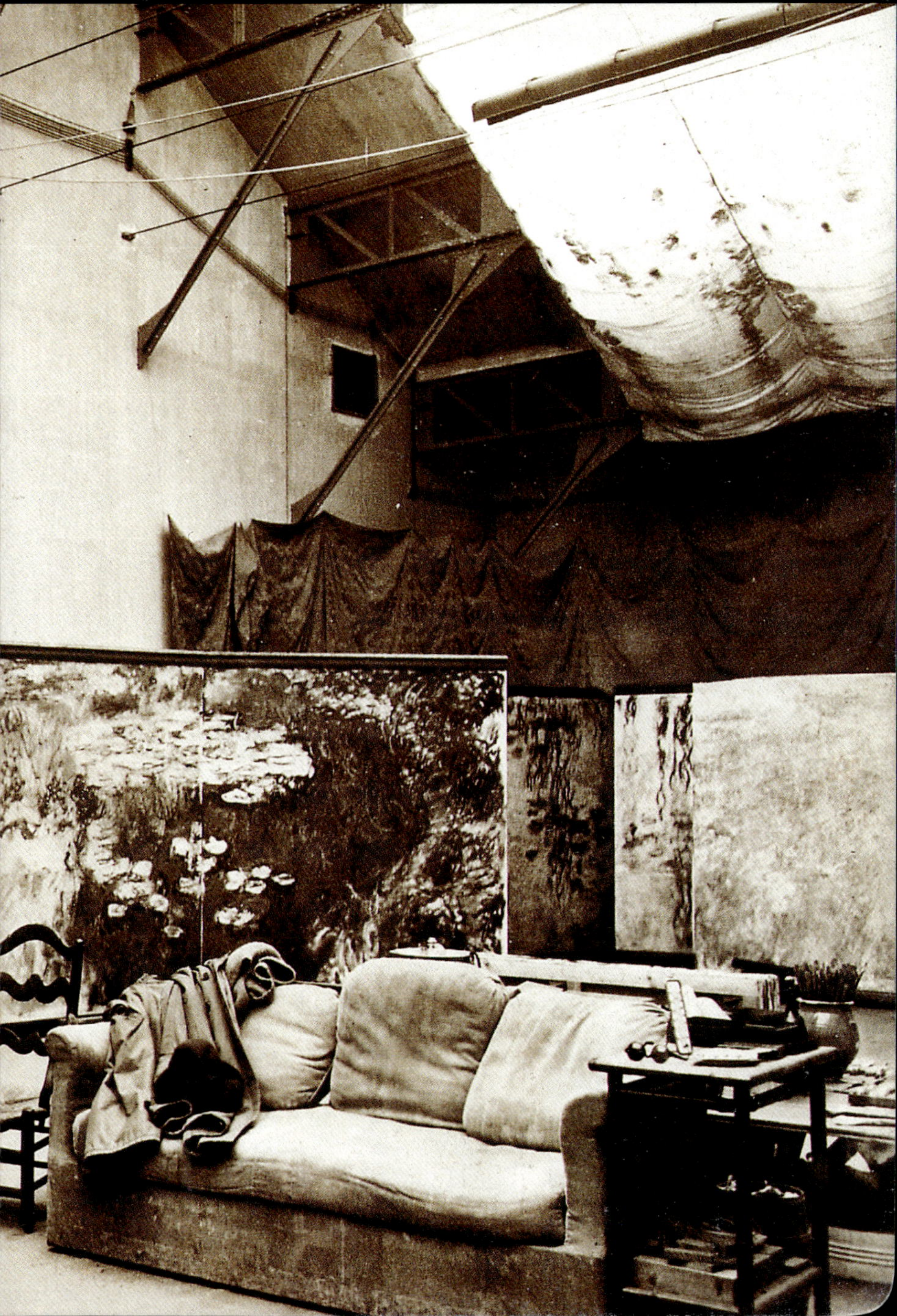

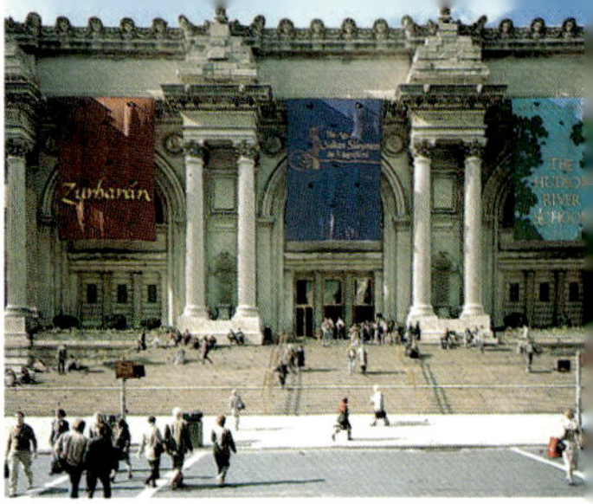

New York, Metropolitan Museum of Art, Haupteingang.

Hinweis

Das Verzeichnis enthält die in diesem Buch abgebildeten Werke Monets, geordnet nach den Orten, an denen sie sich heute befinden und in alphabetischer Reihenfolge.

Werke in Privatsammlungen sind nicht aufgeführt.

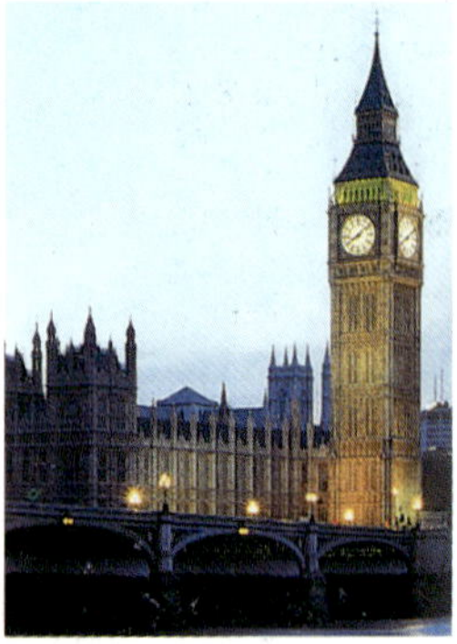

Westminsterbrücke, Big Ben und Parlamentsgebäude, von der South Bank aus gesehen.

▼ Paris, die Place de la Concorde mit dem Obelisken, im Hintergrund der Eiffelturm.

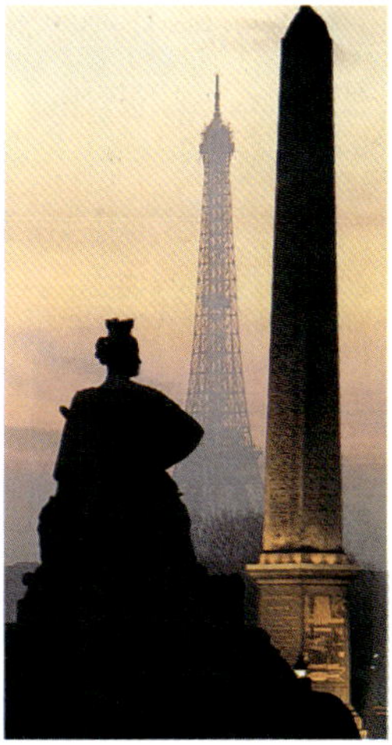

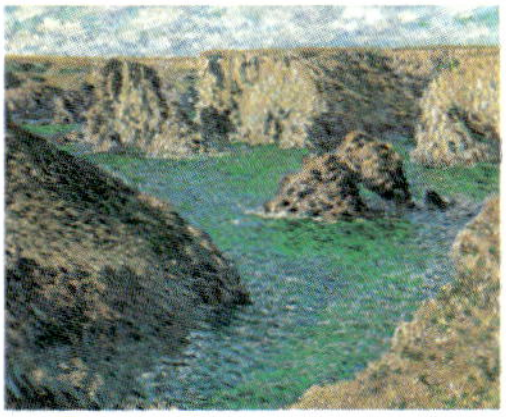

◀ Monet, *Port-Demois, Belle-Ile*, 1886, New Haven, Yale University Art Gallery.

▼ Monet, *Leuchtturm am Hospiz von Honfleur*, 1864, Zürich, Kunsthaus.

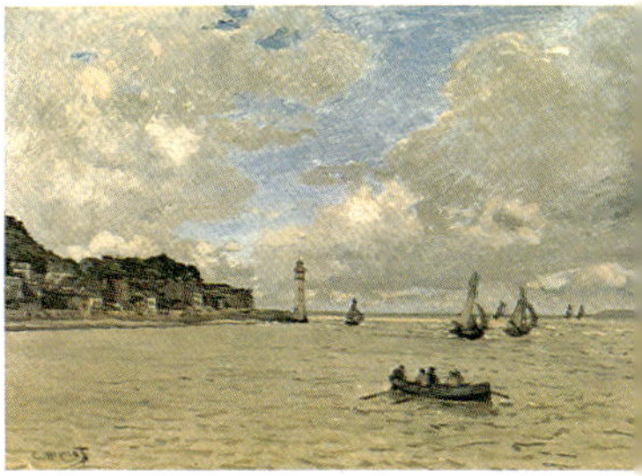

■ Unten links: Monet, *Der Hafen von Argenteuil*, um 1872, Paris, Musée d'Orsay.

■ Unten rechts: Monet, *Frühling*, 1874, Berlin, Staatliche Museen.

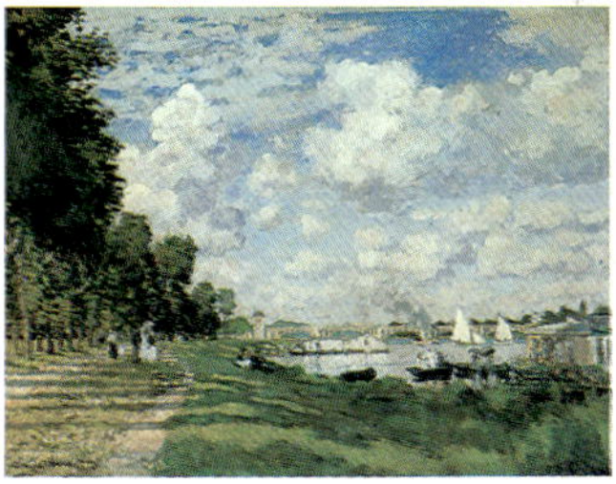

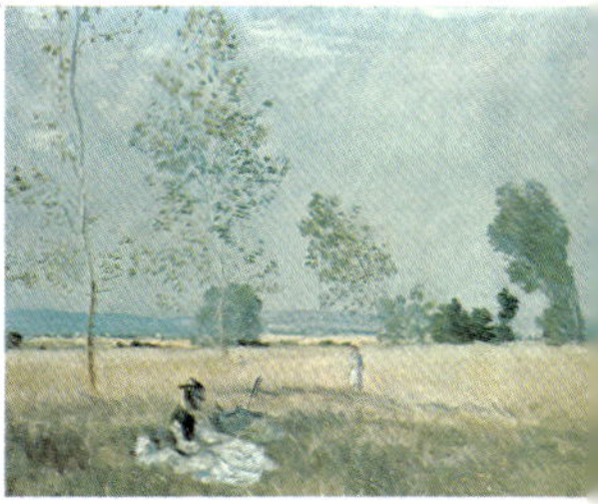

Hinweis

Die hier aufgeführten Persönlichkeiten – Künstler, Gelehrte, Politiker und Geschäftsleute – standen auf die eine oder andere Weise mit Monet oder seinem Werk in Verbindung. Hinzu kommen zeitgenössische Maler, Bildhauer und Architekten, die an denselben Orten wie Monet wirkten.

Balzac, Honoré de (Tours 1799–Paris 1850), französischer Schriftsteller. In seinem über 90 Romane umfassenden literarischen Großwerk *Die Menschliche Komödie* schildert der Autor seine Personen so detailliert und realistisch, als hätten sie wirklich gelebt. S. 14

Baudelaire, Charles (Paris 1821–1867), französischer Schriftsteller und Kunstkritiker. Baudelaire wandte sich gegen die Vorurteile der Akademie, indem er die Werke der Maler seiner Zeit unabhängig von traditionellen Maßstäben zu beurteilen versuchte. Er erkannte als einer der ersten die Qualität der Kunst von Delacroix, Daumier, Corot und Manet. Seine Aufsätze wurden posthum veröffentlicht. S. 14, 34

Bazille, Jean Frédéric (Montpellier 1841–Beaune-la-Rolande 1870), französischer Maler. Der mit Sisley und Monet befreundete Künstler arbeitete mit den Impressionisten zusammen und teilte ihre Auffassungen über die Malerei. S. 26, 31, 32, 34, 40

Blanche, Jacques-Emile (Paris 1861–Offranville 1941), französischer Maler und Kritiker. Ein Schüler Manets, über den er einen Aufsatz verfaßte. S. 91

Bonnard, Pierre (Fontenay-aux-Roses 1867–Le Cannet 1947), französischer Maler. Bonnard gehörte der Gruppe der Nabis an und wurde von Monets Impressionismus geprägt. S. 118, 130, 136

Boudin, Eugène (Honfleur 1824–Deauville 1898), französischer Maler. Boudin machte Monet mit dem Malen nach der Natur im Freien vertraut und beteiligte sich 1874 an der ersten Ausstellung der Impressionisten. S. 8, 9, 18, 26

Cabanel, Alexandre (Montpellier 1823–Paris 1889), französischer Maler, ein typischer Vertreter der offiziellen Salonmalerei. S. 10

Caillebotte, Gustave (Paris 1848–Gennevilliers 1894), französischer Maler. Obwohl er sich an fünf Ausstellungen der Impressionisten beteiligte und immer als deren großzügiger Mäzen auftrat, blieb er seinem realistischen Stil treu. S. 54, 58, 62, 64

Cassatt, Mary (Pittsburgh 1845–Le Mesnil-Théribus 1926), amerikanische Malerin. Degas führte sie in den Kreis der

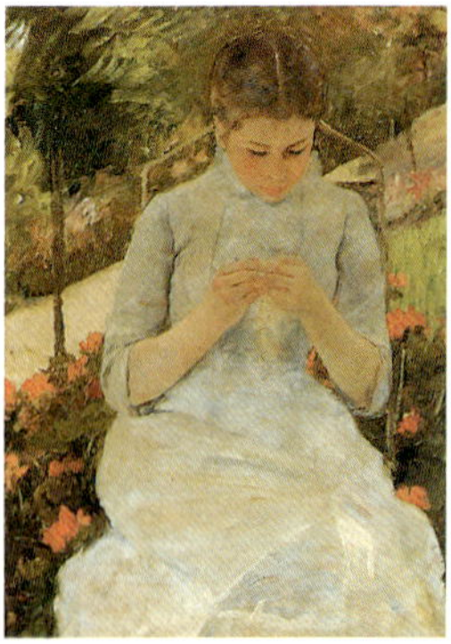

▲ Mary Cassatt, *Nähendes Mädchen*, 1880–82, Privatsammlung.

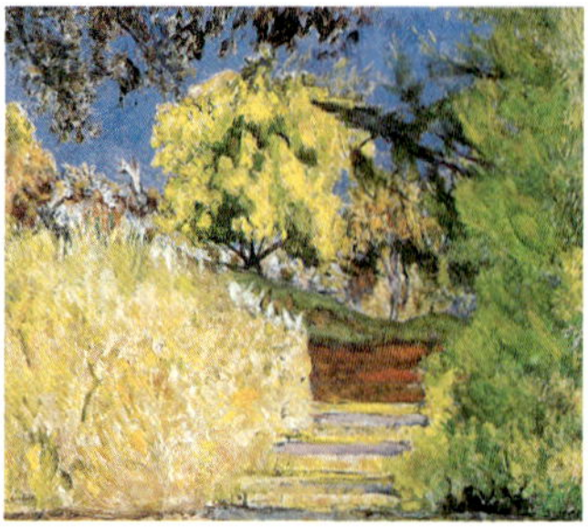

◀ Pierre Bonnard, *Treppenstufen im Garten des Künstlers*, 1942–44, London, Tate Gallery.

▼ Camille Corot, *Landschaft in der Nähe von Volterra*, 1838, Washington, National Gallery of Art.

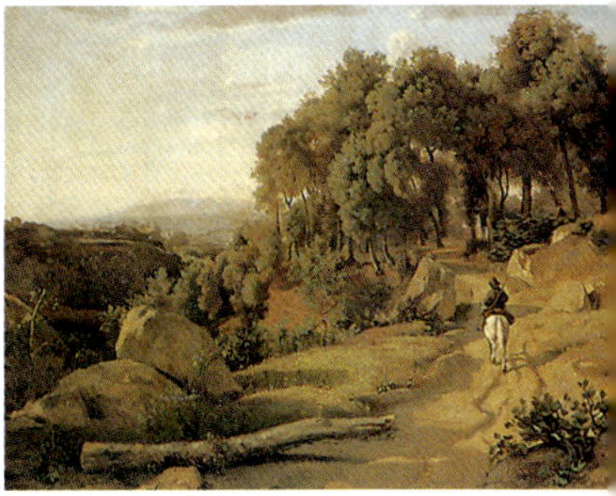

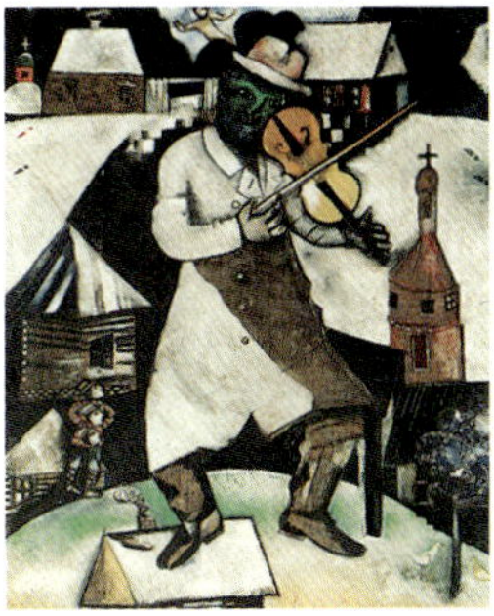

▲ Marc Chagall, *Der Geiger*, 1912–13, Washington, National Gallery of Art.

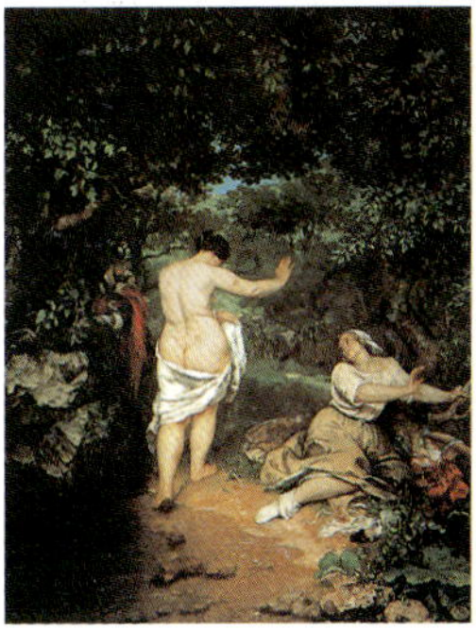

▲ Gustave Courbet, *Badende*, 1853, Montpellier, Musée Fabre.

▼ Charles François Daubigny, *Die Seine bei Bezons,* Paris, Musée d'Orsay

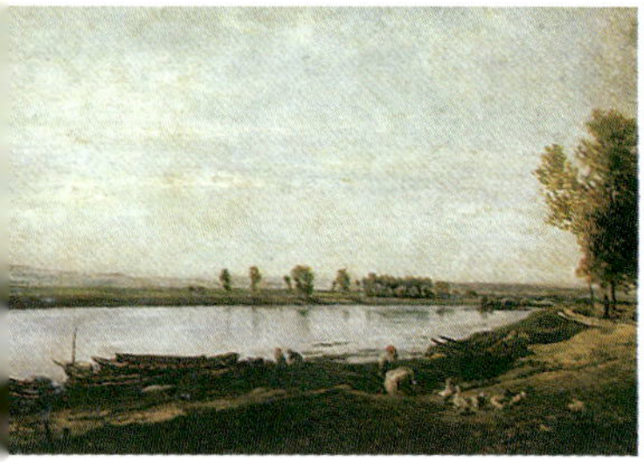

Damit wurde er auch ein wichtiger Anreger für alle späteren Schulen der Landschaftsmalerei. S. 10, 38

Corot, Camille (Paris 1796 bis 1875), französischer Maler. In seiner Kunst spielt eine klare Komposition eine ebenso große Rolle wie die Wiedergabe der Lichtverhältnisse, daher interessierten sich die Impressionisten sehr für seine Malerei. S. 9, 18, 35, 55, 137

Courbet, Gustave (Ornans 1819–Vevey 1877), französischer Maler. Der überzeugte Nonkonformist mit revolutionären Ambitionen – er beteiligte sich an der Pariser Kommune und war im Gefängnis – gilt als Hauptvertreter des französischen Realismus. Er war nicht zuletzt ein begnadeter Landschaftsmaler. S. 13, 18, 19, 32, 37, 38, 60, 137

Couture, Thomas (Senlis 1815–Villiers-le-Bel 1879), französischer Maler und einer der Lehrer Manets. Aufgrund seines großen Einflusses in der Akademie der Schönen Künste konnte er die Werke der nonkonformistischen Maler vom Salon ausschließen lassen. Er schuf vor allem steife, artifizielle Historienbilder. S. 18

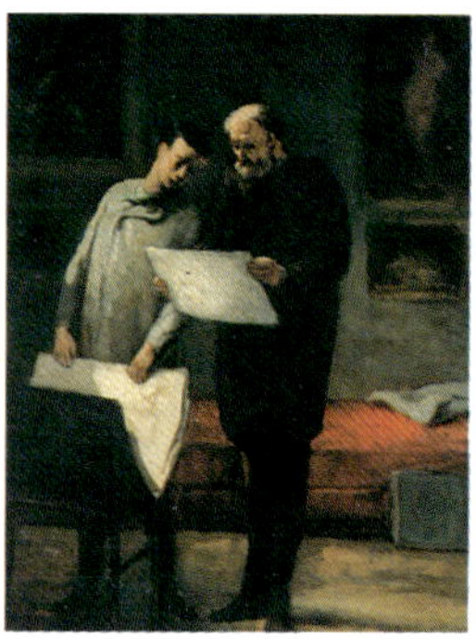

▲ Honoré Daumier, *Rat an einen jungen Künstler,* nach 1860, Washington, National Gallery of Art.

Daubigny, Charles François (Paris 1817–Auvers-sur-Oise 1878), französischer Maler, des-

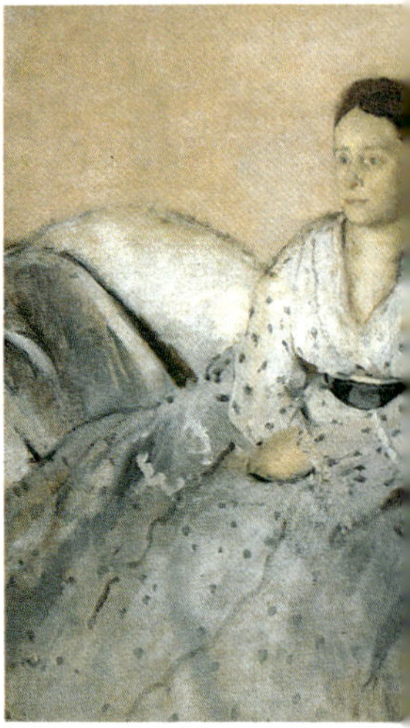

sen Landschaften von einer außerordentlichen Beobachtungsgabe zeugen. Daubigny versuchte, die Atmosphäre auf die Leinwand zu bannen; seine Gemälde markieren daher den Übergang von der Schule von Barbizon zum Impressionismus. Sein Atelier befand sich auf einem Boot in Auvers-sur-Oise; beim Salon 1869 verwendete er sich für Monet. S. 18, 40, 138

Daumier, Honoré (Marseille 1808–Valmondois 1879), französischer Maler. Der größte Karikaturist seiner Zeit debütierte in Satireblättern wie »Le Charivari«, was ihm viel Ärger und einige Monate Haft eintrug. In seiner Auffassung und Motivwahl *(Die Richter,* 1850; *Waggon dritter Klasse,* 1862) stand er dem Realismus nahe. Wegen der großen Freiheit

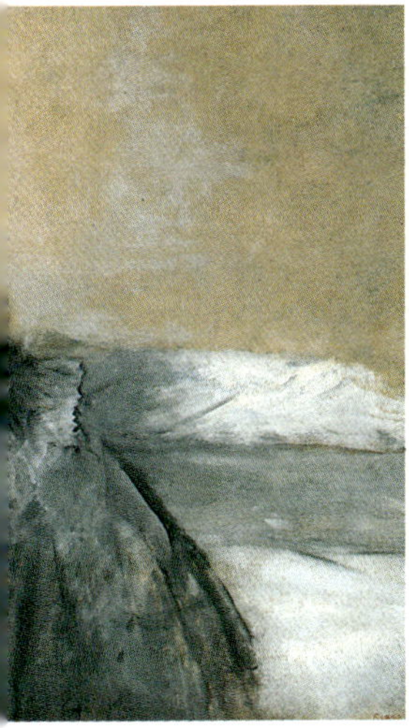

◀ Edgar Degas, *Madame René de Gas,* 1872–73, Washington, National Gallery of Art.

▶ Paul Gauguin, *Vision nach der Predigt,* 1888, Edinburgh, National Gallery of Scotland.

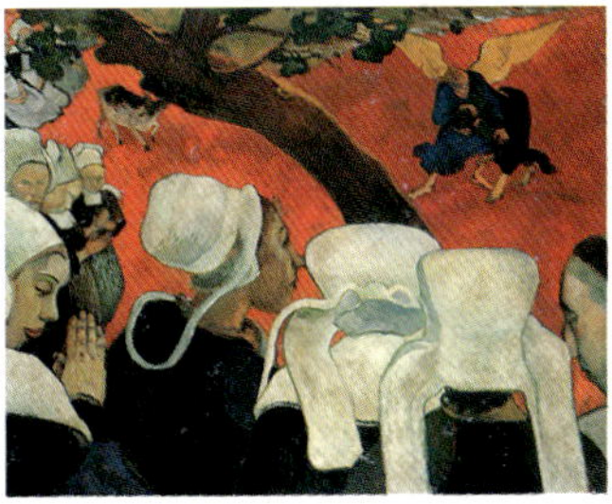

▶ Camille Pissarro, *Blühender Obstbaum*, 1872, Washington, National Gallery of Art.

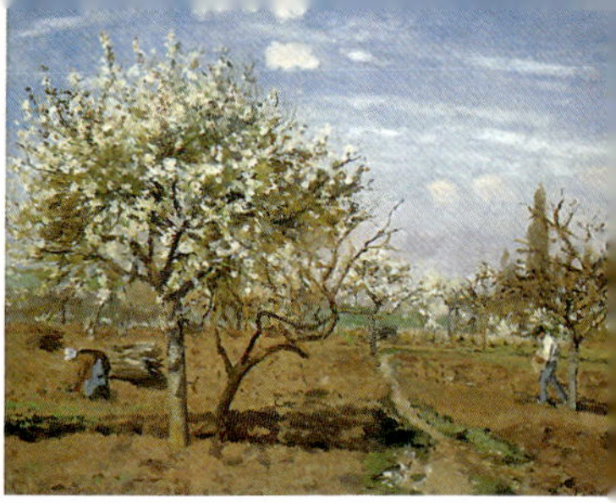

den Impressionisten nahe, wandte sich dann jedoch van Gogh zu, mit dem ihn eine enge Freundschaft verband, bis es 1888 zum Bruch kam. Finanzielle Not und seine innere Unruhe trieben ihn in die Ferne, nach Tahiti und auf die Marquesasinseln, wo sein Stil stark durch die Kunst der Eingeborenen geprägt wurde. S. 52, 66, 79, 84, 102, 139

Geffroy, Gustave (Paris 1855 bis 1926), Schriftsteller und Kritiker bei der Zeitung »La Justice«. Ein Freund Monets und eifriger Fürsprecher seiner Kunst. S. 76

Gleyre, Marc Charles Gabriel (Chevilly 1806–Paris 1874), berühmter Historienmaler. Monet arbeitete in den Jahren 1862 und 1863 in seinem Atelier und lernte dort Bazille kennen. S. 26

Gogh, Theo van (Groot-Zundert 1857–Paris 1891), niederländischer Kunsthändler. Vincent van Goghs Lieblingsbruder erwarb Werke von Monet. S. 76

Gogh, Vincent van (Groot-Zundert 1853–Auvers-sur-Oise 1890), niederländischer Maler. Er setzte sich 1886 in Paris mit dem Impressionismus auseinander. Wie seine Kollegen begeisterte er sich für japanische Farbholzschnitte. Seine seelische Disposition trieb ihn von den hellen Tönen impressionistischer Prägung zu einer intensiven Farbigkeit und zu revolutionären formalen Lösungen bis hin zu ekstatischen Farbwirbeln, die seiner Leidenschaft und Verzweiflung Ausdruck verliehen. Seine Kunst fand zu seinen Lebzeiten kaum Anerkennung, war jedoch von fundamentaler Bedeutung für nachfolgende Künstlergenerationen. S. 79, 102

Helleu, Paul (Vannes 1859 bis 1927), französischer Maler. Er schuf elegante Pastellbildnisse im Stil Whistlers. S. 91

Hodler, Ferdinand (Bern 1853 bis Genf 1918), Schweizer Maler. S. 84

Hoschedé, Alice (?–1911), Frau von Ernest Hoschedé. Sie hatte mit Monet ein Verhältnis, das nach Camilles Tod offiziell wurde. Monet heiratete sie 1892. S. 53, 70, 86, 112

Hoschedé, Blanche, Tochter von Ernest und Alice Hoschedé. Heiratete Monets ältesten Sohn Jean. Sie war die Gefährtin der letzten Jahre des Malers und pflegte ihn bis zu seinem Tod. S. 118, 126

Hoschedé, Ernest (?–Paris 1891), französischer Kunstsammler. Er erwarb eine große Anzahl von Werken Monets und lebte nach dem Verkauf seiner Sammlung mit Frau sowie sechs Kindern bei Monet und dessen Familie in Vétheuil. S. 53, 58, 86

Huysmans, Georges Charles, genannt Joris-Karl (Paris 1848 bis 1907), französischer Schriftsteller. Er stand zunächst dem von Emile Zola vertretenen Naturalismus nahe, dann jedoch wandte er sich mit dem Roman *Gegen den Strich* (1884) der Dekadenzdichtung zu. S. 76

Jongkind, Johan Barthold (Lattrop 1819–Côte Saint-André 1891), niederländischer Maler. Er arbeitete in Frankreich und Holland. Jongkind war ein begabter Landschaftsmaler und schuf vor allem Aquarelle und Seestücke. Sein Werk prägte Monet entscheidend. S. 19, 26

Kandinsky, Wassily (Moskau 1866–Neuilly-sur-Seine 1944), russischer Maler. Der Begründer des »Blauen Reiter« wurde zu einem wichtigen Vertreter der abstrakten Malerei in Deutschland. S. 83, 108, 114, 125

Klee, Paul (Münchenbuchsee 1879–Muralto 1940), Schweizer Maler. Er gehörte zunächst dem »Blauen Reiter« an, entwickelte dann eine außerordentlich freie und erfinderische Ausdrucksweise, in der Wirklichkeit und Phantasie ironisch und scheinbar naiv verschmolzen. S. 125

Klimt, Gustav (Wien 1862 bis 1918), österreichischer Maler. Ein Hauptvertreter der Wiener Sezession, der in seinen Werken mit Hilfe dekorativer Elemente symbolische Inhalte vermittelte *(Die Braut*, 1917–18). S. 85, 108

Lecadre, Jeanne-Marie, Monets Tante. Sie kümmerte sich nach dem Tod seiner Mutter um den 17jährigen. Sie malte in ihrer Freizeit und unterstützte Monets künstlerischen Ambitionen, indem sie ihm auch finanziell unter die Arme griff. S. 18, 26, 32

Leroy, Louis, französischer Kritiker. Er veröffentlichte in dem

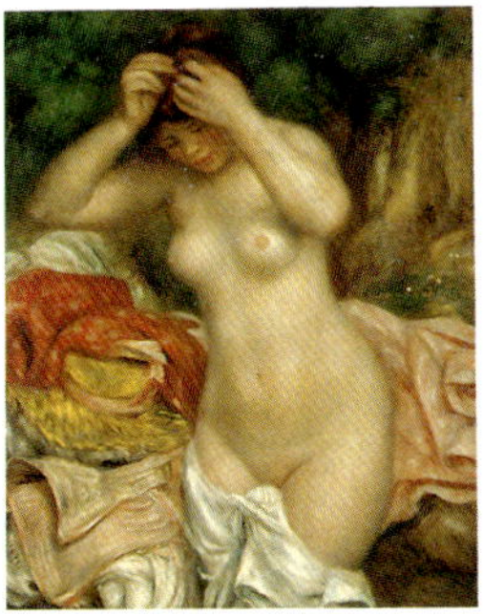

Auguste Renoir, *Badende, die Haare ordnend,* 1893, Washington, National Gallery of Art.

satirischen Blatt »Le Charivari« vom 25. April 1874 einen fiktiven Dialog über den Titel des Gemäldes *Impression: Sonnenaufgang*, aufgrund dessen sich die Bezeichnung »Impressionisten« durchsetze. S. 52

Manet, Edouard (Paris 1832 bis 1883), französischer Maler. Manet war ein Schüler von Couture, verstand sich jedoch nie besonders gut mit seinem Lehrer. Er verkehrte im Kreise der Impressionisten, war aber vor allem mit Schriftstellern enger befreundet. Zola verlor seinen Posten als Kritiker bei der Zeitung »L'Evénement«, weil er Manets immer sehr unkonventionelle Werke wohlwollend besprochen hatte *(Das Frühstück im Grünen*, 1862; *Olympia*, 1863). Der Maler definierte den Raum neu, maß den Umrissen eine eigene Bedeutung bei und stellte plastische Formen durch große farbige Flächen ohne Modellierung dar. Indem er das Gemälde seiner Darstellungsfunktion enthob und es eigenen Regeln unterwarf, ebnete er der Kunst des 20. Jahrhunderts den Weg. S. 18, 24, 25, 29, 31, 34, 35, 37, 40, 41, 42, 49, 52, 62, 67, 82

Matisse, Henri (Le Cateau 1869 bis Cimiez, 1954), französischer Maler, Bildhauer und bekanntester Vertreter der Fauves, die für ihre reine, ungebrochene Farbigkeit erst berüchtigt und dann schnell berühmt waren. Matisse war einer der bedeutendsten Vertreter der Avantgarde in Frankreich; trotz vieler Anregungen, die er aufnahm, verfolgte er immer seinen eigenen Weg. S. 109

Maupassant, Guy de (Schloß Miromesnil bei Dieppe 1850 bis Paris 1893), französischer Schriftsteller. Wurde durch seine Novellen berühmt. S. 71, 81

Millais, John Everett (Southampton 1829–London 1896), englischer Maler. 1848 einer der Begründer der Gruppe der Präraffaeliten, die eine Rückbesinnung auf die authentischen und schlichten Ausdrucksformen der Kunst vor Raffael anstrebten. Er wandte sich später einer ästhetizistischen Malerei zu, mysteriös und schwer zu entschlüsseln. S. 14, 15

Millet, Jean-François (Gruchy 1814–Barbizon 1875), französischer Maler. Er zog nach Barbizon, weil er das Leben in der Stadt nicht ertrug, und verkehrte mit Mitgliedern der Schule von Barbizon, gehörte dieser jedoch nicht an. Millet malte bäuerliche Landschaften und Szenen der Arbeit auf den Feldern. S. 10, 15

Mirbeau, Octave (Trévières 1848–Paris 1917), französischer Schriftsteller. In seinen Rezensionen machte er sich zum Fürsprecher seines Freundes Monet. S. 70, 82, 106, 112, 122

Monet-Doncieux, Camille (?–Vétheuil 1879), Monets erste Liebe und sein bevorzugtes Modell. Sie heirateten 1870 und hatten zwei Söhne: Jean (1867) und Michel (1878). S. 26, 30, 31, 32, 38, 46, 47, 58, 64, 65

Monet, Jean (Paris 1867–1914), ältester Sohn von Monet und Camille. Heiratete Blanche, eine Tochter von Alice, der zweiten Frau seines Vaters. S. 32, 46, 112, 118

Monet, Michel (geboren 1878 in Paris), zweiter Sohn von Monet und Camille. Seine Mutter starb noch vor seinem ersten Geburtstag. S. 58, 118.

Morisot, Berthe (Bourges 1841–Paris 1895), französische Malerin. Die Schülerin von Corot wurde Manets Schwägerin und Modell und begeisterte ihn für die Malerei im Freien. Seit 1874 beteiligte sie sich regelmäßig an den Ausstellungen der Impressionisten. Sie schuf vor allem Bildnisse und gefühlsbetonte Szenen in frischen Farben. Unter dem Einfluß Renoirs rückten Formstudien in den Vordergrund. S. 35, 46, 52, 54, 55

Morris, William (Walthamstow 1834–Hammersmith 1896), englischer Künstler, Schriftsteller, Maler, Kunsthandwerker, Dekorateur und Kunsttheoretiker. Morris wollte die Kunst seiner Zeit, vor allem im Bereich der Dekoration, vom Handwerk her erneuern und übte einen maßgeblichen Einfluß auf die Jugendstilbewegung aus. S. 25, 94

Nadar, eigentlich Gaspar Félix Tournachon (Paris 1820–1910), französischer Fotograf, Kunsthandwerker und Schriftsteller. Er war für verschiedene Zeit-

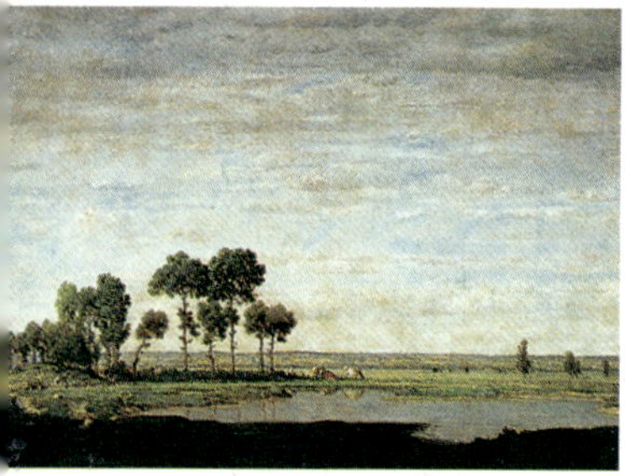

◀ Théodore Rousseau, *Die Eichen,* Paris, Musée d'Orsay.

schriften verantwortlich und gab ab 1854 das *Panthéon Nadar* heraus, eine Sammlung von Porträts berühmter Persönlichkeiten seiner Zeit. In den Räumen seines Ateliers am Boulevard des Capucines fand 1874 die erste Ausstellung der Impressionisten statt. S. 13, 49, 52, 54, 92

Paxton, Joseph (Milton Bryant 1801–Sydenham 1865), englischer Architekt. Auf ihn geht der geniale Entwurf des Kristallpalasts für die Weltausstellung 1851 in London zurück. S. 15, 20

Petit, Georges, französischer Galerist und Kunsthändler. In seiner Galerie fand 1889 eine Ausstellung von Monet und Rodin statt. S. 70, 76, 82

Pissarro, Camille (Saint-Thomas 1830–Paris 1903), französischer Maler. Als Vertreter des Impressionismus malte er nach der Natur, verzichtete auf lineare Umrisse und graue Farbtöne und konzentrierte sich auf die Bedeutung der visuellen Wahrnehmung bei der Darstellung der Wirklichkeit. S. 18, 38, 40, 46, 54, 55, 58, 66, 94, 106, 140

Proust, Marcel (Paris 1871 bis 1922), französischer Schriftsteller. Sein Romanzyklus *Auf der Suche nach der verlorenen Zeit* gilt als Meilenstein der Literaturgeschichte und hatte maßgeblichen Einfluß auf die Entwicklung der modernen Prosa. S. 96, 111, 129

Renoir, Auguste (Limoges 1841–Cagnes-sur-Mer 1919), französischer Maler. Er kombinierte den Realismus à la Courbet mit Sujets aus dem Alltag und widmete den Lichteffekten besondere Aufmerksamkeit. S. 26, 27, 38, 40, 43, 46, 52, 54, 55, 58, 60, 66, 88, 106, 125, 130, 141

Rodin, Auguste (Paris 1840 bis Meudon 1917), französischer Bildhauer. Sein Werk kann als der Versuch gesehen werden, die Prinzipien des Impressionismus mit der Kunst Michelangelos zu vereinbaren. 1889 stellte er gemeinsam mit Monet in der Galerie von Georges Petit aus. S. 72, 82

Rosso, Medardo (Turin 1858 bis Mailand 1928), italienischer Bildhauer, der zunächst der lombardischen Künstlergruppe »Scapigliatura« angehörte. Unter dem Einfluß des Impressionismus schuf er poetische Skulpturen, in denen er durch eine gefühlsbetonte, vibrierende Gestaltung der Oberfläche lichterfüllte, malerische Effekte erzeugte. S. 66

Rousseau, Théodore (Paris 1812–Barbizon 1867), französischer Maler. Ein Bewunderer der niederländischen Landschaftsmaler, der sich um eine wirklichkeitsgetreue Wiedergabe der Natur bemühte, wobei er Naturerscheinungen und atmosphärischen Bedingungen besondere Aufmerksamkeit widmete. S. 10, 11, 18, 142

Sargent, John Singer (Florenz 1856–London 1925), amerikanischer Maler. Er war bereits als Porträtmaler bekannt, als ihn Monets Werke bei einer Ausstellung in New York tief beeindruckten. Er besuchte den Meister in Giverny. S. 76, 112

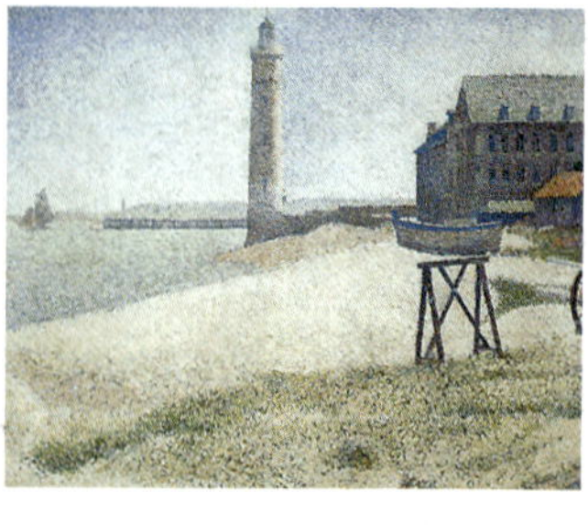

▶ Georges Seurat, *Leuchtturm in Honfleur,* 1886, Washington, National Gallery of Art.

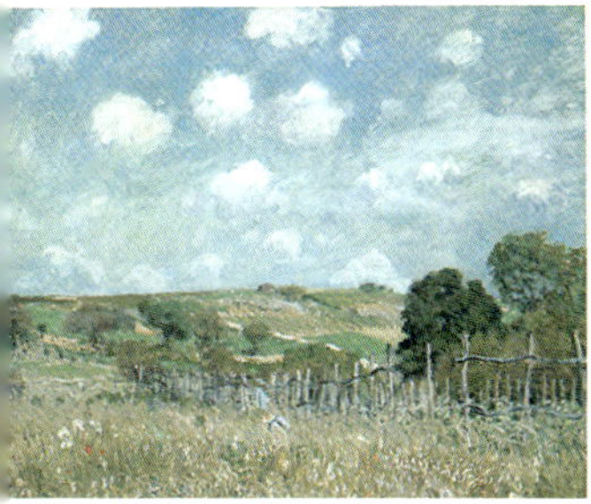

◀ Alfred Sisley, *Prato,* 1875, Washington, National Gallery of Art.

▶ James Abbott McNeill Whistler, *Nocturne in Blau und Gold: Old Battersea Bridge,* 1872–75, London, Tate Gallery.

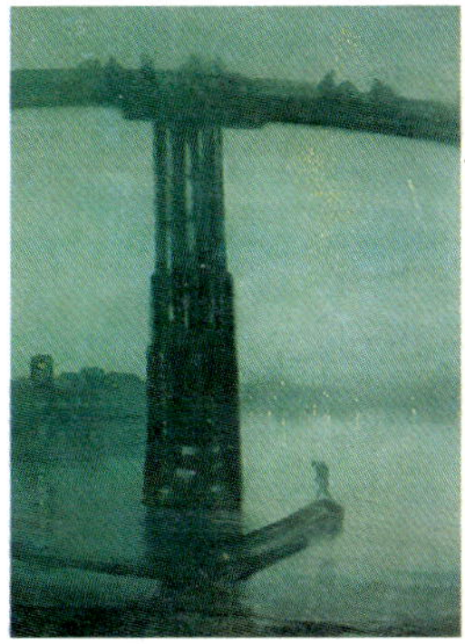

Seurat, Georges (Paris 1859 bis 1891), französischer Maler. Schuf auf der Grundlage der divisionistischen Theorie Werke, die neben der Zerlegung des Lichts eine Rückführung auf geometrische Figuren kennzeichnet. Sein Stil wird »Neoimpressionismus« oder »Pointillismus« genannt. Als Paradebeispiel dafür gilt sein Bild *Ein Sonntagnachmittag auf der Insel Grande Jatte.* S. 73, 142

Signac, Paul (Paris 1863–1935), französischer Maler. Als glühender Bewunderer von Monet und seinen Mitstreitern entwickelte er mit Seurat die divisionistische Theorie: Um größtmögliche Helligkeit zu erreichen, werden die Farben in kleinen, voneinander abgesetzten Pinselstrichen aufgetragen. Signac schuf Seestücke, Interieurs und Bildnisse S. 26, 113

Sisley, Alfred (Paris 1839 bis Moret-sur-Loing 1899), französischer Maler englischer Herkunft. Er schloß sich 1863 Renoir und Monet an, deren impressionistische Maltechnik er übernahm und denen er bei einigen seiner Werke in Motivwahl und Ausführung *(Die Brücke in Argenteuil,* 1872) sehr ähnlich war. Seine Kunst fand jedoch keine Anerkennung, er wurde von den Salons ausgeschlossen und hatte auch bei Sammlern keinen Erfolg. Sisley starb in völliger Verarmung. Erst in unserem Jahrhundert erfuhren seine Werke eine angemessene Würdigung. S. 26, 27, 40, 46, 52, 54, 60, 143

Tiffany, Louis Comfort (New York 1848–1933), amerikanischer Maler und Kunsthandwerker. Einer der Hauptvertreter des amerikanischen Jugendstils; er schuf vor allem Glaskunstarbeiten. S. 72

Toulouse-Lautrec, Henri de (Albi 1864–Schloß Malromé 1901), französischer Maler. Mit seinen eleganten Zeichnungen, die das Art nouveau ankündigten, etablierte er sich als ironischer Chronist des Pariser Nachtlebens *(Moulin Rouge,* 1892*).* S. 88, 102

Troyon, Constant (Sèvres 1810 bis Paris 1865), französischer Maler. Der Landschaftsmaler stand der Schule von Barbizon nahe. S. 18

Turner, Joseph Mallord William (London 1775–1851), englischer Maler. Malte atmosphärische Bilder, die aus vibrierendem Licht und Dunst zu bestehen schienen; seine Malerei war für die Impressionisten von besonderer Bedeutung. S. 38, 39, 51, 63, 101

Vollard, Ambroise (Saint Denis/Réunion 1868–Paris 1939), französischer Kunsthändler und Galerist. Vollard spielte eine wichtige Rolle in der Geschichte der Malerei, da er wichtige Ausstellungen von Monet, Cézanne und vielen anderen fortschrittlichen Künstlern organisierte und sie gegen den Widerstand des Publikums und der Kritiker bekannt machte. S. 88

Whistler, James Abbott McNeill (Lowell 1834–London 1903), amerikanischer Maler und Radierer. Er schuf unter dem Einfluß japanischer Farbholzschnitte elegante, koloristische Harmonien in Weiß-, Grau- und Schwarztönen. S. 51, 112, 143

Zola, Emile (Paris 1840–1902), französischer Schriftsteller und Hauptvertreter des Naturalismus. In seinem Romanzyklus *Die Rougon-Macquart* (1871–1893) wird der moralische Zerfall nach dem Scheitern der 1848er Revolution am Beispiel einer vom Alkoholismus zerütteten Arbeiterfamilie geschildert. Sein wichtigstes Werk ist wohl *Germinal* (1885). S. 29, 37, 70, 78

Claude Monet, *Mohnfeld bei Argenteuil,* Ausschnitt, 1873. Paris, Musée d'Orsay.
Claude Monet, *Seerosen,* Ausschnitt, 1916–19. Paris, Musée Marmottan.

Herausgeber der Reihe:
Stefano Peccatori und Stefano Zuffi

Text des vorliegenden Bandes:
Paola Rapelli

Abbildungen:
Archivio Electa, Mailand
Wir bedanken uns bei den Museen und den Bildarchiven, die uns freundlicherweise das Bildmaterial zur Verfügung gestellt haben.

Das Projekt wurde realisiert mit
La Biblioteca editrice s.r.l., Mailand

Die Deutsche Bibliothek - CIP-Einheitsaufnahme
Rapelli, Paola:
Claude Monet / [Text des vorliegenden Bd.: Paola Rapelli.
Aus dem Ital. übers. von Britta Nord]. - Köln : DuMont, 1999
(Berühmte Maler auf einen Blick)
Einheitssacht.: Monet <dt.>
ISBN 3-7701-4499-6

Aus dem Italienischen übersetzt von Britta Nord
Fachlektorat: Dr. Jürgen Schönwälder
Redaktion der deutschsprachigen Ausgabe: Werkstatt Gillhofer, München
Satz der deutschsprachigen Ausgabe: Sabine Kopp, Werkstatt Gillhofer
Umschlaggestaltung: Groothuis + Malsy, Bremen

Printed and bound in Italy
ISBN 3-7701-4499-6